Quantum-Mind-Hypothese

Springer Nature More Media App

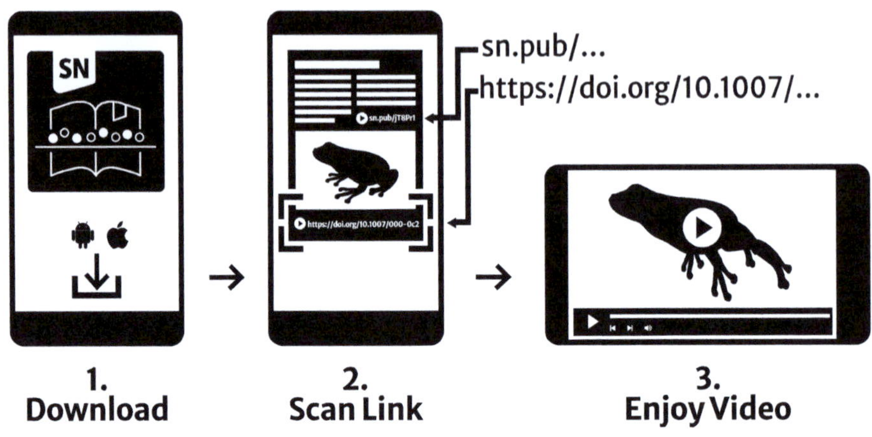

Support: customerservice@springernature.com

Gary Bruno Schmid

Quantum-Mind-Hypothese

Zum Ursprung des Bewusstseins

Unter Mitarbeit von Dr. med. Annette Rausch

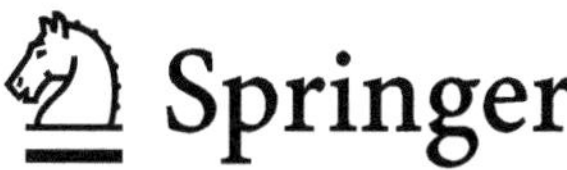

Gary Bruno Schmid
Zürich, Schweiz

Die Online-Version des Buches enthält digitales Zusatzmaterial, das durch ein Play-Symbol gekennzeichnet ist. Die Dateien können von Lesern des gedruckten Buches mittels der kostenlosen „Springer Nature More Media App" angesehen werden. Die App ist in den relevanten App-Stores erhältlich und ermöglicht es, das entsprechend gekennzeichnete Zusatzmaterial mit einem mobilen Endgerät zu öffnen.

ISBN 978-3-662-70830-9 ISBN 978-3-662-70831-6 (eBook)
https://doi.org/10.1007/978-3-662-70831-6

Die Deutsche Nationalbibliothek verzeichnet diese Publikation in der Deutschen Nationalbibliografie; detaillierte bibliografische Daten sind im Internet über https://portal.dnb.de abrufbar.

Planung/Lektorat: Renate Scheddin
Springer ist ein Imprint der eingetragenen Gesellschaft Springer-Verlag GmbH, DE und ist ein Teil von Springer Nature.
Die Anschrift der Gesellschaft ist: Heidelberger Platz 3, 14197 Berlin, Germany

Dr. med. Irving P. Crawford
(20.11.1930–08.10.1989)
Dr. med. Eugene N. Fox
(21.10.1931–05.12.2002)
Dr. Gottfried Falk (16.08.1922–20.10.1991)

Annette, Ursula, Marion
Marie-Hélène Talaya, Cendrine Chandra
Earthling, Ichor, Anat

Geleitwort

Dieses Buch erfordert Mut.

Der Leser,[1] der sichere, abschließende Antworten auf ebenso sichere, eindeutige Fragen erwartet, wird enttäuscht werden. Denn dieses Buch will mehr als Information vermitteln. Es präsentiert eine Kette, oder um es präziser zu sagen, ein Netz von Ideen und Konzepten, welches dem Leser das Rüstzeug gibt, tiefe Fragen besser zu verstehen und in der Folge schärfer und zielgenauer zu stellen. Das Buch kann, und das ist eine große Qualität, auch kapitelweise gelesen werden. Dem Autor gelingt das kaum zu überschätzende Kunststück, ein in sich schlüssiges Ganzes aus, im Wortsinne selbst-ständigen, Teilen aufzubauen.

Wenn Physiker über Psychologie und Philosophie bzw. Psychologen über Physik schreiben, stößt man normalerweise schnell an die Grenzen der viel beschworenen Interdisziplinarität. Die Aufteilung der Wissenschaft in Disziplinen und Unterdisziplinen definiert eine baumartige Einordnung der beobacht- und denkbaren Phänomene. Da uns eine allumfassende Sprache zur vollständigen Beschreibung aller dieser Phänomene fehlt, entwickeln wir sprachliche Werkzeuge, welche zwar nicht allgemein, dafür aber für Teilbereiche umso angemessener und präziser sind. Je schmaler die Wissensnische ist, desto weiter können die sprachlichen Methoden zu deren gedanklicher Durchdringung entwickelt werden. Der Preis dieser Präzision und Spezialisierung ist eine gewisse Unübersetzbarkeit zwischen verschiedenen Disziplinen, genauso wie Spezialschraubenzieher eben nur noch für spezielle Schrauben benutzt werden können, für diese aber einen besonders guten Griff ermöglichen.

Nun sind „die Physik“ und „die Psychologie und Philosophie des Geistes“ nicht kleine, weit entfernte Provinzen der Wissenschaft, sondern Superstrukturen mit vielen Unterebenen. Nichtsdestoweniger unterscheiden sie sich bereits auf der obersten Ebene thematisch grundlegend, was jegliches Gespräch zur Herausforderung macht. Die Physik beschäftigt sich mit der objektiven, gerne auch als „äußerlich“ bezeichneten Realität (wobei der Realitätsbegriff oft naiv gehandhabt wird). Im Gegensatz dazu widmet sich die Psychologie (auch) dem „Inneren“, vergröbert gesagt dem, was wir umgangssprachlich als „Bewusstsein“ bezeichnen (nur am Rande

[1] Das Geleitwort folgt der im Buch verwendeten Konvention, das generische Maskulinum zu verwenden.

angemerkt: Die Umgangssprache verschweigt dabei die fundamentalen Einsichten der Psychologie zur Rolle des Unbewussten). Größer könnte die Spannung kaum sein, denn es ist keine Übertreibung festzuhalten, dass das Bewusstsein im blinden Fleck der Naturwissenschaften liegt. Nach wie vor verfügen wir noch nicht einmal über ernsthafte Ansätze einer naturwissenschaftlichen Theorie des Bewusstseins; sogar der schiere Begriff „Bewusstsein“ ist naturwissenschaftlich nicht gefasst.

Ausgehend von dieser in der Philosophie gut erforschten Spannung zwischen Innen- und Außenwelt erklärt sich die strukturelle und inhaltliche Differenz der beiden Bereiche Physik und Psychologie. Diese Differenz widerspiegelt sich auch in den die jeweiligen Gebiete beschreibenden Sprachen. Versuche, den einen Bereich mit den Begrifflichkeiten und Konzepten des jeweils anderen zu erfassen, erfordern es, anzunehmen, diese für und in einem Bereich entwickelten Begriffe hätten auch außerhalb dieses Bereichs eine gewisse, evtl. sogar universale Gültigkeit. Diese Universalitätsvermutung ist zutiefst idealistisch, logisch kaum begründbar und durch die Erfahrung, um es höflich auszudrücken, nicht gut gestützt.

Wie kann dann ein Buch über Innen und Außen, Physik und Psychologie gelingen? Wie erreicht es der Autor, uns Interessantes, Wesentliches, Weiterführendes und Zusammenhängendes zu vermitteln, wo häufig nur Vages oder in kleinsten Teilaspekten Gültiges gesagt wird? Nun, wenn es eine Sprache allein nicht richten kann, gibt es immerhin die Möglichkeit des Dialogs zwischen zwei Denkwelten. Dieser erfordert den Aufbau von Schnittstellen. Deren Konstruktion wiederum bedarf der fundierten Kenntnis beider Seiten. Gary Bruno Schmid verfügt als theoretischer Physiker über einen Leistungsausweis in den sogenannten harten, genauer den quantitativ-mathematischen Naturwissenschaften. Ebenso ist er praktizierender Psycho- und speziell Hypnotherapeut. Er kennt und erforscht beide Welten als Einheimischer und ist nicht nur ein intellektueller Abenteuertourist, der sich zwar mit Idealismus, aber einem eindeutig mit Artefakten eines Kontinents bepackten Rucksack auf einen anderen Erdteil begibt.

Eine der überraschendsten Erkenntnisse der Naturwissenschaften ist wohl, dass die Natur dem menschlichen Geist eigentlich zutiefst fremd ist. Zu Beginn des 20. Jahrhunderts kam die Wissenschaft nicht mehr umhin, anzuerkennen, dass scheinbar feststehende, dem Denken zugrunde liegende Konzepte wie „Raum“, „Zeit“ oder „Teilchen“ ganz anders beschaffen waren, als man das Jahrtausende lang gedacht und seit Anbeginn der Menschheit bewusst gefühlt und er-lebt hatte. Natürlich ergaben sich durch die Revolutionen der Relativitätstheorie und Quantenmechanik allerlei neue und in vielfacher Hinsicht erstaunliche Einsichten über Naturphänomene. Aber mindestens so fundamental war die Erkenntnis, dass die Welt sich nicht aus dem Menschen heraus denken lässt. Der durch den Alltag gebildete gesunde Menschenverstand, die Intuition, wurde verdächtig und konnte fortan nicht mehr das Maß der Dinge in der Physik sein. Das Experiment wurde endgültig und vollumfänglich zur obersten Instanz über wahr und falsch. In der Folge verlor die Spekulation ihre Rolle in der Wissenschaft weitgehend.

Der evidenzbasierte Ansatz, das Experiment, hat diese dominierende Stellung nicht mehr eingebüßt. Allerdings sehen wir heute, dass zwar die Antworten der Naturwissenschaften einen objektiven, zumindest intersubjektiven Charakter haben, nicht aber die gestellten Fragen. Welche Fragen man stellt, stellen kann, stellen darf, ist auch geprägt durch soziale Prozesse, angefangen von ökonomischen Randbedingungen bis hin zu eher ästhetischen Erwägungen, bei denen Fragen in Kategorien wie „interessant", „weniger interessant" oder „abstrus" eingeteilt werden. Neben solchen, gerne etwas grob als „postmodern" subsummierten Einwänden gegen eine allzu naive Verabsolutierung des Experiments gibt es eine weitere Verteidigung für das Spekulative. Es gibt Klassen von Phänomenen, die sich dem Experimentieren zumindest teilweise entziehen. Natürlich kann man versuchen, die Erfahrung des Subjektiven als Epiphänomen wegzuerklären oder durch die Methoden der Statistik zumindest zu umfassen. Wenn der Geist oder das Subjekt, wie der Epiphänomenalismus postuliert, keinen Einfluss auf die Materie hat, entzieht er sich strikt gesehen der Messung. Epiphänomenalisten würden wohl entgegnen, dies sei zwar wahr für den Geist, die mit ihm korrelierten materiellen Realitäten seien aber sehr wohl messbar. Das Argument ist zwar schlüssig, erinnert aber ein wenig an den Versuch, die Funktionsweise eines Textverarbeitungsprogramms aus den Elektronenverteilungen in den Transistoren des Computers, auf dem das Programm läuft, abzuleiten. Statistik wiederum ist zwar in der Lage, eine Gesamtheit von Individuen zu erfassen und über diese Gesamtheit Aussagen zu treffen. Das konkrete Einzelne, das Individuum, ist für sich genommen zwar Grundbestandteil, nicht aber Gegenstand einer probabilistischen Betrachtung.

Wenn wir nun aber davon ausgehen, dass die Erfahrung des Selbst nicht objektivierbar ist, ist dann Wissenschaft überhaupt möglich? Kann uns Spekulation, verstanden als logisch kohärentes, sich auf Plausibilität stützendes Zusammenfügen von Konzepten, weiterbringen? Hat sie eine rationale Basis? Ich würde sagen: sehr wohl! Die Aussagen und Annahmen einer Spekulation mögen nicht evidenzbasiert sein; somit sind die Aussagen selbst nicht wissenschaftlich. Wohl aber ist das Beziehungsgeflecht, der Zusammenhang der Annahmen und Aussagen, diskutierbar. (Zweitstufen-)Aussagen über Grundaussagen können selbstverständlich Gegenstand eines wissenschaftlich, z. B. mathematisch fundierten Diskurses sein, auch wenn die Grundaussagen selbst (noch) nicht experimentell bestätigt sind. Spekulation ist, wenn man den tatsächlichen Gang naturwissenschaftlichen oder mathematischen Forschens betrachtet, sehr oft die Grundlage, auf der spätere Experimente geplant werden. Das vorliegende Buch ist spekulativ im besten Sinne: In den ersten beiden Kapiteln werden Konzepte definiert und analysiert und damit das Fundament gelegt. Gary Bruno Schmid geht aber weiter. Er diskutiert mögliche Zusammenhänge zwischen Psychologie und Quantenphysik. Dies geschieht in einer sachlichen Art und Weise und unter Berücksichtigung aktueller Diskussionen. Der Schlussteil des Buches wird dann zuerst sehr konkret, um sich ganz gegen das Ende noch einmal in spekulative Höhen zu begeben; besonders hervorheben möchte ich Kap. 4, wo neue empirische Daten mit dem vorgängig Diskutierten in Beziehung gesetzt werden. Kap. 8 zeigt die Vorteile, die sich ergeben, wenn man beide Seiten zweier interagierender Themenkomplexe aus eigener Arbeits- und Forschungserfahrung kennt. Dem Autor gelingt es, mathematischen Formalismus und erzählende Analogie so zu verbinden, dass die Mathematik korrekt und die Analogie stimmig bleiben.

Überhaupt ist die Rolle der Mathematik in diesem Buch außergewöhnlich. Mathematik hat (mindestens) drei Funktionen: Erstens, und im gegebenen Kontext sicher am wichtigsten, bietet die Mathematik eine Sprache, in der natürliche Phänomene beschrieben werden können. (Dass diese Sprache erstaunlich mächtig ist, die Betonung liegt auf erstaunlich, diskutierte der im Buch ebenfalls mehrfach zitierte E. Wigner in seiner Arbeit „The unreasonable effectiveness of mathematics"). Zweitens kann man mit Mathematik „rechnen". Das heißt: Die Realität lässt sich auf Datenstrukturen abbilden, die dann wiederum Gegenstand algorithmischer Bearbeitung sind. Das Resultat einer Berechnung kann am Schluss wieder mit beobachteten Größen verglichen werden. Der Prozess des Rechnens ist dabei vielschichtig. Das reine Bestimmen von numerischen Zahlwerten wird in der höheren Mathematik ergänzt durch Manipulationen von Datenstrukturen in allgemeinen formalen Sprachen. Dabei ist es wichtig, zwischen den, durch syntaktische Regeln gegebenen, technischen Aspekten der Manipulation von formalen Ausdrücken einerseits und der Interpretation, der Semantik dieser Ausdrücke andererseits zu unterscheiden. Drittens unterstützt der Formalismus unser Denken. Was im Rahmen einer gut getesteten Theorie formal korrekt ist, ist häufig auch wahr. Diese Entsprechung zwischen formal korrekten Ableitungen und experimentell erfassbaren Realitäten gibt der Physik ihre Kraft und darf durchaus mit Staunen zur Kenntnis genommen werden. Gary Bruno Schmid gelingt es, dem Leser diese Kraft an themengerecht gewählten Beispielen zu vermitteln. Relevant sind dabei alle Schritte: eine Formalisierung, die eine Plattform bietet, aber auch die Notwendigkeit einfordert, genau zu sagen, worüber man spricht; dann die Herstellung der Korrespondenz zwischen Realität und Datenstrukturen/Zahlen; schließlich auch das Ziehen von, im Wortsinne, „Rückschlüssen" von formalen Ausdrücken auf reale Gegebenheiten. Gerade letztere unter- und belegt er immer wieder mit Beispielen und Literaturhinweisen, die von einfachen Phänomenen bis zu subtilen Effekten der höheren Physik reichen. Besonders hoch anrechnen darf man dem Autor, dass er den Kontakt zu neuen Entwicklungen nicht scheut. Sei dies die Diskussion des Geruchssinns als Quantenphänomen, sei es die immer wieder betonte und zurzeit in der Diskussion der Grundlagen der Physik sehr wichtige Fragestellung um die Rolle der „Information" als physikalische Grundgröße.

Eine besondere Qualität dieses Buches ist sicherlich, dass Gary Bruno Schmid Mathematik, Physik, Psychologie und Philosophie zu einem gegenseitigen Austausch bringt. Die Betonung liegt auf gegenseitig. Einerseits nutzt er die Mathematik, um die Diskussion um mögliche Verbindungen zwischen psychischen Phänomenen und quantenphysikalischen Effekten voranzubringen. Andererseits, und für mich besonders interessant, gelingt ihm eine Vertiefung zentraler physikalischer Ideen, vor allem des Konzepts des „Beobachters". In der physikalischen Literatur wird dieser Begriff in der Regel auf eine sehr oberflächliche und dann nicht selten zu Missverständnissen führende Art diskutiert. Hier sind die Psychologie und die Philosophie weiter. Vielleicht auch wegen ihres Erfolges in der Empirie sind die Naturwissenschaften (oder genauer: die Naturwissenschaften Treibenden) in Bezug auf die Semantik der von ihnen verwendeten Begriffe unkritisch geworden. Daran gewöhnt, die Bedeutung eines Begriffs durch die, sich in messbaren Quantitäten ausdrückbaren, Interaktionen eines Objekts mit seiner Umgebung zu erfassen, wird die Subtilität und Schwierigkeit der Semantik unterschätzt. Es liegt in der Natur der Psychologie, dass sich viele ihrer Konzepte einer einfachen Definition via Bestimmung der Interaktion entziehen. In der Folge wurde ein gedanklicher Apparat entwickelt, auch mit diesen, begrifflich größere Herausforderungen stellenden Entitäten umzugehen. Dass es für die Naturwissenschaften ein Gewinn wäre, diesen Apparat kennen und würdigen zu lernen, steht für mich außer Frage.

Zu Beginn dieses Geleitwortes schrieb ich, dieses Buch erfordere Mut. Nun stimmt dies sicher für den Leser. Es stimmt aber auch für den Autor, der im siebten Kapitel den Bogen weit spannt. Kann ich ihm überall zustimmen und sind nun endlich alle Fragen geklärt? Natürlich nicht! Und gerade darin liegt der Reiz dieses Werkes. Der Autor verlässt sichere Pfade und provoziert den Leser im besten Sinne. Eine Provokation kann Ablehnung hervorrufen, dieses Risiko geht Gary Bruno Schmid ein. Manchmal führt eine Provokation aber auch zum Nachdenken beim Provozierten. Auf diese sollten wir uns einlassen!

Ruedi Füchslin
Winterthur, 12. Juli 2024

Prof. Dr. phil. Ruedi Füchslin
Badstrasse 34a
5200 Brugg, Schweiz

Vorwort

„Die Aussagen der Physik über die Natur zerfallen deshalb in zwei grundsätzlich verschiedene Typen: In solche, die mit endlich vielen Daten auskommen, und solche, deren quantitative Fassung unendlich viele Daten erfordert. Die ersten nenne ich *naturwissenschaftlich,* die zweiten *transzendent* oder *metaphysisch* – denn sie behaupten Sachverhalte, die unsere Erfahrung prinzipiell übersteigen, da sie mehr Daten erfordern als unsere Beobachtungen und Messungen je zu liefern vermögen." (Falk 1990, Vorwort, S. v, vi)
– Gottfried Falk (1922–1991)

Beipackzettel

Sämtliche mathematischen und physikalischen Voraussetzungen, um dieses Buch zu verstehen, werden dem Leser[1] im Verlauf meiner Überlegungen möglichst frei von technischen Details erklärt. So werden die wichtigsten Gedankengänge auch demjenigen einfach vermittelt, der eher eine Abscheu gegenüber Mathematik und Physik hat. Aus didaktischen Gründen erlaube ich mir im Verlauf des Textes ein paar wenige Wiederholungen. Nichtsdestotrotz ist dieses Buch keine populärwissenschaftliche Unterhaltung und fordert das Mitdenken jederzeit und überall. Ein Umlernen wird für den Leser unvermeidlich sein, was nicht unbedingt leichter ist als Neulernen. Hilfreich sind eine logische Denkweise und Neugier auf die Themen *Bewusstsein* und *Quantenphysik.* Der physikalisch interessierte Leser findet als letztes Kapitel eine *Fibel der Quantenphysik.*

Gegenstand und Ziel des Buches

In diesem Werk untersuche ich eingehend das Thema *Bewusstsein* aus meinen Perspektiven als Quantenphysiker, Psycho- und Hypnotherapeut. Aus diesen Gedanken heraus entwickle ich eine Quantum-Mind-Hypothese zum Ursprung des Bewusstseins. Dabei versuche ich zu verstehen, wie das Bewusstsein aus einem *verborgenen*

---

[1] Zur besseren Lesbarkeit (und Vereinfachung des Sprachduktus) wird hier nur eine Form der Geschlechter verwendet, nämlich die männliche, wobei Frauen selbstverständlich mitgemeint sind und alle übrigen auch. Das Gendersternchen und ähnliche Genderformen sind sprachlich unkorrekt und deshalb abzulehnen; darüber hinaus geben sie einer gewissen politischen Haltung Ausdruck und stellen somit einen Missbrauch der Sprache dar; als Autor, der eminent mit Sprache arbeitet, habe ich dieser gegenüber eine große Verantwortung. Die grammatikalischen Generika erlauben eine klare, einfache, gut lesbare, sprechbare und eben inklusive Sprache. (Für eine ausführliche wissenschaftliche Begründung siehe (Trutkowski und Weiß 2022)).

Beobachter im Unbewussten entstehen und psychogene Phänomene wie Heilung und Tod bewirken könnte. Zu diesem Zweck verstehe ich ein *sich selbst wahrnehmendes Bewusstsein* als Sonderform eines *Bewusstseins an sich*, nämlich die informationsverarbeitenden Prozesse, die im Körper eines jeden Lebewesens (Pflanze, Tier, Mikroorganismus) stattfinden.

In Bezug auf die Quantenphysik orientiere ich mich vor allem an den mathematischen Grundlagen der Quantenphysik nach Johann von Neumann (von Neumann 1932), insbesondere an seinem mathematischen, erkenntnistheoretischen Verständnis des Messprozesses und seiner Idee des psychophysikalischen Parallelismus. Dabei ist die Frage nach dem metaphorischen „Kollaps" der Quantenwellenfunktion von untergeordneter Bedeutung. Die quantenbiologischen Argumente, die meiner Quantum-Mind-Hypothese zugrunde liegen, basieren vorwiegend auf Überlegungen zur *De-Broglie-Wellenlänge* der Ionen, die für die Signalübertragung im Nervensystem vor allem in den verschiedenen anatomischen Strukturen (Mikrotubuli, Gliazellen, Synapsen, Axonen …) verantwortlich sind.

Es wird gezeigt, dass alles (?), was in der Quantenphysik über Teilchen gesagt werden kann, sich in der Psychologie ebenso gut über Mentationen (Sinneseindrücke, Gedanken, Gefühle, Intuitionen und Imaginationen) ausdrücken lässt. So werden wir auf die Quantenpsychologie zu sprechen kommen. Fünf quantenpsychologische Konzepte ermöglichen uns, Analogien zwischen fünf besonderen Eigenschaften der Materie in der Mikrowelt und jeweils fünf Eigenheiten in der Welt des Kleinkindes, in der Welt des an einer Psychose leidenden Menschen und in der Welt der Psychologie, vor allem derjenigen der Hypnose, zu finden. Auf diese Weise wird argumentiert, dass die Welt des Kleinkindes, die Welt der Psychose und die Welt der Hypnose Quantenwelten sind. Darüber hinaus wird eine kurze Exkursion in die Quantenbiologie gemacht.

Im Verlauf meiner Argumentationen scheue ich mich nicht, einige philosophische und erkenntnistheoretische Spekulationen über außergewöhnliche Phänomene zu wagen. Nach *Fibel der Quantenphysik* folgt ein quantenphysikalisches Märchen: *Fünf Anekdoten aus der Welt des paranoiden Armbrustschützen Quantus Mechanicus*. Zu guter Letzt wird dem Leser eine *Qubit-Trance* als Audiodatei angeboten.

Bei anhaltendem Wachstum des Gesundheitssektors und Fortschritten in der akademischen Bewusstseinsforschung beobachte ich ein großes Bestreben, das Bewusstsein im Zusammenhang mit der Quantenphysik zu verstehen – Stichwort *Quantenheilung*. Als Wissenschaftler und Therapeut mit Einsicht in die Spukhaftigkeit der Quantenphysik und die Komplexität der menschlichen Psyche versuche ich die bereits zahlreichen quantenphysikalischen Erkenntnisse seriös zu nutzen, um mit ihnen psychogene Heilungsphänomene gründlicher zu verstehen und medizinische Hypnose evtl. wirksamer einzusetzen.

Viel Freude beim Lesen!

Zürich, Schweiz
31. Oktober 2024

Gary Bruno Schmid

Danksagung

Professor Dr. Irving P. Crawford und Professor Dr. Eugene N. Fox waren meine „Mentoren“ in den 1950er-Jahren, als ich als Wunderkind galt. Sie führten mich einige Jahre lang in ihren Labors an der Case Western Reserve University jeden Samstag durch einfache mikrobiologische Experimente, bis Professor Crawford nach La Jolla, Kalifornien, und Professor Fox nach Chicago zog. Beide spielten eine sehr wichtige Rolle in meinem Leben. Damals war ich noch ein Kind, und nachdem sie Cleveland verlassen hatten, kam ich leider nie wieder in Kontakt mit ihnen. Erst jetzt, mit diesem neuen Buch, wurde mir plötzlich bewusst, dass ich vorwiegend dank ihnen in der Lage war, meine eigene medizinische Forschung auf dem Gebiet des psychogenen Todes und der psychogenen Heilung fortzusetzen. Ich danke beiden von Herzen, dass sie mich damals als „Wunderkind“ „entdeckten“ und mir den „Kick-off“ in die akademische Welt ermöglicht haben.

Nach meinem Eintritt in die Warrensville Heights High School 1960 förderte mein Mathematik- und Physiklehrer Mr. Jack Kugelman mein Interesse an der Wissenschaft. Anschließend studierte ich mit der Hilfe eines Stipendiums der National Science Foundation (NSF) an der Western Reserve University Medizin mit Hauptfach Chemie unter Professor Dr. Mark M. Chamberlain (1931–2014) und später Mathematik an der Ohio State University in Columbus, Ohio.

Besonders dankbar bin ich meinem Doktorvater Professor Dr. Jose Dolores „J.D.“ Garcia, der mich ermutigte, mich während meines Studiums an der University of Arizona in Tucson, Arizona, um ein Fulbright-Stipendium (D.A.A.D.) zu bewerben. Er hatte die Geduld und das Genie, mir ein Verständnis von der Atomphysik zu vermitteln.

Während meines Fulbright-Stipendiums in Karlsruhe (Deutschland) von 1970 bis 1971 lernte ich Quantenphysik bei Professor Dr. Gottfried Falk. Er war einer der brillantesten Menschen, den ich je kennenlernen durfte. Ich danke ihm, dass er mich lehrte, wie man Physik im Allgemeinen und Quantenphysik im Besonderen versteht. Während meines fünfjährigen Postdoc-Aufenthalts in Karlsruhe von 1980 bis 1985, als wir eine neue Sprache der Physik entwickelten, die auf mengenartigen Größen basiert (Schmid 1983, 1984, 1986, 2006), hatte ich unter Professor Falks Schirmherrschaft endlich die Gelegenheit, Physik grundlegend zu verstehen und nicht nur zu kennen.

Besonderer Dank gilt meinem Freund und „Quantenmeister“, Professor Dr. phil. Ruedi Füchslin, für seines tets weiterführenden inhaltlichen Inputs zur Quantum-

Mind-Hypothese und sein überaus kluges und inspirierendes Geleitwort. Darüber hinaus bin ich ihm von Herzen dankbar für die vielfältigen und lehrreichen Diskussionen zum Thema Quantenphysik und Bewusstsein, die bis weit zurück in die 1990er-Jahre reichen.

An dieser Stelle danke ich auch meinem guten Freund und Physiker-Kollegen, Hans Fuchs, M. Sc., sehr herzlich für seine vielfältigen Physik-Inspirationen über die Jahre hinweg.

Meinem Philosophenfreund und Hypnosekollegen, Dr. med. dent. Veit Messmer, gilt mein besonderer Dank für seine inspirierenden Fragen zur Quantenphysik und deren Vertiefung in mehreren Workshops zum Thema „Quantenphysik und Hypnose". In dieser Auseinandersetzung zwischen der Sprache der Psychologie und dem Formalismus der Quantenphysik entstand meine Motivation, dieses Buch zu schreiben.

Meinem tief denkenden Freund und Salutogenese-Kollegen, Dr. med. Walter Schweizer, danke ich von Herzen für seine jahrelange Inspiration und Zusammenarbeit in mehreren Workshops zum Themenkomplex „psychogene Heilung und medizinische Hypnose". Seine seelische Unterstützung ermutigte mich, meine Ideen zum Zusammenhang zwischen Quantenphysik und psychogenen Phänomenen endlich schriftlich zu formulieren.

Frau Dr. med. Annette Rausch, Ärztin für Psychiatrie und Psychotherapie, meiner Muse, danke ich inniglich für ihre fachlich inspirierenden Kommentare, wiederholten Infragestellungen und Auseinandersetzungen mit der Thematik, die wesentlich zur Lesbarkeit und vor allem auch zu einem vertieften inhaltlichen Verständnis beigetragen haben. Ihr Dasein wie ihre praktische Mitarbeit haben mich bestärkt, dieses umfangreiche Werk zu vollenden. Insbesondere danke ich ihr auch für die Entwicklung und Sprachaufnahme der Qubit-Trance „Loch in der Hand".

Bedanken möchte ich mich auch bei Frau Dr. med. Ursula Hanke, Fachärztin für Anästhesie FMH mit speziellem Interesse für Kinderanästhesie sowie für die Medizinische Hypnose, für ihre seelische Begleitung und für das surrealistische Bild für die Audio-Datei zur Qubit-Trance im Stil von Remedios Varo mit Dall-E 2.

Mit großer Freude danke ich von Herzen einmal mehr meiner Tochter Marie-Hélène Talaya für sämtliche Schwarz-Weiß-Illustrationen zum Thema Doppelspaltexperiment.

Nach getaner Arbeit gilt mein besonders herzlicher Dank Frau Dr. med. Katharina Ruppert für die gründliche und kritische formale, inhaltliche und literarische Redaktion des vorliegenden Textes, die zu wertvollen Anregungen führte und das Verständnis der komplexen Sachverhalte wesentlich verbesserte. Als kompetente und geschätzte Gesprächspartnerin und Lektorin hat sie geholfen, Inhalte wie auch die Formulierungen einzelner Gedankengänge immer wieder zu verwerfen, zu ergänzen und zu verbessern. Durch ihre unermüdliche Genauigkeit, Geduld, Intelligenz und Kreativität hatten wir über viele Monate hinweg eine überaus angenehme und produktive Zusammenarbeit.

Dem Springer-Verlag, und hier insbesondere Frau Renate Scheddin, Editorial Director, Medizin & Gesundheitsfachberufe/Biowissenschaften/Ernährungswissenschaften/Sportwissenschaften, und Frau Kerstin Barton, Projekt Manager, Books

Editorial Service, Medicine & Life Sciences German, danke ich herzlichst für ihre nachhaltige Geduld und die stets freundliche, professionelle Förderung und Leitung dieses Buchprojekts. Erst dank Frau Scheddin war es überhaupt möglich, dass dieses Buch, das ursprünglich als ein Kapitel für die überarbeitete 2. Auflage meines Buches *Selbstheilung durch Vorstellungskraft* (Schmid 2025) gedacht war, entstehen konnte.

Auch den Vertretern der Schweizerischen Ärztegesellschaft für Hypnose (SMSH) danke ich für ihre beständige Ermutigung und Unterstützung während der Ausarbeitung meiner Ideen zum Zusammenhang zwischen Quantenphysik und Hypnose.

Und last but not least bedanke ich mich bei meinen Töchtern, Marie-Hélène Talaya und Cendrine Chandra Schmid, bei ihrer Mutter Marion Louise Wagner, bei meinen Enkeln Mathilda ‚Liv' Zora alias Earthling, Dejan Serafin alias Ichor, Miro Jarim alias Anat und meiner sonstigen Familie im engsten und weitesten Sinne, und einmal mehr danke ich meiner Ehefrau Annette Rausch für ihr liebevolles, begleitendes Dasein während der Arbeit an diesem Manuskript.

Einführung

„Eine Metapher in der Geisteswissenschaft ist wie eine Formel in der Naturwissenschaft: Beide sind Grundakte der Erkenntnis, hochkomplexe intellektuelle Operationen von geschliffener Präzision, die komplexe Gegebenheiten auf den Punkt genau verdichten." – Frei von mir getextet im Geist von Peter von Matt (1937*), Schweizer Germanist und Schriftsteller (von Matt 2019) Dieses Buch ist ein Essay über das Bewusstsein und seinen Ursprung. Dabei werde ich mich ungewöhnlicher Begriffe und Perspektiven bedienen, vor allem werde ich viel vom „verborgenen Beobachter" sprechen und eine Quantum-Mind-Hypothese zur Rolle von Gliazellen, Axonen und Dendritenarmen bei der Entstehung des Bewusstseins entwickeln. Unter dem Begriff „Quantum-Mind" (zu Englisch: „quantum mind") verstehe ich sämtliche quantenphysikalische Phänomene, die der physiologischen Wirkungsweise des Geistes bzw. des Bewusstseins zugrunde liegen.[1]

Was versteht man unter dem Begriff Quantum-Mind-Hypothese?

Die Quantum-Mind-Hypothese versucht, die Wirkungsweise des Gehirns und des Bewusstseins mithilfe der Quantenphysik zu erklären. Dieser Ansatz behauptet, dass klassische lokal-realistische physikalische Gesetze, biochemische Reaktionen und neurophysiologische Prozesse allein das Bewusstsein nicht hinreichend erklären (Atmanspacher 2004; Gargiulo 2010; Walker 1997). Es wird postuliert, dass quantenphysikalische Phänomene (Verschränkung,[2]Superposition [„superposition

[1] Die für diese Einführung verwendete Literatur ist als weiterführende Literatur am Ende des Buches angegeben.

[2] Die Quantenverschränkung ermöglicht es zwei Teilchen, wie z. B. Photonen oder Elektronen, eine viel engere Beziehung zueinander, eine Art „spukhafte Fernkorrelation", zu haben, als es die klassische Physik erlauben würde. Im Kap. 8 finden sich in den Abschn. „Klassische und Quantenstatistik am Beispiel eines Münzwurfs", „Die Bell'sche Ungleichung und Quantenmünzen" und „Ein quantenphysikalisches Märchen: Fünf Anekdoten aus der Welt des paranoiden Armbrustschützen Quantus Mechanicus" weitere anschauliche Erklärungen des Begriffs „Verschränkung": mathematisch am Beispiel eines Münzwurfs bzw. metaphorisch im Sinne einer Art außersinnlicher Wahrnehmung.

states"][3] bzw. Überlagerung, Tunneln[4] und andere Formen von Quantenzuständen) nicht lokalisierte Quanteneffekte verursachen, die in winzigen Strukturen des Gehirns interagieren, eine wichtige Rolle in den Verarbeitungsprozessen des Gehirns spielen und entscheidende Aspekte des Bewusstseins erklären könnten (vgl. https://en.wikipedia.org/wiki/Quantum_mind. Zugegriffen: 19.07.2024). Man könnte hier von der *Quantumness* des Gehirns sprechen – siehe (Schmid und Dünki 2011, 2012). Quantumness ist ein Begriff, der den Grad ausdrückt, in dem ein System nach quantenphysikalischen Gesetzen funktioniert[5] (s. Kap. 3, Abschn. „Quanteneffektgröße").

Die Idee, dass Quantenprozesse bei der Bildung des physikalischen Substrats des Bewusstseins eine wesentliche Rolle spielen, ist nicht neu. Der Mathematiker Roger Penrose schlug vor, dass ein bewusster Moment immer dann auftritt, wenn eine quantenphysikalische Überlagerung zum Kollaps gebracht wird, ein Prozess, den er „objektive Reduktion" nannte (Penrose 1989). In einem kürzlich erschienenen Aufsatz mit dem Titel „Testing the conjecture that quantum processes create conscious experience" (Neven et al. 2024) wird davon ausgegangen, dass ein Moment des Bewusstseins nicht durch den Zusammenbruch einer Quantensuperposition, sondern durch deren Entstehung stattfindet. Die Struktur der sich entwickelnden Quantensuperposition und die Pfade, die das (bewusstseinsfähige) Quantensystem darin beschreitet, bestimmen die Qualitäten der bewussten Erfahrungen (Qualia[6]) dieses Systems in dem Zustand, in dem die Verschränkung das Bindungsproblem-[7]löst, d. h. die Einheit einer phänomenalen Erfahrung.

Man beachte, dass die Argumente von Penrose wie die von Neven et al. eine zirkuläre Logik enthalten.

> Penrose: „Erst die Auswahl i einer bestimmten quantenphysikalischen Überlagerung $Ü_i$ aus einer Vielzahl von solchen Überlagerungen, die für den Kollaps und das Auftreten von

---

[3] Superposition ist eine Überlagerung von Basiszuständen. Diese ist eine Eigenschaft der Quantenwelt, die es einem physikalischen System erlaubt, gleichzeitig in zwei oder mehr Quantenzuständen zu existieren, bis eine Messung an ihm vorgenommen wird. Das nicht intuitive Phänomen führte zu Erwin Schrödingers berühmt-berüchtigtem Gedankenexperiment, bei dem eine Katze in einer Schachtel gleichzeitig tot und lebendig ist, bis ein Beobachter in die Schachtel schaut (siehe https://www.youtube.com/watch?v=I_0laAhvHKE – zugegriffen: 27.07.2024; siehe Kap. 3 und Kap. 2, Abschn. „Kollaps oder Dekohärenz der Wellenfunktion").

Ohne sich gegenseitig zu beeinflussen, können Wellen sich überlagern und eine neu zusammengesetzte Welle kreieren, wobei die Berge und Täler der neuen Gesamtwelle eine einfache Summe/Superposition der Berge und Täler der einzelnen Wellen sind (siehe http://www.quantenwelt.de/quantenmechanik/wellenfunktion/ueberlagerung.html. Zugegriffen: 19.07.2024).

[4] Beim Quantentunneln passiert ein Teilchen eine Energiebarriere, obwohl es nicht die Energie hat, die zur Überwindung der Barriere nötig wäre, wie es die klassische Physik definiert.

[5] Eine Suche im PubMed (NLM) am 07.10.2024 mit dem Titel „quantumness" brachte nur 25 Resultate, das älteste datiert auf 2022.

[6] Siehe Kap. 2, Abschn. „Qualia".

[7] Siehe Kap. 2, Abschn. „Binding wieder aufgegriffen".

Bewusstsein notwendig ist, führt zu einem bewussten Moment i, der dem (potenziell bewussten) System die Möglichkeit gibt, diese Überlagerung $Ü_i$ auszuwählen und zum Kollaps zu bringen."

Neven et al.: „Erst die Auswahl i einiger quantenphysikalischen Zustände aus der Vielzahl der zur Verfügung stehenden Zustände, die für die Überlagerung und das Auftreten von Bewusstsein notwendig sind, führt zu einem bewussten Moment i, der dem (potenziell bewussten) System die Möglichkeit gibt, eine bestimmte Menge i von Quantenzuständen auszuwählen und zu überlagern."

Diese Zirkularität impliziert, dass man sich auf die Rekursivität der Psyche verlässt, um das Bewusstsein zu realisieren. Ich werde auf diese Art von zirkulärer Logik zurückkommen, z. B. im Kap. 2, Abschn. „Das Psychogene: Qualia, Heilung und Tod".

Primär geht es um das Verständnis, wie die Quantenphysik der Erklärung psychogener Phänomene dienen kann, insbesondere im Hinblick auf die Körper-Geist-Medizin (Mind-Body-Medizin), die ich in diesem Buch *Bewusstseinsmedizin* nenne (Nachman-Hunt 2009). Die Medizin sollte sich intensiver mit psychogenem Tod, psychogener Heilung, Bewusstsein und der Rolle, die die Quantenphysik dabei spielen kann, auseinandersetzen. Die Erkenntnis, wie und in welchem Ausmaß die Quantenphysik an solchen Phänomenen beteiligt ist, wird einen radikal anderen Ansatz für die medizinische Behandlung mit sich bringen (Lane 2000).

Ich stütze mich auf die Idee, dass quantenphysikalische Prozesse auf der zellulären Ebene der glial-neuronalen Interaktionen stattfinden könnten, wobei die Gliazellen der Synchronisierung raumzeitliche Grenzen setzen (Mitterauer und Kopp 2003). Ich verwende praktische Argumente und Berechnungen auf der Grundlage der menschlichen Anatomie und der Biochemie der neuronalen Signalübertragung unter Berücksichtigung mathematischer quantenphysikalischer Argumente, die auf der De-Broglie-Wellenlänge[8] basieren und die ich bereits an anderer Stelle veröffentlicht habe (Schmid 2015f, 2016). Dabei geht es mir nicht darum darzulegen, ob das Gehirn ein Quantencomputerist (Litt et al. 2006) oder inwieweit das Problem der Dekohärenz[9] (Schlosshauer 2019) für das Verständnis des Quantengehirns wesentlich sein könnte (Penrose 1989; Rosa und Faber 2004).

Das grundlegende Konzept der Quantentheorie ist die Verbindung zwischen dem physikalischen Messprozess und dem psychologischen Prozess der Beobachtung. Dieses Buch beginnt mit einer Diskussion über eine mögliche Beschreibung des Geistes („mind") (Yukimasa 2009) im Rahmen der Quantentheorie, wobei ich den

[8] Louis de Broglie zeigte, dass Elementarteilchen sich auch als Wellen mit einer bestimmten Wellenlänge – sog. materielle Wellen – verhalten, so wie ein Fluss von Teilchen (Photonen) sich als ein wellenartiger Lichtstrahl verhält.

[9] Unter Dekohärenz versteht man den Wechsel des Verhaltens eines Systems, das durch die Quantenphysik erklärbar ist, zu einem Verhalten, das durch die klassische Physik erklärbar ist. Mathematisch gesehen handelt es sich um einen Verlust der Kohärenz der Wellenfunktion Ψ, sodass sich die am Messprozess beteiligten Statistiken von den Vektorraumvorhersagen der Quantenphysik zu denen der klassischen Physik unter Verwendung der Mengenlehre ändern. Das Problem der Dekohärenz spielt eine wichtige Rolle bei der Interpretation der Quantenphysik sowie bei der Beantwortung grundlegender Fragen zum Verständnis der Quantenphysik.

Schwerpunkt auf das Konzept „Beobachter“ aus der Perspektive des Mathematikers und Physikers Johann „John“ von Neumann (1903–1957) und seine Idee des „psychophysikalischen Parallelismus“ (von Neumann 1932, S. 223) lege.

Einige Forscher spekulieren über ein Quantenselbst, d. h., dass die quantenphysikalische Wellenfunktion Ψ[10] eine Verbindung zwischen Kognition, Bewusstsein, menschlicher Natur und der physischen Welt sein könnte (Snyder 1995; Zohar 1990). Ich lehne mich nicht so weit aus dem Fenster, aber ich bin auch daran interessiert, ob und inwieweit die Quantentheorie dazu beitragen kann, die menschliche Wahrnehmung der Makrowelt zu erklären (Aerts 2014).

Ein starkes erkenntnistheoretisches Argument für die Grundlage der Quantum-Mind-Hypothese ist die Tatsache, dass wir in bestimmten Situationen in einer Art zu denken scheinen (Conte 2010), wie sich Elementarteilchen laut der Quantenphysik statistisch verhalten. Mit anderen Worten: Die Quantentheorie bietet eine neue Richtung für kognitive Modellierung (Pothos und Busemeyer 2012). In diesem Zusammenhang diskutiere ich fünf logische Analogien, die das Gehirnverhalten von Säuglingen, bei Psychosen und unter Hypnose mit einer Beschreibung des Geistes im Sinne der Quantentheorie vergleichen, um zu dem grundlegenden Problem zurückzukehren, wie die Welt wahrgenommen wird.

Wesentlich für das Verständnis der Quantum-Mind-Hypothese und ihres Beitrags zur Entstehung des Bewusstseins ist der Begriff des „verborgenen Beobachters“.

In welcher Beziehung stehen die Quantum-Mind-Hypothese und der „verborgene Beobachter“ zueinander?

In den mathematischen und empirischen Grundlagen der Quantenphysik hat der Beobachter während des Messprozesses eine aktive Rolle als „offenkundiger Beobachter“. In der Hypnotherapie spielt der Beobachter als „verborgener Beobachter“ während der Trance im Rahmen der sog. *Trancelogik* eine eher passive Rolle. In Kap. 1 wird die Rolle des Beobachters in der Hypnose wie auch in der Quantenphysik eingehend recherchiert.

Im Zusammenhang mit dem quantenphysikalischen Messproblem spielt zudem der Begriff *Zweieinigkeit* eine zentrale Rolle, der schon in meinem Buch *Selbstheilung durch Vorstellungskraft*, Kap. „Das Psychogene“, Abschn. „Ausblick: Selbstheilung und das Leben per se“ (Schmid 2025) eingeführt wurde. Darüber hinaus wird gezeigt, dass auch ein *Erkenntnisfenster* zwischen dem Beobachter und dem Objekt, d. h. zwischen den subjektiven Wahrnehmungen in der Innenwelt und den objektiven physikalischen Vorgängen in der Umwelt, im quantenphysikalischen Formalismus einen zentralen Platz einnimmt. Dieses Fenster ist beliebig verschiebbar und gemäß dem „Prinzip vom psychophysikalischen Parallelismus“ (eine der

[10] In diesem Kapitel sind die Begriffe *„Wellenfunktion“*, *„Quantenwellenfunktion“ und „Quantenwahrscheinlichkeitsfeld“* synonym. Einfachheitshalber werde ich fast ausschließlich die kürzere Form *„Wellenfunktion“* benutzen.

mathematischen Grundlagen der Quantenphysik) *muss* es sogar beliebig verschiebbar sein. Dem verkörperten Bewusstsein sind daher unvermeidbare erkenntnistheoretische Grenzen gesetzt, sodass uns die Realität von Natur aus mehr oder weniger für immer verschleiert bleibt – ein Problem, das im Kap. 7 wieder aufgegriffen wird.

Kap. 2 bietet einen Abriss über folgende Bereiche: Information als eine Zweieinigkeit von „it“ und „bit“ und verkörperter Intelligenz; hinreichende Kriterien für Bewusstsein und die Träger und Grenzen des Bewusstseins; Bewusstseinswissenschaft – *Qualia*, *Gestalt* und *Bindung*; Verhältnis zwischen bewusster und unbewusster Informationsverarbeitung im menschlichen Gehirn; Konnektivitätshypothese des Bewusstseins – wo ist das Bewusstsein stationiert? Ideen zum künstlichen und verkörperten Bewusstsein; schließlich wird der Fokus zurück auf den Begriff „Beobachter“ gerichtet.

In Kap. 3 wird der Entstehung des Bewusstseins und der Frage nachgegangen, inwiefern das Bewusstsein ein Quantenphänomen sein kann. Es wird gezeigt, dass die Möglichkeit eines Signals, in und zwischen Nervenzellen mit sich selbst zu interferieren, essenziell für den Ursprung des Bewusstseins ist. Inspiriert von diesen Gedanken wird eine überprüfbare quantenanatomisch-biochemische Quantum-Mind-Hypothese zum Ursprung des Bewusstseins in den Gliazellen aufgestellt, die es infolge von *In-vivo-Doppelspalt-Transportvorgängen* erlaubt, den verborgenen Beobachter der Hypnotherapie als in den astrozytären Rezeptoren versteckt zu verstehen.

In Kap. 4 wird gezeigt, dass mehrere spezifische Eigenheiten der Quantentheorie ein Potenzial für die Ausarbeitung psychologischer Modelle haben. Logische Analogien zwischen dem mathematischen Formalismus der Quantenphysik und psychologischen Phänomenen werden z. B. anhand der *Unschärferelation* bzw. des *Unbestimmtheitsprinzips* konzipiert. Alles, was der Laie über die Quantenphysik wissen muss, wird Schritt für Schritt verständlich erklärt.

In Kap. 5 werden logische Parallelen zwischen fünf besonderen Eigenschaften der Materie in der Mikrowelt, der Denkweise des Kleinkinds, der Denkweise des an einer Psychose leidenden Menschen und der Trancelogik der Hypnose gezogen. Die Ideen von *Objektivität, Lokalität* und *Lokalrealismus* spielen hierbei eine Schüsselrolle.

In Kap. 6 wird die Rolle der Quantenphysik bei der Fotosynthese, beim Vogelkompass, Geruchssinn und bei der neuronalen Verschränkung im Allgemeinen angerissen. Theoretische/epistemische Erklärungen für Quanteneffekte in biologischen Systemen werden diskutiert und Ideen zur Quantenheilung entworfen.

In Kap. 7 wird der enge Rahmen der Naturwissenschaft verlassen, die unvermeidbaren erkenntnistheoretischen Grenzen werden angeschaut, Gedanken zur Realität, zu einer verschleierten Realität und zu einer realitätsbildenden, ontischen Imagination erwähnt. Subsumiert unter Abschn. „Globales okkultes Denken: GoD“ wird es gewagt, Gedanken zu einer Art außersinnlicher Wahrnehmung, den sog. Kl!ck-Phänomenen, bzw. zu Wahrnehmungen jenseits eines lebenden Körpers zu machen.

Für den wissenschaftlich interessierten Leser biete ich in Kap. 8 einen Überblick über die für diese Arbeit wichtigsten naturphilosophischen, logischen, mathematischen und physikalischen Merkwürdigkeiten der Quantenphysik an. Die Unterschiede zur klassischen Physik werden so einfach wie ohne Mathematik möglich illustriert. Grundlegende Begriffe wie das *Quantenwahrscheinlichkeitsfeld Ψ (Psi)*, die *Welle-Teilchen-Zweieinigkeit*, *Objektivität*, *Lokalität*, *Lokalrealismus*, *Unbestimmtheitsprinzip/Unschärferelation*, *Quantenverschränkung*, *Quantentunneling* und *Quantenteleportation* werden kurz erläutert. Zum Schluss wird ein quantenphysikalisches Märchen erzählt: *Fünf Anekdoten aus der Welt des paranoiden Armbrustschützen Quantus Mechanicus* und eine Qubit-Trance angeboten.

Hypnose

Der Leser mag sich zu Recht wundern, was Hypnose mit Quantenphysik zu tun hat. Tatsache ist, dass physiologische Veränderungen parallel zu psychologischen Erlebnissen im mentalen Zustand der Trance entstehen und messbar werden: Psychologie wird zu Biologie (Cousins 1989). In der medizinischen Hypnose können bei Veränderungen in Trance entsprechende Veränderungen in der Physiologie ausgelöst werden (Revenstorf und Peter 2015). Und wir kennen die Bedingungen, unter denen sie entstehen: durch die Vorstellungskraft (erlebte Selbstsuggestion) und durch das Anschauen von oder die Erinnerung an Bilder mit emotionaler Beteiligung. Nichtsdestotrotz wissen wir weder, wie die Übertragung von psychischen Informationen (Gedanken, Emotionen, Sinneseindrücken, Intuitionen) in physiologische Prozesse noch in umgekehrter Richtung abläuft. Diese Frage ist weiterhin Gegenstand laufender Forschung und wird in Kap. 3 aufgegriffen.

Nicht nur im Film, auch historisch ist die Hypnose von allerhand Mutmaßungen umgeben, wie das folgende Zitat aus dem Jahre 1787 von Eberhard Gmelin (1751–1809), Stadtarzt in Heilbronn und einer der frühesten Vertreter des „Mesmerisierens“ auf Grundlage des „animalischen Magnetismus“, zeigt[11]:

> „Unbemerkt kann ich die Wirkungen, welche das Magnetisieren auf mich, als Magnetisten, macht, nicht lassen. Ich empfinde nach jeder etwas anhaltenden Manipulation einige Abnahme meiner Kräfte, einige allgemeine Schwächlichkeit, welche mir im Gehen in den Knien beschwerlich ist; seitdem ich magnetisiere, wurde meine Gesichtsfarbe gelb, blaß; ich habe meine vorige Eßlust nicht mehr; ich verdaue nicht mehr so gut; zur Begattung habe ich gar keine Neigung; wenn ich sie auch einmal versucht habe, so geschahe keine Ergießung des Samens; das Nachdenken ist mir schwerfällig; … Eine Wirkung, welche mit der geringen Muskularbewegung, welche während dem Manipulieren angewendet wird, in keinem Verhältnis steht und notwendig den Verlust des mich belebenden Wesens voraussetzt.“[12]

[11] Der Begriff „Magnetismus“ hier hat nichts mit dem physikalischen Magnet zu tun. Er wurde im 18. Jahrhundert als Metapher für die dem Elektromagnetismus analoge Kraft am Menschen verwendet, die von Franz Anton Mesmer (1734–1815) bei seiner medizinischen Anwendung der Hypnose propagiert wurde.

[12] (Gmelin, Eberhard 1787, S. 27–29), siehe auch (Schultz 1965, S. 16)

Das Verständnis von Hypnose hat sich seit Anbeginn der Menschheit langsam, aber stetig von magisch-spirituellen hin zu naturwissenschaftlichen Erklärungsmodellen entwickelt. Über die Jahrtausende wurde ihre Wirkung gesehen …

- in der magischen Kraft eines berüchtigten, indigenen Zauberers, der diese Fähigkeit ererbt hat;
- in der Überwindung von bösen Geistern durch einen begabten Schamanen, der diese Fähigkeit entweder selbst ererbt hat oder von einem indigenen Schamanen auserwählt wurde;
- im Gebet eines von Gott gewählten Heiligen oder seligen Priesters;
- in einem unsichtbaren Fluidum, das ein berühmter Arzt, der diese Fähigkeit von einem noch berühmteren Kollegen gelernt hat, irgendwie aus dem Nichts erzeugt;
- in einem abstrakten Magnetismus, der dem ausgebildeten Arzt zur Verfügung steht, wenn er die entsprechenden Studien an einer einschlägig berühmten Universität gemacht hat;
- im kollektiven Unbewussten, aus dem durch den geschulten Therapeuten Hilfe herausgeholt werden kann, wenn er nur der richtigen Schule angehört und mit einem anerkannten Diplom ausgebildet wurde;
- in einer sog. Quantenmatrix oder in den höheren Dimensionen eines komplexen Quantenfelds, woraus der Mensch unerschöpfliche Heilkräfte ableiten kann, falls er sich vom bekannten oder verkannten „Professor Quantenguru" oder einem seiner anerkannten Schüler im Rahmen einer ausgeklügelten *medizinischen Show-Hypnose* behandeln oder ausbilden lässt.

Über die Jahrtausende zu beobachten ist eine Art „Demokratisierung der Hypnose" stets mit denselben, feststehenden Elementen (Schmid 2014, 2015c):

- Mythos von geheimen, verborgenen Kräften und wie diese die Gesundheit herbeiführen und aufrechterhalten bzw. wie die Vernachlässigung dieser Kräfte den Schutz vor Krankheit vermindert;
- Ritual für die einem Mythos konforme Anwendung dieser Kräfte;
- ritualkonforme Maßnahmen werden von einer von sich selbst und vom Mythos felsenfest überzeugten Autoritätsperson ergriffen und das Resultat glaubwürdig prognostiziert;
- Glauben seitens des Behandelten und seines sozialen Umfelds an den Mythos und an die Autorität des Behandelnden;
- erlebte mythoskonforme Selbstsuggestion;
- Somatisierung der Wirkung des Mythos (Verkörperung der Selbstsuggestion; Nocebo- oder Placebo-/Sanaboeffekt).

Diese Elemente stärken den Placebo-/Sanaboeffekt, aber die eigentliche Wirkung von Hypnose liegt nicht in irgendwelchen geheimen, verborgenen Kräften, sondern erfolgt primär über die Selbststeuerung der Signalübertragung im Körper-Geist auf der mesoskopischen Ebene – siehe Kap. 3.

In der medizinischen Hypnose werden die Patienten professionell begleitet: je nach klinischem Ziel zu wohltuenden Erinnerungen (SDE 1) und zu heilenden Imaginationen (SDE 2 bis 6) – siehe Kap. „Bewusstseinsmedizin: Selbstheilung durch Vorstellungskraft“ in (Schmid 2025). In der medizinischen Hypnose wollen wir körperliches Leiden lindern, indem wir mit gesundheitsfördernden psychischen und mentalen Einflussfaktoren in Form von subjektiven Empfindungen, sog. Qualia, geistig arbeiten (Ebell und Schuckall 2004) – s. auch Kap. 2, Abschn. „Qualia“.

All dies mag in irgendeiner Art und Weise mit quantenphysikalischen Phänomenen im Körper-Geist,[13] vor allem im Gehirn, zusammenhängen: mit Sicherheit intrapersonell und evtl. sogar auch interpersonell (Schmid 2015d, e, f, 2016, 2017a, b, 2018a, b; Schmid und Dünki 2011, 2012).

Abgrenzung von der Pseudowissenschaft

Vom Phänomen der quantenphysikalischen Verschränkung wissen wir, dass zwei oder mehrere, sogenannte verschränkte Teilchen als Ergebnis des Messvorgangs jeweils bestimmte Quantenzustände gleichzeitig und unmittelbar zueinander ausrichten und dass diese „spukhafte Fernwirkung“ (Einstein et al. 1935) seit mehr als einem Jahrhundert immer wieder experimentell bestätigt wird (Eisenberg et al. 2004; Schaetz 2015; Zukowski et al. 1993). Ob während der medizinischen Hypnose so etwas wie eine heilvolle Verschränkung zwischen dem Therapeuten und dem Patienten stattfindet, lässt sich ernsthaft fragen. Solche Ideen wurden von zahlreichen Autoren aus den Bereichen Esoterik, Schamanismus, Spiritualität und Religion sowie von Vertretern der Komplementär- und Alternativmedizin (KAM) oft falsch interpretiert und missbraucht. Bei der Meinungsbildung erliegen wir vielen kognitiven Illusionen, vergleichbar mit optischen Täuschungen beim Sehen (Schneider 2021).

Im Kap. „Bewusstseinsmedizin: Selbstheilung durch Vorstellungskraft“, Abschn. „Das Profiheiler-Geschäftsmodell“ in (Schmid 2025) wurde der Begriff des autistisch-undisziplinierten Denkens eingeführt. Leider wimmelt es in der Literatur von unzähligen autistisch-undisziplinierten Argumenten zu Themen wie z. B. der „Quantenheilung“. In den letzten Jahren wurde von den verschiedensten Autoren sehr viel über den Zusammenhang zwischen Bewusstsein, Quantenphysik und Heilung behauptet, wobei das meiste eher fragwürdig ist. Demgegenüber sind die in diesem Buch vorliegenden Überlegungen naturwissenschaftlich nachvollziehbar und dort, wo es möglich war, empirisch überprüft.

In der Tat gibt es viele faszinierende Quantenphänomene wie das Unbestimmtheitsprinzip, die Welle-Teilchen-Zweieinigkeit, Verschränkung und vieles mehr. Diese Begriffe ermöglichen haarsträubende Metaphern, Vergleiche und Analogien zu alltäglichen Beobachtungen und Erfahrungen. Zum Beispiel habe ich selbst ein

[13] Wenn ich hier vom *Körper-Geist* schreibe, meine ich das, was man im Englischen als „mind-body“ bezeichnet, z. B. Körper-Geist-Medizin = „mind-body medicine“. Ich ziehe es vor, von „Bewusstseinsmedizin“ zu sprechen.

Buch geschrieben über eine verblüffende Analogie zwischen dem Verhalten der Zustände von quantenphysikalisch verschränkten Teilchen und dem von emotionell verbundenen Menschen unter bestimmten außergewöhnlichen Bedingungen, die ich das *Kl!ck-Phänomen* nenne (Schmid 2015d). Nichtsdestotrotz: Metaphern, Vergleiche und Analogien zwischen klassischen Beobachtungen und Eigenschaften der Quantenwelt liefern keinerlei harten Beweis dafür, dass die merkwürdigen klassischen Phänomene letztendlich quantenphysikalischen Ursprungs sind.

Es kann argumentiert werden, dass die Quantentheorie weniger komplexe und umfassendere Beschreibungen (axiomatische Grundlagen) des rationalen Denkens liefert als die auf der Bayes'schen Logik basierende Argumentation (Atmanspacher et al. 2020). In diesem Zusammenhang erwähne ich gerne eine Anekdote aus meiner klinischen Tätigkeit als Leiter der Forschung und Psychotherapie in einer schweizerischen staatlichen psychiatrischen Klinik:

> Ein psychotischer Physiklehrer wollte mit mir sprechen. Er hatte gehört, dass ich auch promovierter Quantenphysiker bin und hielt mich für die einzige Person in der Klinik, die qualifiziert war, mit ihm über Fragen des Geistes zu diskutieren. Im Laufe unserer Diskussion, u. a. über den Begriff der Realität, platzte er plötzlich in einem Moment der Erleuchtung mit folgender Bemerkung heraus:
>
> *„Herr Doktor Schmid, ja, Sie sind auch Physiker, oder? Dann sollten Sie wissen: Magie ist die Hypnose der Materie!“*

Bis heute finde ich diesen Spruch sehr geistreich und irgendwie auch stimmig. Stellen Sie sich vor, dass Sie einen Tisch allein durch das Zauberwort *Abrakadabra* zum Schweben bringen könnten! Wäre das Levitationsphänomen nicht so, als ob die Materie hypnotisiert würde?

Ich fand seinen Ausruf so tiefsinnig, dass ich ihn mit einer eigenen Offenbarung ergänzte:

> „Die Hypnose ist die Magie des Bewusstseins!“

Natürlich ist dieses Wortspiel nicht gerade eine prägnante Darstellung eines wissenschaftlichen Prinzips innerhalb einer Quantum-Mind-Hypothese, aber es kann dazu dienen, die Ideen vorzustellen, die ich in diesem Buch skizziere und die auch die Grundlage eines Workshops waren, den ich in den letzten Jahren auf verschiedenen Hypnosekongressen in Europa zusammen mit meinem Philosophenfreund, Veit Messmer, entwickelt und gehalten habe – s. Kap. 5, Abschn. „Fünf Klassen von hypnotherapeutischen Übungen“. So könnte man mit einem mythopoetischen Augenzwinkern behaupten:

> „In der Quantenwelt ist die Materie in Trance!“

Alles klar? Zugegeben, der Mensch ist anfällig für alle Arten von Wortspielen, Analogien, Täuschungen und Illusionen, aber dieser provozierende Satz basiert auf der Tatsache, dass fünf Eigenschaften der Quantentheorie einzigartig und zugleich von besonderer Relevanz für Hypnose sind. Diese Eigenschaften sind der Beziehung zwischen dem Beobachter und dem Objekt der Beobachtung innewohnend. Im Fall der Hypnose ist das Objekt der Beobachtung der Beobachter selbst: Körper und Geist. Ich werde auf dieses Thema im Kap. 5, Abschn. „Die Welt der Psychologie, insbesondere unter Hypnose, ist eine Quantenwelt: Fünf logische Analogien" zurückkommen.

Trotz aller Cartoons, Filme, Geschichten und Show-Hypnosen, die anderes glauben machen wollen, übt der Hypnotiseur keinerlei „Kraft" aus auf den Hypnotisanden. Praktisch jede Hypnose ist im Grunde eine Selbsthypnose, die mit Fremd- oder Selbstsuggestionen eingeleitet wird. Im Spezialfall der Selbsthypnose, wie auch im Fall der Selbstbeobachtung, sind Subjekt und Objekt vereinigt, und werden irgendwo im eigenen Körper mithilfe der Vorstellungskraft lokalisiert. Und – wie wir weiter unten noch sehen werden – so ist es auch mit den oben erwähnten Kl!ck-Phänomenen und der Quantenverschränkung. Beide Parteien sind bloß Empfänger von Informationen aus dem Quantenwahrscheinlichkeitsfeld.

Literatur

Gmelin E (1787) Ueber thierischen Magnetismus. In einem Brief an Herrn Geheimen Rath Hoffmann in Mainz. Jakob Friderich Heerbrandt, Tübingen

Schultz JH (1965) Hypnose-Technik: Praktische Anleitung zum Hypnotisieren für Ärzte (5. ed.). Gustav Fischer Verlag, Stuttgart

Schmid GB (2015d) Klick! Warum wir manchmal etwas wissen, das wir eigentlich nicht wissen können. Orell-Füssli, Zürich

Schmid GB (2015e) Quantenphysik und Hypnose: Was können wir von der Quantenphysik über die Hypnose lernen? (Quantum Physics and Hypnosis: What can we learn about Hypnsis from Quantum Physics). Deutsche Zeitschrift für zahnärztliche Hypnose DZzH accepted for publication

Schmid GB (2015f) Zur Entstehung des Bewusstseins: Hypothese zur Rolle von Gliazellen, verzweigten Nervenenden und Dendritenarmen (On the Origins of Consciousness: Hypothesis as to the Roll of Glia Cells, multi-branched Nerve Endings and Dendrites). Schweizerische Zeitschrift für GanzheitsMedizin. Swiss Journal of Integrative Medicine 27(1):50–54

von Matt, Peter (2019) Im Streit Der Fakultäten: Die Spaltung der Wissenschaften und die Gemeinsamkeit der Sprache. Vorgetragen am 16. Juni 2019 in der Universität Zürich anlässlich des Jubiläums „50 Jahre Staatsexamen in Medizin des Jahrgangs 1969".

Inhaltsverzeichnis

Über den Autor

Gary Bruno Schmid (Jahrgang 1946) wuchs als Kind deutsch-tschechischer Emigranten in den USA („Bloody Corner: 110th St. & Woodland Ave.", Cleveland, Ohio) auf. Als sog. Wunderkind übersprang er das 4. Schuljahr und wurde schon 14-jährig an der Western Reserve University angemeldet, nahm seine Anmeldung aber vor Studienbeginn zurück, aus Angst, von seinem sozialen Umfeld als „Freak" bezeichnet zu werden. 1964 Eintritt in die Medical School an der Western Reserve University. Bei großem Interesse an Mathematik 1968 Bachelor of Science (B. Sc.) in Mathematik. Im selben Jahr Beginn der Graduate School an der University of Arizona in Tucson mit Hauptfach Reaktorphysik. Als Fulbright-Stipendiat verbrachte er als Doktorand der Reaktorphysik ein Jahr (1970/1971) bei Prof. Dr. Gottfried Falk, Lehrstuhl für Mathematische Physik, Universität Friedericiana Karlsruhe, und am Kernforschungszentrum (KFK) in Karlsruhe (BRD). 1971, bei seiner Rückkehr an die University of Arizona in Tucson, Wechsel des Hauptfachs von Reaktorphysik zu Astrophysik. 1974 Scheidung von seiner ersten Frau, Dian Howe, und im selben Jahr Wechsel in die Atomphysik. Wegen seiner ausgezeichneten Leistungen wurde ihm die Masterarbeit erlassen, und er begann gleich mit der Dissertation.

1977 Promotion (Ph. D.). Von 1977–1980 Postdoc als Atomphysiker am Joint Institute for Laboratory Astrophysics (JILA) in Boulder, Colorado, sowie am Hahn-Meitner-Institut (HMI) in Berlin.

Von 1980–1985 wissenschaftlicher Mitarbeiter und Mitentwickler einer neuen Sprache der Physik basierend auf den mengenartigen physikalischen Größen (Energie, Entropie, Impuls, Information, Stoffmenge u. a.), wieder bei Prof. Dr. Gottfried Falk, jetzt Lehrstuhl für Didaktik der Physik, Universität Friedericiana Karlsruhe.

Das Interesse an medizinischer Forschung blieb über die Jahre bestehen und führte zu einer beruflichen Neuorientierung: 1988 Diplom als Analytischer Psychologe am C. G. Jung-Institut in Zürich (Schweiz) und seither eidgenössisch anerkannter Psychotherapeut ASP. (Seine Diplomarbeit ist erhältlich auf Englisch als Manuskript in der Zentralbibliothek Zürich: *The Roles of Knower & Known in the Sufism of Ibn 'Arabî, Analytical Psychology of C. G. Jung, Quantum Theory of John von Neumann: Concepts and Logic with Implications to the Phenomena of Psychogenic Death & Psychotherapy*).

Autor des Buchs *Tod durch Vorstellungskraft: Das Geheimnis psychogener Todesfälle* (2000, 2009), in dem Fakten und Anekdoten über den psychogenen Tod gesammelt, kritisch bewertet und mit neuen Daten zu den wissenschaftlichen Grundlagen unterlegt werden, und des Buchs *Biunity (İkilibirlik)* (2008), in dem das Gedankengut des Sûfî-Liebesmystikers Ibn 'Arabî (1165–1240) mit dem C. G. Jungs (1875–1961) und dem des Quantenmathematikers John von Neumann (1903–1957) verglichen und ein neuer Zugang zur Mind-Body-Problematik entwickelt wird.

Psychiatrische Forschung und klinische Arbeit mit Schwerpunkt Psychosen seit 1985 (Psychiatrische Universitätsklinik Zürich und Integrierte Psychiatrie Winterthur). Begründer der „Fantasietherapie", eine hypnotherapeutisch orientierte Gruppentherapie für akutpsychotische Patienten, zusammen mit seiner Frau, Dr. med. Annette Rausch, Ärztin für Psychiatrie und Psychotherapie. 2015 publizierte er zusammen mit seinen Kolleginnen, Rebecca Eisenhut und Kae Ito das Handbuch *Fantasietherapie: Die Realität in der Fantasie wiederfinden*. Im selben Jahr wurde sein Buch *Klick! Warum wir manchmal etwas wissen, das wir eigentlich nicht wissen können* veröffentlicht, das eine formal logische Analogie zwischen bestimmten synchronistischen Erlebnissen und dem Phänomen „Verschränkung" in der Quantenphysik aufzeigt. Im Springer-Verlag erschienen 2010 die 1. Auflage des Buches *Selbstheilung durch Vorstellungskraft* und 2018 *Selbstheilung stärken: Wie Sie durch Vorstellungskraft Ihre Gesundheit optimieren*, ein Handbuch zur SDE-Methode für Therapeuten und Patienten.

Seit 1988 psychotherapeutische Praxis in Zürich. Seit 1992 hypnotherapeutische Arbeit mit Schwerpunkt Psychosomatik, Infektions-, Immun- und Krebserkrankungen sowie chronische Schmerzen. Mitwirkung in der Ausbildung und Supervisor in der Schweizerischen Ärztegesellschaft für medizinische Hypnose (SMSH) (www.smsh.ch) mit Leitung einer Intervisionsgruppe für Ärzte in der Stadt Zürich. Zahlreiche wissenschaftliche Vorträge, Workshops und Fachpublikationen zu den Themen medizinische Hypnose, Bewusstseinswissenschaft (Mind-Body-Problem und Healing), psychogene Heilung und psychogener Tod, Psychose, Psychotherapie, Physik (Atomphysik, Chaostheorie, Didaktik der Physik u. a.).

Zahlreiche Gedichte mit Aufführungen auf Kleinkunstbühnen in den USA, Deutschland und der Schweiz (1977–1994) mit seiner damaligen Frau Marion Louise Wagner. Mit ihr hat er zwei Töchter: Marie-Hélène Talaya Schmid (*1983) und Cendrine Chandra Schmid (*1985). Inzwischen hat er noch drei Enkel von Cendrine: Mathilda Zora Schmid (*2011), Dejan Serafin Schmid (*2015) und Miro Jarim Schmid (*2016).

2019 Gründung der Firma Swiss NeuroCreations GmbH (Swiss NeuroChocolate: www.swiss-neurochocolate.ch) zusammen mit Frau Dr. med. Ursula Hanke, Fachärztin für Anästhesie FMH.

Von Marquis Who's Who mit dem Albert Nelson Marquis Lifetime Achievement Award als führende Persönlichkeit auf dem Gebiet der Psychotherapie und Hypnotherapie ausgezeichnet:

https://www.24-7pressrelease.com/press-release/465553/gary-bruno-schmid-phd-presented-with-the-albert-nelson-marquis-lifetime-achievement-award-by-marquis-whos-who.

Weltweit anerkannter klinischer Hypnotherapeut: https://www.whoishwho.com/worldwide-professionals/all-experts?name=Gary+Bruno+schmid&title=&language=&description=&location=&location_radius=100&location_lat=&location_lng=&bibliography=&qualifications_teachings_if_not_includ=&search=1&4e1df8422f-b894851481916894e41da6=1

Gary Bruno Schmid lebt mit seiner Familie in Zürich.

Abkürzungsverzeichnis

Anm. d. Verf.	Anmerkung des Verfassers
ANN	artificial neural net
ASW	Außersinnliche Wahrnehmung – siehe auch ESP
BWS	Bewusstsein
Ca	Kalzium
DIST-ANT	Distant Anticipation
DMILS	Distant Mentation In Living Systems – siehe auch FDILS
EDV	Elektronische Datenverarbeitung
EEG	Elektroenzephalografie/Elektroenzephalogramm
ESP	Extra Sensory Perception – siehe auch ASW
FDILS	Ferndenken in lebenden Systemen – siehe DMILS
FN	Fußnote
GHZ	Greenberger–Horne–Zeilinger
GoD	Globales okkultes Denken
HMI	Hahn-Meitner-Institut
Hz	Hertz (Anzahl Schwingungen oder Zyklen pro Sekunde)
ICD	International Classification of Diseases
JILA	Joint Institute for Laboratory Astrophysics
K	Kalium
N	Stickstoff
Na	Natrium
ORCH OR	orchestrierte objektive Reduktion
$QEG^{X}S$	Quanteneffektgröße für Teilchen X im Systems
SMSH	Societé medicale suisse d'hypnose/Schweizerische Ärztegesellschaft für medizinische Hypnose
SPV	Schweizer Psychotherapeutenverband (ASP: Association Suisse des Psychothérapeutes)
SUDEP	Sudden Unexpected Death in Epilepsy
UBW	Unbewusste

1 Der verborgene Beobachter

„Ein Weltbild, das den mentalen Apparat, mit dem wir die Welt wahrnehmen, nicht berücksichtigt, ist eine leere Abstraktion."

– Sigmund Freud (1856–1939), (Freud 1927, 1982, S. 189)

Der Mensch erfährt sich immer als ein Subjekt, das einer Welt von Objekten gegenübersteht (Jaspers 1919). Das Objekt kann auch sein eigener Körper sein oder sogar sein eigener Geist. Der verborgene Beobachter („hidden observer")[1] ist der Teil des Subjekts, der Gedanken, Gefühle, Sinnesempfindungen und Intuition in der Form von Bildern und Ideen (Qualia) wahrnimmt, die dem Verstand nicht bewusst zugänglich sind, aber bewusst gemacht werden können.[2]

Der englische Begriff „hidden observer" wurde erstmals von dem US-amerikanischen Psychologen E. R. Hilgard (1904–2001) in den 1970er-Jahren erwähnt. Der Begriff bezeichnet die Informationsquelle eines *„zugrunde liegenden, dissoziierten kognitiven Struktursystems"* („underlying, dissociated, cognitive, structural system") (Hilgard 1974, 1977). Bei experimentellen Untersuchungen erwies sich der Begriff als hilfreich für die Erklärung verschiedener hypnotischer Phänomene wie Schmerzanalgesie (Goldstein und Hilgard 1975; Hilgard und Hilgard 1975; Knox et al. 1974), automatisches Sprechen/Schreiben, Regression, posthypnotischen Suggestionen (Laurence und Perry 1981), posthypnotische Amnesie (Nadon et al. 1988) und Ich-Zustände („ego states")

---

[1] Hidden observer – versteckt oder verborgen? „Versteckt" impliziert nach meinem Verständnis eher einen aktiven Vorgang (jemand hat etwas versteckt), während bei dem Wort „verborgen" eher die passive Komponente betont wird: Etwas ist verborgen. Ich habe mich daher für den „verborgenen Beobachter" entschieden.

[2] Andere Autoren – siehe z. B. (Egger 2008) – differenzieren den Beobachter in einen objektiven, die Welt anhand von physiologischen Daten erfahrenden Beobachter und einen subjektiven Beobachter – ein die Welt anhand von Qualia erlebendes Subjekt. Dieses Subjekt entspricht dem, was ich hier den „verborgenen Beobachter" und der Mathematiker und Physiker Johann „John" von Neumann den *eigentlichen Beobachter* nennt – s. unter Abschn. „In der Physik".

G. B. Schmid, *Quantum-Mind-Hypothese*,
https://doi.org/10.1007/978-3-662-70831-6_1

(Lynn et al. 1994). Auch für die Deutung psychopathologischer Phänomene wie Dissoziation (Zamansky und Bartis 1985), multiple Persönlichkeiten (Hilgard 1984) und Traumatisierung (Lynn 2001; Lynn et al. 1994) kann der Begriff herangezogen werden.

Einerseits wird der *verborgene Beobachter* als ein echtes hypnotisches Phänomen verstanden (Laurence et al. 1983; Lynn et al. 1994; Watkins und Watkins 1997), wobei das Subjekt eine Art Ich-Zustand besitzt, als ein Teil des Selbst, der dem Bewusstsein verborgene innere Bilder und Ideen offenbart, als eine Art Homunkulus, der im Geist lauert und ein eigenständiges Leben im Schatten der bewussten Persönlichkeit und des Verstands führt; andererseits sei er nichts mehr als eine Metapher oder ein Hilfsbegriff für einen Artefakt im Labor (Spanos 1983; Spanos und Hewitt 1980). Psychoanalytiker differenzieren zwischen *primären Prozessen* („primary processes") im Traum-Ich und im verborgenen Beobachter unter Hypnose (Lynn 2001; Lynn et al. 1994; Mare et al. 1994; Pinnell et al. 1998; Spanos et al. 1985) – Stichwort: primär- und sekundärprozesshaftes Denken.

Um ein Gefühl für den Begriff „verborgener Beobachter" zu bekommen, tauchen Sie in folgende Situationen ein:

Im Kino

Sie sitzen im Kino und schauen einen spannenden Film. Die Szene ist höchst emotional: Sie weinen oder lachen oder haben furchtbare Angst. Ihre ganze Physiologie macht mit.

Da merken Sie bzw. Ihr verborgener Beobachter merkt, dass ein anderer Zuschauer irgendwo links von Ihnen aufgestanden ist und vorbei will. Sie stehen auf, lassen ihn durch, setzen sich wieder, nehmen Popcorn von Ihrem Partner und bleiben im Film.

Als der Film endet, kommen Sie langsam, aber sicher zurück in die alltägliche Welt, und vielleicht lässt Sie der verborgene Beobachter noch nach dem Störenfried Ausschau halten, aber vielmehr folgen Sie Ihrem Partner, um mit ihm nach Hause zu gehen.

In Trance

Sie befinden sich in Trance irgendwo in einem Schloss, mitten in einem runden Saal mit mehreren prunkvoll verzierten Türen aus edlem Holz. Hinter einer dieser Türen liegt die Antwort auf Ihre Frage. Sie müssen nur die richtige Tür öffnen und über die Schwelle in einen neuen Raum eintreten.

Da hören Sie bzw. Ihr verborgener Beobachter hört, dass das Telefon klingelt. Sie lassen es läuten und bleiben in Trance.

Sie rufen Ihr schamanisches Hilfstier. Es kommt. Sie folgen ihm. Eine Tür geht auf … *„Aha! Der Groschen ist gefallen"* und in Ihnen bricht ein kathartisches Schwitzen aus. So einfach, so klar ist die Antwort!

Sie prägen sich die Antwort ein, Sie kommen langsam, aber sicher zurück in die alltägliche Welt, und der verborgene Beobachter erinnert Sie an das Telefon.

Im Unterricht

Sie sitzen im Englischunterricht und der Lehrer sagt *„dog!"* Sie hören ihm aufmerksam zu. Der Englischlehrer zeigt auf ein Bild von einem Hund und wiederholt *„dog!"* Da stellen Sie bzw. Ihr verborgener Beobachter fest, dass *„dog"* ganz anders klingt als das Wort *„Hund"* und als das schon im Französischunterricht gelernte Wort für Hund *„chien"*, aber irgendwie erfassen Sie bzw. Ihr Gehirn, dass diese ganz verschieden klingenden Wörter sich auf ein und dasselbe reale Objekt im Bild beziehen.

Die physikalischen Signale, die dabei durch Ihre Ohren und Augen über die akustischen und optischen Nerven ins Gehirn weitergeleitet werden, ermöglichen Ihnen, das wahrgenommene – und bereits bekannte und mental gespeicherte – Objekt als *„Hund"* zu erkennen. Aber was ermöglicht Ihnen, das mit diesem Objekt assoziierte akustische Signal *„dog!"* durch die große Menge von Neuronen (= Nervenzellen) mit einer Unzahl von Axonen,[3] Nervenendungen, Synapsen[4] und Dendriten[5] zuverlässig so zu steuern, dass dieser Laut eindeutig mit dem deutschen *„Hund"* (statt *„Huhn"* oder dem englischen *„whom"*) und nicht mit einem anderen bereits gespeicherten Wort wie z. B. *„Docht"* oder *„dot"* assoziiert wird?

Sie bzw. Ihr verborgener Beobachter fügen das Wort *„dog"* zu Ihrem Englischwortschatz hinzu, kommen langsam, aber sicher zurück in die alltägliche Welt, und der verborgene Beobachter gibt Ihnen ein Gespür für die englische Sprache. Aber wie weiß Ihr Gehirn so genau, welche Kombination von Synapsen es benutzen und stärken soll, um gerade diesen visuell-akustisch-mentalen Zusammenhang: *„dog – Hund"* zu lernen? Es ist naheliegend, dass es im Gehirn ein psychophysiologisches Netzwerk von „verborgenen Beobachtern" gibt, in dem der jeweilige „verborgene Beobachter" an jeder Verzweigung (der Axone, Nervenendungen, Synapsen und Dendriten) entscheidet, wie die Signalleitung im Gehirn durch die Neurone mittels Fortpflanzung von Spannungsänderungen in Form von Aktionspotenzialen, den sogenannten *Spikes*, erfolgt – s. Kap. 3, Abschn. „Signalübertragung im Nervensystem". Diese Spikes, die die Information *„Hund"* irgendwie beinhalten, werden durch die verschiedenen Nerven mit ihren fast unzählbaren Nervenendigungen, Synapsen und Dendriten hindurch- bzw. weitergeleitet und verknüpfen so irgendwie den neuen (englischen) Laut und das Wort *„dog"* mit den bereits unter *„Hund"* abgelegten Informationen.

---

[3] Als Axon wird der Fortsatz einer Nervenzelle, der elektrische Nervenimpulse vom Zellkörper (Soma) weg leitet, bezeichnet. Die Einheit aus Axon und den ihm anliegenden Hüllstrukturen (Axolemm) nennt man Nervenfaser. Axonterminale (auch synaptische Boutons oder präsynaptische Endigungen genannt) sind die distalen Endpunkte der Äste eines Axons.

[4] Als Synapse wird die Kontaktstelle bzw. Verbindung zwischen einer Nervenzelle und einer anderen Zelle bezeichnet – einer Sinneszelle, Muskelzelle, Drüsenzelle oder einer anderen Nervenzelle – siehe www.duden.de/rechtsscreibung/Synapse – zugegriffen: 09.08.2025.

[5] Dendriten dienen der Aufnahme elektrischer Reize und ihrer Weiterleitung zum Soma (Zellkörper).

Diese Beispiele dienen als eine implizite Definition des Begriffs „verborgener Beobachter" – siehe auch die Fußnoten 1, 2 und 20.

Im nächsten Abschnitt werden diese Ideen aus der Perspektive der Physik weiterentwickelt; im Kap. 2 werden sie wieder aufgegriffen, wenn die Rolle des verborgenen Beobachters beim maschinellen Lernen (Machine Learning) diskutiert wird.

In der Physik

In der Physik, genauer in der Quantenphysik, spielt der Begriff *Beobachter* eine zentrale Rolle in seiner Verkörperung als Messinstrument, auch wenn er nicht als verborgen verstanden oder bezeichnet wird. In der klassischen Physik spielt der Begriff Beobachter keine Rolle, da stillschweigend angenommen wird, dass die objektive Welt vom Subjekt, das diese Welt bewusst wahrnimmt, unabhängig ist.

In der Quantenphysik muss eine Beobachtung bzw. eine Messung irgendwann irgendwo gemacht werden, damit ein „Ding" zum „Objekt" wird und das Objekt sich in einem bestimmten physikalischen Zustand einem Messinstrument (Beobachter) manifestiert (sog. Kollaps/Dekohärenz der Wellenfunktion Ψ – s. Kap. 5, Abschn. „Fünf besondere Eigenschaften der Materie in der Mikrowelt"). Die Messung kann direkt an der Anzeige des Instruments geortet werden oder irgendwo an der Oberfläche (Haut, Zunge, Trommelfell, Riechkolben, Retina) oder sogar innerhalb des Körpers (neuronales Netzwerk) des Menschen, der die Beobachtung macht. Sie kann auch irgendwo im Geist des Beobachters verborgen sein. So oder so muss das Resultat dasselbe bleiben.

Es ist zu betonen, dass die Beobachtung nicht unbedingt von einem bewussten Lebewesen gemacht werden muss, damit die Wellenfunktion Ψ – auch „Quantenwellenfunktion", „Quantenwahrscheinlichkeitsfeld" oder „Quantenwahrscheinlichkeitsamplitude" genannt – „kollabiert" – siehe Abschn. „Das Quantenwahrscheinlichkeitsfeld Ψ" im Kap. 8. Ansonsten hätte es vor der Evolution des allerersten bewussten Lebewesens[6] gar kein Universum gegeben und das Henne-oder-Ei-Paradox wäre hinfällig.

In diesem Kontext könnte man die Hypothese aufstellen, dass *das Bewusstsein dem Universum dazu dient, sich selbst kennenzulernen* – s. Kap. 2, Abschn. „Der (verborgene) Beobachter und das Doppelspaltexperiment" und Abschn. „Hinreichendes Kriterium für das Bewusstsein: Selbstreflexion". Bewusstsein ist also kein Ding, das man *haben* kann, sondern man *ist* (mehr oder weniger) bewusst: Genauso wie man (mehr oder weniger) intelligent *ist*, *hat* man keine Intelligenz im Sinne eines Dinges. Dasselbe gilt für die Wellenfunktion Ψ: Sie ist kein Ding oder Feld mit einer Energiedichte usw., sondern bloß ein mathematisches Konstrukt der Quantenphysik mit dessen Hilfe die Mikrowelt der Elementarteilchen, Atome und Moleküle (mehr oder weniger) verstanden werden kann.

[6]Ein sog. LUCA: Last Universal Common Ancestor; der letzte gemeinsame Vorfahre aller lebenden Pflanzen und Tiere/Menschen.

Auf jeden Fall stellt eine Beobachtung bzw. Messung letztendlich immer eine Wechselwirkung zwischen zwei ansonsten getrennten (bewussten oder unbewussten) Systemen dar: dem Ding und dem Beobachter, sodass aus den unendlich vielen Möglichkeiten des Seins eines Dinges sich dem Messinstrument bzw. dem Beobachter nur eine einzige Realität als Objekt manifestiert.

Wohlgemerkt haben wir auch hier eine Art: „Henne-oder-Ei-Paradox". Wie ich in (Schmid 2025), Kap. „Medizinische Hypnose: Das Werkzeug der Bewusstseinsmedizin" etwas spitzfindig schrieb: *„Die Henne ist die Erfindung des Eis, um sich selbst zu reproduzieren"*, könnten wir auch hier eine verzweifelte Lösung des Paradoxons im Sinne eines selbst gebastelten Quanten-Koans so verstehen: *„Das Bewusstsein ist die Erfindung des Universums, um sich selbst zu erkennen."* Oder: Die Erfindung der klassischen mechanischen Uhr entstand aus einem quantenphysikalischen Geist heraus, der erst durch seine Verkörperung zur Idee reifte, so etwas wie eine Uhr zu erfinden.

Zum besseren Verständnis überlegen wir einmal, was in der Natur bzw. bei ihrer Beobachtung passiert:

> *„… das Messen, bzw. der damit verknüpfte Vorgang der subjektiven Apperzeption (ist) eine gegenüber der physikalischen Umwelt neue, auf diese nicht zurückführbare Wesenheit"* (von Neumann 1932, S. 223).

Diese Wesenheit der subjektiven Apperzeption ist genau das, was wir Bewusstsein nennen. Das Bewusstsein bzw. der mit Bewusstsein ausgestattete Beobachter (Lebewesen) führt aus der physikalischen Umwelt hinaus:

> *„… oder richtiger: sie* [die Wesenheit, Anm. d. Verf.] *führt hinein, in das unkontrollierbare, weil von jedem Kontrollversuch schon vorausgesetzte, gedankliche Innenleben des Individuums (vgl. das w. u. zu Sagende). Trotzdem ist es aber eine für die naturwissenschaftliche Weltanschauung fundamentale Forderung, das sog. Prinzip vom psychophysikalischen Parallelismus, daß es möglich sein muß, den in Wahrheit außerphysikalischen Vorgang der subjektiven Apperzeption so zu beschreiben, als ob er in der physikalischen Welt stattfände – d. h. ihren Teilen physikalische Vorgänge in der objektiven Umwelt, im gewöhnlichen Raume, zuzuordnen. (Natürlich ergibt sich bei diesem Zuordnungsprozeß immer wieder die Notwendigkeit, diese Prozesse in solche Punkte zu lokalisieren, die im von unserem Körper eingenommenen Raumteile liegen. Dies ändert aber nichts an ihrer Zugehörigkeit zur Umwelt.)* (von Neumann 1932, S. 223)."

Den folgenden Zuordnungsprozess gibt es selbstverständlich auch in der Mind-Body-Medizin bzw. in der *Bewusstseinsmedizin* und in der medizinischen Hypnose:
Objektive physikalische Vorgänge in der Umwelt

⇒ Messgerät/Sinnesorgan
⇒ semiotische oder subjektive Wahrnehmungen in der Innenwelt einer Maschine bzw. eines Lebewesens.

Wie von Neumann auch betont (von Neumann 1932, S. 224),

> „*... besteht die Gefahr, daß das* Prinzip vom psychophysikalischen Parallelismus *verletzt ist, solange nicht gezeigt wird, daß die* Grenze *zwischen dem beobachteten System und dem* Beobachter *im w. o. angegebenen Sinne beliebig verschiebbar ist.*"

Es ist wichtig zu betonen, dass von Neumann hier von einem *eigentlichen* Beobachter schreibt und an anderer Stelle von einem ***wirklichen*** Beobachter:

> „*... insbesondere braucht der Beobachter in diesem Sinne keineswegs mit dem Körper des* ***wirklichen*** *Beobachters identifiziert zu werden – .... Daß diese Grenze* [wo die Beobachtung bzw. Messung stattfindet, Anm. des Verf.] *beliebig tief ins Innere des Körpers des* ***wirklichen*** *Beobachters verschoben werden kann, ist der Inhalt des Prinzips vom psychophysikalischen Parallelismus – dies ändert aber nichts daran, daß sie bei jeder Beschreibungsweise irgendwo gezogen werden muß, wenn dieselbe nicht leer laufen, d. h. wenn ein Vergleich mit der Erfahrung möglich sein soll. Denn die Erfahrung macht nur Aussagen von diesem Typus: ein Beobachter hat eine (subjektive) Wahrnehmung gemacht, und nie eine solche: eine physikalische Größe hat einen bestimmten Wert.* (von Neumann 1932, S. 224)."

Dieser Beobachter – der wirkliche – ist im Sinne des vorliegenden Buches der *verborgene* Beobachter bzw. das Subjekt. Das Messinstrument kann außerhalb des Körpers des Beobachters liegen, z. B. ein Thermometer, oder innerhalb seines Körpers, z. B. die Netzhaut – s. unter Abschn. „Das Prinzip vom psychophysikalischen Parallelismus". Das führt zu einer gewissen sprachlichen Konfusion, da wir im Alltag den Beobachter eindeutig mit dem Körper eines Menschen identifizieren und die Grenze zwischen einem Beobachter und dem Objekt seiner Beobachtung kaum weit außerhalb des menschlichen Körpers an einem Thermometer oder innerhalb in der synaptischen Konnektivität lokalisieren würden.

Die geniale Idee des Mathematikers und Physikers Johann „John" von Neumann besagt, dass wir die Welt immer dreiteilen müssen, um sie zu erkennen:

I. Das beobachtete Ding, d. h. das Objekt,
II. das Sinnesorgan oder Messgerät, dem ein menschlich bewusster Beobachter zugeordnet wird, der die Beobachtung bzw. Messung erst ermöglicht (von Neumann 1932, S. 224) und
III. der *eigentliche* bzw. *wirkliche* (verborgene) Beobachter, d. h. das Subjekt.

Aus der Perspektive des Beobachters liegt das physikalische Ding im Augenblick der Beobachtung als Objekt in einem wohldefinierten physikalischen Zustand jenseits des Ortes der Messung, das Subjekt (Beobachter) diesseits. Hauptsache ist, dass das Resultat der Messung, der Messwert, unabhängig davon ist, wo genau diese Grenze zwischen Subjekt und Objekt gezogen bzw. definiert wird. Dass die mathematischen Grundlagen der Quantenphysik an dieser Bedingung festhalten, hat Johann von Neumann im letzten Kap. „Der Meßprozeß" seines bahnbrechenden Werks *Mathematische Grundlagen der Quantenmechanik* (von Neumann 1932, S. 222–237) gezeigt.

Jede Beobachtung einer im weitesten Sinne als physikalische Größe zu verstehenden Gegebenheit[7] ist eine Art Messung der Natur, und das Messinstrument (II) ist *der Ort, wo die eigentliche Messung stattfindet*, d. h., wo die Wahrnehmung definiert wird, nämlich die Grenze zwischen Subjekt und Objekt. Wegen der grundlegenden Bedeutsamkeit der Rolle des Teils II in dieser Dreiteilung der Welt habe ich die Grenze zwischen dem *Objekt* und dem *Subjekt* – zwischen *Außen* und *Innen*, zwischen *Körper* und *Geist*, zwischen dem *Erkannten* und dem *Erkennenden* – das *Von-Neumann-Erkenntnisfenster* getauft. Damit wird die Unterscheidung an der Grenze zwischen „objektiver Welt" und „subjektiver Welt" zu einer Bestimmung des Von-Neumann-Erkenntnisfensters.

Das Von-Neumann-Erkenntnisfenster und die Subjekt-Objekt-Zweieinigkeit des Bewusstseins

In diesem Kapitel gehen wir den Fragen nach:

- Wo liegt die Grenze zwischen dem Erkannten und dem Erkennenden, die notwendig ist, damit Erkenntnis überhaupt zustande kommen kann?
- Wo liegt die Grenze, die Schranke, zwischen Außen und Innen, zwischen Körper und Geist?

In diesen Überlegungen ist der Begriff der Zweieinigkeit zentral.

Zweieinigkeit

Baruch Spinoza (1632–1677) hat bereits vor mehr als 300 Jahren eine Art - oder Leib-Seele-Identitätstheorie aufgestellt. Im Geist seines Menschenbilds – siehe (Nadler 2023) – entwickelten sich im Laufe der Jahrhunderte Theorien der organismischen Einheit bzw. der Körper-Geist-Einheit („organic-unity-theory" oder „body-mind-unity-theory"), auf dem das erweiterte biopsychosoziale Modell aufbaut (Egger 2008). Diese und sämtliche verwandten Theorien können mithilfe des Konzepts der Zweieinigkeit besser verstanden werden.

[7] An dieser Stelle möchte ich meinem Freund und Physiker, Professor Dr. Rudolf Füchslin, für folgende Bemerkung danken: „*Eine Beobachtung ist nur dann mit einer physikalischen Messung in Verbindung zu bringen, wenn sich diese Beobachtung auf eine im weitesten Sinne physikalische Größe bezieht. Du sprichst hier vom bewussten Beobachter. Wenn ich die Bahn eines Teilchens oder den Wert einer Temperatur oder so irgendetwas beobachte, dann ist die Situation klar. Es stellt sich schon die Frage, ob jede Beobachtung eines bewussten Subjekts eine physikalische Messung impliziert oder ob es Beobachtungen gibt, welche in gewissem Sinne Epiphänomene einer Beobachtung physikalischer Tatsachen darstellen. Wenn ich eine Landschaft betrachte und dabei feststelle, dass die Sonne tief steht, basiert diese Beobachtung auf einer physikalischen Messung. Die nachgelagerte Beobachtung der resultierenden Stimmung ist nicht mehr zwingend eine Messung.*" (Diese „*nachgelagerte Beobachtung*" ist das, was Bewusstseinswissenschaftler „Qualia" nennen. Qualia sind in der Tat keine Beobachtungen im physikalischen Sinne).

Der Begriff *Zweieinigkeit* entspricht dem Begriff „biunity" im Englischen. Das Compact Edition of the Oxford English Dictionary definiert „biunity" als: *„Eine Einheit oder ein Ganzes aus zwei Gliedern oder Teilen."* („A unity or oneness of two members or parts." (Oxford University Press 1971, S. 887)).

Eine einfache Münze ist eine treffende Metapher, um den Begriff der *Zweieinigkeit* und das *Von-Neumann-Erkenntnisfenster* zu illustrieren:

> Es gibt keine Münze ohne *Kopf* und *Zahl*. Die Begriffe *Münze, Kopf* und *Zahl* bedingen sich gegenseitig. Und es ist völlig beliebig, wo auf der Kante einer Münze man entscheidet, dass *Kopf* anfängt und *Zahl* aufhört, genau in der Mitte oder einen millionstel Millimeter weg von Avers oder Revers, das Ding bleibt eine Münze, *Kopf* bleibt *Kopf* und *Zahl* bleibt *Zahl*.

Eine etwas raffiniertere Metapher für die Zweieinigkeit ist die Möbiusschleife. Benannt nach August Ferdinand Möbius (1790–1868), Mathematiker und Astronom aus Leipzig, kann das Konstrukt so beschrieben werden: ein zweiseitiges Band, das durch Drehen der einen Seite um 180° und anschließendes Zusammenfügen beider Enden zu einem Objekt mit nur noch einer Seite wird.[8]

Eine Zweieinigkeit stellt eine einzigartige gedankliche Verbindung zwischen zwei verschiedenen Ideen dar – siehe auch die Diskussion zum Begriff „Zweieinigkeit" im Kap. „Das Psychogene", Abschn. „Ausblick: Selbstheilung und das Leben per se" in (Schmid 2025). In den westlichen Sprachen manifestiert sich ein solches Verbindungsprinzip in sogenannten *korrelativen Begriffen* („correlative terms"):

> „In vielen Fällen erlauben zwei vom Sinn her völlig diametrale Ideen eine dritte, dazwischenliegende oder neutrale Idee, die zu beiden den gleichen Abstand hat; die alle durch entsprechende definitive Terme ausgedrückt werden können[9] (Kirkpatrick 1988, S. xxii)."

Beispiele: Anfang, Mitte, Ende – Außenwölbung, Flachheit, Höhlung – Erkennender, Erkenntnis, Erkannte – Identität, Gegensatz, Widerspruch – Körper, Mensch, Geist – Liebender, Liebe, Geliebte – Unzulänglichkeit, Hinlänglichkeit, Überflüssigkeit – Vergangenheit, Gegenwart, Zukunft u. a. m.

Somit besteht eine Zweieinigkeit aus einer Menge von drei korrelativen Begriffen, wobei jeder Begriff alleine sowohl notwendig als auch hinreichend für die Existenz der anderen zwei Begriffe ist – siehe (Schmid 1988, 2008a).

In diesem Zusammenhang ist es interessant, andere semantische Dyaden zu betrachten, d. h. Ausdrücke für den Zustand oder das Sein, die aus zwei Teilen bestehen. Zum Beispiel haben wir im Vergleich zur Zweieinigkeit die Begriffe „Polarität" und „Dualismus".

---

[8] Der Göttinger Mathematiker und Physiker Johann Benedict Listing (1808–1882) beschrieb das Gebilde unabhängig von Möbius im selben Jahr 1858.

[9] Englischer Originaltext: *„In many cases, two ideas which are completely opposed to each other, admit of an intermediate or neutral idea, equidistant from both; all these being expressible by corresponding definite terms."*

Das Oxford English Dictionary definiert Polarität („polarity“) im allgemeinen Sinne als:

> „Die Eigenschaft, entgegengesetzte oder gegensätzliche Eigenschaften oder Kräfte in entgegengesetzten oder gegensätzlichen Richtungen aufzuweisen; der Besitz von zwei Punkten, die Pole genannt werden und entgegengesetzte Eigenschaften oder Tendenzen haben (Oxford 1971, S. 1063, Def. 2b).“

Beispiele von solchen Polen sind in der Biologie *Mann* und *Frau* oder *positive Ladung* und *negative Ladung* in der Physik. Diese Pole sind grundverschieden, aber sie stehen im semantischen Raum nicht alleine: Sie sind komplementär und keiner von beiden kann ohne den anderen existieren. Zusammengenommen bilden sie eine begriffliche Ganzheit. Können wir einen dritten verbindenden, der Aufmerksamkeit entschwundenen Faktor erkennen, entpuppt sich das Gegensatzpaar auf einmal als Zweieinigkeit. (Für einen nennenswerten Beitrag zur Erklärung des Geist-Materie-Problems aus der Perspektive der Polarität siehe (Atmanspacher 2003)). So verbindet der Begriff „Geschlecht“ „Mann“ und „Frau“ zu einer Art Zweieinigkeit; ähnlich verhält es sich mit „positiver Ladung“ und „negativer Ladung“ – der verbindende Begriff ist die „Elektrizität“, somit ebenfalls eine Art Zweieinigkeit. Wenn wir aber von Polen reden, liegt die Betonung, der semantische Fokus, fast ausschließlich auf der Zweisamkeit der Pole und kaum auf einem dritten bindenden Faktor wie Geschlecht oder Elektrizität.

Ein weiterer dyadischer Begriff ist der „Dualismus“ („dualism“), der u. a. im Sinne von zwei entgegengesetzten Prinzipien benutzt wird (Oxford 1971, S. 696, 3b), die immerwährend miteinander konkurrieren wie Gott und der Teufel oder Batman und Penguin Man. Verglichen mit Zweieinigkeit und Polarität drückt er ein absolut trennendes Prinzip aus: Die beiden Gegensatzpartner liegen im immerwährenden Streit bis Kampf miteinander, dessen Ziel ein Sieger ist: entweder Gott oder der Teufel, entweder Batman oder Penguin Man usw. Bei der Polarität stehen die Pole keineswegs in Konkurrenz zueinander, sodass es z. B. letztendlich nur Männer oder nur Frauen in der Welt geben sollte oder nur positive oder nur negative Ladungen.

Nach Ansicht der Philosophin Charlotte Casiraghi (*1986) und des Philosophen Robert Maggiori (*1947) hat der Dualismus zwischen Körper und Geist, der Jahrtausende die Philosophie prägte, fließende Grenzen und lässt sich als „Archipel des Erlebten“ charakterisieren (Casiraghi und Maggiori 2019). Diese fließenden Grenzen lassen sich am ehesten mithilfe des Begriffs *Zweieinigkeit* verstehen.

Im Vergleich zu den Begriffen *Polarität* und *Dualismus* impliziert der Begriff der *Zweieinigkeit* eine Menge von drei – und nicht nur zwei – Dingen: zwei Entitäten plus die notwendige Beziehung zwischen ihnen. Mit anderen Worten, eine Zweieinigkeit ist

> „… ein verbindendes Prinzip, das die beiden Entitäten miteinander in Beziehung setzt und ihre getrennten Qualitäten zu einer dritten Entität zusammenführt, die sozusagen aus ihrer Vereinigung hervorgeht (Ibn ‘ArabI 1980, S. 139).“

Diese dritte Einheit ist die Zweieinigkeit selbst. Im Allgemeinen können wir jede derartige Beziehung (physisch, logisch, semantisch usw.) oder jedes Paar von Konzepten oder Entitäten, die in dieser Weise miteinander verbunden sind, als Zweieinigkeit bezeichnen, was zu einer weiteren Möglichkeit führt, dieses Konzept zu definieren:

> „Eine Zweieinigkeit ist eine Beziehung zwischen zwei Entitäten, die so beschaffen ist, dass die Beziehung selbst die beiden miteinander verbundenen Entitäten voraussetzt, so wie jede Entität für sich sowohl die andere Entität als auch die Beziehung zwischen ihnen voraussetzt (Schmid 1988, S. 61)."[10]

Der Begriff „Liebe" zum Beispiel bedingt die Existenz von einem „Liebenden" wie auch einer „Geliebten" genauso wie der Begriff „Liebender" oder der Begriff „Geliebte" sowohl notwendig als auch hinreichend für die Existenz des Begriffs „Liebe" und „Geliebte" bzw. „Liebender" sind.

So wie David Hume (1711–1776) *„… wichtige Rückschlüsse auf den Zustand der Gesellschaft bei den alten Römern aus bestimmten Mängeln gezogen hat, die er in der lateinischen Sprache entdeckte"*[11] (Kirkpatrick 1988, S. xxii), lässt sich zum Stand der Wissenschaften in unseren westlichen Sprachen eine Überbetonung von Konzepten wie Polarität und Dualismus konstatieren. Diese operieren jeweils mit zwei entgegengesetzten, sich *gegenseitig tendenziell ausschließenden* Eigenschaften, wie gut und böse, oder mit Entitäten, wie Gott und der Teufel, wobei ein verbindendes Konzept vernachlässigt wird bis fehlt.

In Bezug auf das Körper-Geist-Problem, in den Bewusstseinswissenschaften und in der medizinischen Forschung (Goodman 1991; Markl 2005; Meyer 1987) geht es aber gerade um die Verbindung zwischen dem Körper und dem Geist, die dieser Begriff „Zweieinigkeit" ausdrückt. In Anbetracht der hier dargelegten Argumente wäre es auch in der Physik angemessener, von einer Welle-Teilchen-Zweieinigkeit statt von einem Welle-Teilchen-Dualismus zu sprechen.

Fazit: „Dualismus", „Polarität" und „Zweieinigkeit" bezeichnen Konzepte, in denen die Beziehungen der einzelnen Elemente zueinander unterschiedlich gewichtet werden: Es geht um widersprüchliche oder um sich ergänzende oder um sich miteinander verbindende Dyaden.

Die Vertrautheit mit dem Begriff „Zweieinigkeit" bietet der Zweieinigkeit als Metapher die Möglichkeit, Undurchsichtigem den Anschein des Begreifbaren zu verleihen.

[10] Ich habe an anderer Stelle den Begriff *Körper-Geist-Zweieinigkeit* schon ausführlich diskutiert. Insbesondere habe ich die Unterschiede und Gemeinsamkeiten der Begriffe *Polarität, Dualismus, Gegensatz* und *Zweieinigkeit* beleuchtet: im Kap. 5 *Biunity*, S. 59–74, und im Addendum *The Concept of Biunity*, S. 279–289 (Schmid 1988); in *The Mind-Brain Biunity* (Schmid 2005a, S. 17); in *The Mind-Body Biunity* (Schmid 2008a, S. 123); in Abschn. *Gegensätze* (Schmid 2009, S. 176–188); in Abschn. *Die Mind-Body Schnittstelle* (Schmid 2010, S. 78–80).

[11] Englischer Originaltext: *„… had drawn important inferences with regard to the state of society among the ancient Romans, from certain deficiencies which he remarked in the Latin language."*

Das Prinzip vom psychophysikalischen Parallelismus

Irgendwann, irgendwo muss aus einer naturphilosophischen Perspektive eine Beobachtung gemacht werden, damit – nach der Quantenphysik, siehe Kap. 8 – ein Ding zum Objekt wird und das Sein des Objekts sich in einem bestimmten physikalischen Zustand manifestiert.

Die genaue Ortung, wo diese Grenze zwischen dem Subjekt und dem beobachteten Ding, d. h. dem Objekt, liegt, hat keinen Einfluss auf die immanenten Eigenschaften (die physikalischen Größen wie z. B. Quantenzahlen) des Objekts (von Neumann 1932, S. 224):

> „Die Grenze zwischen beiden ist weitgehend willkürlich ..."

Und wie bereits im vorherigen Abschnitt erwähnt, sei hier noch einmal betont, dass diese Grenze ist ***beliebig verschiebbar*** ist (von Neumann 1932, S. 224):

> „*Daß diese* Grenze **beliebig** [Fettungen durch den Verf.] *tief ins Innere des Körpers des wirklichen Beobachters* **verschoben** *werden kann, ist der Inhalt des Prinzips vom psychophysikalischen Parallelismus*[12] *– dies ändert aber nichts daran, daß sie bei jeder Beschreibungsweise* **irgendwo** *gezogen werden muß, wenn dieselbe nicht leer laufen, d. h. wenn ein Vergleich mit der Erfahrung möglich sein soll. Denn die Erfahrung macht nur Aussagen von diesem Typus: ein* Beobachter *hat eine bestimmte (subjektive) Wahrnehmung gemacht, und nie eine solche: eine physikalische Größe hat einen bestimmten Wert.*"

Dass diese Grenze zwischen Subjekt und Objekt sogar innerhalb des menschlichen Körpers liegen kann, bedeutet, dass der Mensch selbst eine *Zweieinigkeit* ist, bestehend aus Subjekt und Objekt zugleich. Mit anderen Worten: Stehen Subjekt und Objekt zueinander in Beziehung wie die zwei Seiten ein und derselben Medaille – „ich = Kopf"/„du = Zahl" –, so ist es nicht ein für alle Mal zu bestimmen, wo die Trennlinie zwischen Kopf und Zahl bzw. zwischen „ich" und „du" genau verläuft, denn sie verschiebt sich immer wieder. Aber sie muss immer wieder gezogen werden. Die Entscheidung, wo man die Grenze zieht, ändert nichts an der Tatsache, dass es sich um *eine* Medaille (Kopf und Zahl) handelt.

Fazit: Damit etwas objektiv beobachtet und diese Beobachtung subjektiv erlebt werden kann, muss irgendwo im Zwischenraum zwischen Objekt (dem beobachteten Ding) und Subjekt eine Grenze definiert werden. Das objektiv Manifeste (Quantia) bleibt bestehen, unabhängig davon wo genau die Grenze zwischen dem Subjekt

---

[12] Der Begriff *psychophysikalischer Parallelismus* beschreibt die Verbindung zwischen den mathematischen Strukturen, die von den aktuellen und angestrebten Theorien der Quantenphysik beschrieben werden, und den bewussten Erfahrungen, die jeder von uns macht. Wir erleben die mathematische Struktur nicht direkt, aber wir erleben das Gefühl, dass unsere Theorien einer solchen Struktur uns helfen könnten, unsere Erfahrungen besser zu verstehen – siehe (Page 2001).

bzw. den subjektiven Erfahrungen (Qualia) und dem Objekt verläuft. Einfaches Beispiel: Schließen Sie Ihre Augen und tippen Sie mit einem Ihrer Finger auf die Dinge auf Ihrem Schreibtisch. Danach nehmen Sie sich einen Stift, schließen abermals die Augen und wiederholen die Übung: Diesmal berühren Sie die Dinge auf Ihrem Schreibtisch mit der Spitze des Kugelschreibers. Im zweiten Fall haben Sie ihren Körper sozusagen „verlängert", d. h. das haptische *Von-Neumann-Erkenntnisfenster* ein paar Zentimeter von der eigenen Hand weiter weg verschoben, und trotzdem bleibt auf Ihrem Schreibtisch alles beim Alten. In diesem Beispiel hat sich aber Ihr subjektives Erleben (Qualia) deutlich verändert: statt verschiedene Dinge haptisch wahrzunehmen, halten und spüren Sie immer denselben Stift zwischen den Fingern.

Wie es die mathematischen und empirischen Grundlagen der Quantenphysik verlangen, besteht die Realität allemal aus dem Erkannten (dem Objekt – dem beobachteten Ding), dem Erkennenden (dem Subjekt einschließlich verborgenem Beobachter) und der Erkenntnis eines umfassenden, sich selbst erkennenden Bewusstseins, das irgendwo an einer beliebigen Schnittstelle die Realität wahrnimmt, wo dichotome[13] Fragen gestellt und durch die Messapparatur evozierte Antworten (Bits) experimentell registriert werden können. Unter Zuhilfenahme der Ideen von Neumanns verstehe ich Subjekt und Objekt bzw. Geist und Materie/Körper als eine Zweieinigkeit, die wir Bewusstsein nennen.

Eine experimentelle Anordnung oder unser eigener Sinnesapparat, die bzw. der die bewusste Beobachtung des Messprozesses ermöglicht, definiert die psychophysikalische Grenze (das Von-Neumann-Erkenntnisfenster) zwischen Subjekt (der psychologischen Welt) und Objekt (der physikalischen Welt), an der die Beobachtung tatsächlich stattfindet und hinter der der Beobachter als Subjekt verborgen ist. Das Messgerät/Sinnesorgan, dessen Festlegung zum Kollaps/Dekohärenz des Quantenwahrscheinlichkeitsfeldes Ψ führt – s. unter Kap. 5, Abschn. „Fünf besondere Eigenschaften der Materie in der Mikrowelt" –, verbindet die menschliche Wahrnehmung mit der physischen Welt. Die Perspektive, dass die Wellenfunktion Ψ per se diese Verbindung bietet, wurde über die Jahre in der Literatur vielmals diskutiert – siehe z. B. (Snyder 1995).

Man kann hier zu Recht einwenden, dass die Annahme unbefriedigend ist, Erkenntnis sei immer durch ein Zusammenspiel zwischen einem erkennenden Subjekt *hier* und einem erkannten Objekt *dort* bedingt, insbesondere da wir kein gutes Verständnis vom Raum oder dem Erkenntnisfenster zwischen dem Subjekt und dem Objekt haben können – siehe z. B. (Barad 2007). Aber so ein Raum bzw. so ein Erkenntnisfenster dazwischen ist irgendwie immer da und muss überbrückt werden, auch wenn wir uns selbst als Subjekt und zugleich auch als ein Teil der Natur als Objekt wahrnehmen.

Zum besseren Verständnis betrachten wir die Ich-Du-Achse einer alltäglichen Beobachtung: der Messung der Körpertemperatur.

> „Aber *einerlei, wie weit wir rechnen: bis ans Quecksilbergefäß, bis an die Skala des Thermometers, bis an die Retina, oder bis ins Gehirn, einmal müssen wir sagen: und dies wird vom Beobachter wahrgenommen. Das heißt, wir müssen die Welt immer in zwei Teile teilen, der eine ist das beobachtete System, der andere der Beobachter.*"

[13] Dichotom: existent oder nicht existent? Wahr oder falsch? Wertvoll oder nicht wertvoll? Dringlich oder nicht dringlich? Ja oder nein? Eins (1) oder Null (0)? usw.

Letztendlich, wie bereits im Abschn. „In der Physik“ erwähnt, geht von Neumann von einer Dreiteilung aus, die er auf S. 224 beschreibt:

> *„Um dies zu diskutieren, teilen wir die Welt in drei Teile I, II, III ein, I sei das eigentlich beobachtete System, II das Meßinstrument, III der eigentliche Beobacher.“*

Bei dieser Dreiteilung bleibt er bis zum Schluss des letzten, des VI. Kapitels „Der Meßprozeß“, seines Buches.

> *„In der ersteren können wir alle physikalischen Prozesse (prinzipiell wenigstens) beliebig genau verfolgen, in der letzteren ist dies sinnlos. Die Grenze zwischen beiden ist weitgehend willkürlich, ... insbesondere braucht* ***der Beobachter in diesem Sinne*** [Fettungen durch den Verf.] *keineswegs mit dem Körper des* ***wirklichen Beobachters*** *identifiziert zu werden – rechneten wir doch im obigen Beispiel einmal sogar das Thermometer dazu, während das andere Mal seine Augen und Nervenbahnen nicht dazugerechnet wurden* (von Neumann 1932, S. 223–224).“

> *„Auf ein einfaches Beispiel einer Temperaturmessung wäre diese Auffassung etwa so anzuwenden“:*

(1) Objekt | Thermometer | Subjekt.[14]

> *„Es werde eine Temperatur gemessen. Wenn wir wollen, können wir diesen Vorgang rechnerisch so weit verfolgen, bis wir die Temperatur der Umgebung des Quecksilberbehälters des Thermometers haben, und dann sagen: diese Temperatur wird vom Thermometer gemessen. Wir können aber die Rechnung weiterführen und aus den molekular-kinetisch erklärbaren Eigenschaften des Quecksilbers seine Erwärmung, Ausdehnung und die resultierende Länge des Quecksilberfadens errechnen, und dann sagen: Diese Länge wird vom* Beobachter *gesehen* (von Neumann 1932, S. 223).“

Hier ist das Thermometer das Ding der Beobachtung, das Objekt, und der Hausarzt ist das Subjekt, der Beobachter. Der Hausarzt (Teil III) würde behaupten, dass seine Wahrnehmung der Körpertemperatur des Patienten (Teil I) das Ablesen der Zahl dort auf dem Niveau des *Meniskus*[15] *der Quecksilbersäule des Thermometers* (Teil II) ist: „Körpertemperatur = 37,0°C“. Der Körper des Patienten, dessen Temperatur gemessen wird, ist jenseits des Quecksilber-Thermometers. Das Messinstrument ist das Quecksilber-Thermometer im Mund des Patienten. Für den Hausarzt wäre das der Ort des Von-Neumann-Erkenntnisfensters. Der Hausarzt, also der Beobachter oder das Subjekt, wird diesseits des Quecksilber-Thermometers lokalisiert und lässt sich mit der Metapher einer Babuschka-Puppe beschreiben.[16] Schematisch betrachtet wird der Beobachter bzw. sein Körper durch die äußerste Babuschka-Puppe dargestellt. (Der eigentliche Beobachter – der Homunkulus – ist irgendwo tief drinnen verborgen).

[14] Der Bereich zwischen den zwei vertikalen Strichen | ... | bezeichnet das Von-Neumann-Erkenntnisfenster.

[15] Nach außen oder innen gebogene Oberfläche (Begrenzung) einer Flüssigkeit in einem engen Rohr.

[16] Hier denke ich auch an den Spruch: *„Es war einmal ein Mann, der hatt' ein hohlen Zahn, und in dem Zahn war ein Kistchen, und in dem Kistchen lag ein Zettel, und auf dem Zettel stand: Es war einmal ein Mann ...“*

Der nächste logische Schritt ist der erste, bei dem die Beobachtung bzw. Messung an der Grenze des Körpers des Beobachters lokalisiert wird.

(2) Objekt einschließlich Thermometer | Netzhaut | Subjekt.

„Noch weitergehend könnten wir seine Lichtquelle mit in Betracht ziehend, die Reflexion der Lichtquanten am undurchsichtigen Quecksilberfaden und den Weg der übrigen Lichtquanten in sein Auge ermitteln, sodann deren Brechung in der Linse und das Entstehen eines Bildes auf der Retina, und erst dann würden wir sagen: dieses Bild wird von der Retina des Beobachters registriert (von Neumann 1932, S. 223)."

Ein Augenarzt würde behaupten, dass die Wahrnehmung der Körpertemperatur des Patienten durch den Hausarzt auf der *Netzhaut* der Augen des Hausarztes stattfindet (Thaheld 2008). Das wäre für den Augenarzt der Ort des Von-Neumann-Erkenntnisfensters (Teil II). Die objektive Welt (Teil I) liegt nun jenseits der *Netzhaut* des Hausarztes und die subjektive Welt (Teil III) diesseits. Schematisch betrachtet findet diese Wahrnehmung an der Oberfläche der zweiten Babuschka-Puppe (Teil III) von außen statt.

(3) Objekt einschließlich Thermometer und Netzhaut | Sehnerven samt Okzipitallappen | Subjekt.

„Und wären unsere physiologischen Kenntnisse genauer als sie es heute sind, so könnten wir noch weiter gehen, die chemischen Reaktionen verfolgen, die dieses Bild an der Retina, in der Nervenbahn und im Gehirn verursacht, und erst am Ende sagen: diese chemischen Veränderungen seiner Gehirnzellen apperzipiert der Beobachter (von Neumann 1932, S. 223)."

Ein Neurologe würde behaupten, dass die Wahrnehmung der Körpertemperatur des Patienten durch den Hausarzt die neuronale Aktivität ist, die von dem Abbild auf der Netzhaut in den Sehnerven des Hausarztes, die seine Retina mit seinem Gehirn *(Okzipitallappen)* verbinden, initiiert wurde. Das wäre für den Neurologen der Ort des Von-Neumann-Erkenntnisfensters (Teil II). Die objektive Welt (Teil I) liegt nun jenseits des *optischen Nervennetzwerks* des Hausarztes und die subjektive Welt (Teil III) diesseits. Schematisch betrachtet wird diese Wahrnehmung durch die dritte Babuschka-Puppe (Teil III) von außen dargestellt.

(4) Objekt einschließlich Thermometer, Netzhaut und Sehnerven samt Okzipitallappen | synaptische Konnektivität | Subjekt.

Ein Psychiater würde behaupten, dass die bewusste Wahrnehmung der Körpertemperatur des Patienten durch den Hausarzt in der Übertragung der Neurotransmitter in den *Synapsen* im Gehirn liegt, die durch die erwähnte Aktivität im Okzipitallappen freigesetzt wurden. Das wäre für den Psychiater der Ort des Von-Neumann-Erkenntnisfensters (Teil II). Die objektive Welt (Teil I) liegt nun jenseits der *synaptischen Konnektivität* im Gehirn des Hausarztes und die subjektive Welt (Teil III) diesseits. Schematisch betrachtet wird diese Wahrnehmung durch die vierte Babuschka-Puppe (Teil III) von außen dargestellt.

(5) Objekt einschließlich Thermometer, Netzhaut, Sehnerven samt Okzipitallappen und synaptische Konnektivität | Ich | Subjekt.

Ein Psychologe würde an dieser Stelle den Begriff „Ich" hinzufügen und behaupten, dass die Wahrnehmung der Körpertemperatur des Patienten durch den Hausarzt eher bewusst in einem *Ich-Zustand* („ego state") liegt – das ist die wechselseitige Konnektivität der erwähnten Neurotransmitter in den Synapsen. Das wäre für den Psychologen der Ort des Von-Neumann-Erkenntnisfensters (Teil II). Die objektive Welt (Teil I) liegt nun irgendwo „jenseits" des *Ich-Zustands* des Hausarztes und die subjektive Welt (Teil III) irgendwo „diesseits". Schematisch betrachtet wird diese Wahrnehmung durch die fünfte Babuschka-Puppe (Teil III) von außen dargestellt.

(6) Objekt einschließlich Thermometer, Netzhaut, Sehnerven samt Okzipitallappen, synaptischer Konnektivität und dem Ich | Selbst | Subjekt.

Ein Tiefenpsychologe würde an dieser Stelle noch den Begriff „Selbst" hinzufügen und behaupten, dass die Wahrnehmung der Körpertemperatur des Patienten durch den Hausarzt eher unbewusst im *Selbst* des Hausarztes liegt. Das wäre für den Tiefenpsychologen der Ort des Von-Neumann-Erkenntnisfensters (Teil II). Die objektive Welt (Teil I) liegt nun irgendwo „jenseits" des *Selbst* des Hausarztes und die subjektive Welt (Teil III) irgendwo „diesseits" seines *Selbst*. Schematisch betrachtet wird diese Wahrnehmung durch die sechste Babuschka-Puppe (Teil III) von außen dargestellt.

(7) Objekt einschließlich Thermometer, Netzhaut, Sehnerven samt Okzipitallappen, synaptischer Konnektivität, Ich und Selbst | verborgener Beobachter | Subjekt.

Ein Hypnotherapeut würde an dieser Stelle noch den Begriff „verborgener Beobachter" hinzufügen und behaupten, dass die Wahrnehmung der Körpertemperatur des Patienten durch den Hausarzt im (ersten) grundsätzlich unbewussten *verborgenen Beobachter* liegt, vor einer unendlichen Reihe von weiteren, noch tiefer verborgenen Beobachtern. Das wäre für den Hypnotherapeuten der Ort des Von-Neumann-Erkenntnisfensters (Teil II). Die objektive Welt (Teil I) liegt nun irgendwo „jenseits" dieses *verborgenen Beobachters* und die subjektive Welt (Teil III) irgendwo „diesseits" dieses *verborgenen Beobachters*, tief in seinem Innern. Schematisch betrachtet wird diese Wahrnehmung durch die siebte Babuschka-Puppe (Teil III) von außen dargestellt.

(8 etc.) Objekt einschließlich Thermometer, Netzhaut, Sehnerven samt Okzipitallappen, synaptischer Konnektivität, Ich, Selbst, (ersten) verborgener Beobachter | … Homunkulus … | Subjekt-Ebene.

Unabhängig davon, wo das Von-Neumann-Erkenntnisfenster „| **…** |" bzw. die Wahrnehmung (Teil II) geortet wird bzw. stattfindet und wo der Beobachter (das Subjekt) hinter dem Erkenntnisfenster verborgen ist, wird das Resultat, in unserem Beispiel „Körpertemperatur = 37,0°C", immer dasselbe sein: Das ist das, was das „Prinzip vom psychophysikalischen Parallelismus" aussagt. Auf dieser Basis habe ich die Idee des Bewusstseins als eine *Subjekt-Objekt-Zweieinigkeit* eingeführt und weiterentwickelt (siehe Kap. „Das Psychogene" in (Schmid 2025) und (Schmid 1988, 2008a, 2008b, 2009, 2015)).

In der obigen Darstellung können wir die Regression substanziell bis zu den Neurotransmittern verfolgen, dann hört es beim gegenwärtigen physikalisch-chemischen Wissensstand auf. Hier kommt die Psychologie mit Konzepten wie „das Ich", „das Selbst", „der verborgene Beobachter" bis zu einem „Homunkulus" zum Zug, die eine weitere Regression ermöglichen. Ich überlasse es der Fantasie meiner Leser, für sich selbst herauszufinden, wie es weitergehen könnte.

Hier steht der (letzte) „verborgene Beobachter" als metaphorischer Repräsentant für das Ursubjekt im Sinne von „das Subjekt an sich" oder vom „Homunkulus", der aus einer asymptotisch konvergierenden Regression von unendlich vielen inneren verborgenen Beobachtern hervorgeht: 1. verborgener Beobachter, 2. verborgener Beobachter, 3. verborgener Beobachter, …, n-ter verborgener Beobachter etc. ad infinitum – s. unter Abschn. „Reflexionen zur unendlichen Regression des verborgenen Beobachters".

Diese ungewöhnliche Perspektive könnte man auf die Frage anwenden: *„Wo höre ‚ich' auf zu existieren und wo fängst ‚du' an?"* Um diese Frage diagrammatisch anzugehen, unterscheiden wir, wie oben erklärt, stets drei Bereiche:

- Den Bereich, der das *Du* darstellt und wie im obigen Beispiel mit dem Körper des Patienten (Objekt) beginnt (Teil I). Dieser umfasst die objektive Welt der Dinge, die persönlich und kognitiv als Objekt im Sinne von „du", „ihr" oder „es" aufgefasst werden.
- Den Bereich, der den Ort des Von-Neumann-Erkenntnisfensters symbolisiert: Das ist der Ort der Objektivierung bzw. der Ort der Messung bzw. der Ort der Wahrnehmung (Teil II).
- Den Bereich, der die subjektive Welt des Hausarztes, die persönlich und kognitiv als Subjekt im Sinne von „Ich" oder „Ego" aufgefasst wird und (wie im obigen Beispiel) mit dem Körper des Subjekts beginnt (Teil III) und schrittweise über die Netzhaut, die Sehnerven samt Okzipitallappen, die synaptische Konnektivität usw. weiter nach innen verschoben wird.

Solch eine Reihe von Beobachtungsorten wird der Klarheit halber nochmals schematisch im Sinne einer unendlichen Regression (**…** | **…** | **…**) dargestellt, wobei

- Teil I (*du* – das ist die objektive Welt außerhalb des Ortes, an dem die subjektive Person des Hausarztes geortet wird) liegt vor dem ersten vertikalen Strich **…** |.
- Teil II (Objektivierung/Messung/Wahrnehmung/Von-Neumann-Erkenntnisfenster) liegt zwischen den zwei vertikalen Strichen | **…** |. In diesem Beispiel ist es die Grenze zwischen der Außenwelt und der Innenwelt des Hausarztes, an der die Temperatur des Patienten geortet bzw. festgestellt wird.
- Teil III (*ich* – das ist die subjektive Welt des Hausarztes) liegt nach dem zweiten vertikalen Strich | **…**

Der Bereich zwischen zwei dicken Klammern 【 … 】 im folgenden Schema bezeichnet den ausschließlich psychologischen Bereich, der sich jeglicher physikalischen Messung entzieht. Etwas gewagt vertrete ich hier die Meinung, dass der klassische bewusste Ich-Zustand mithilfe der synaptischen Konnektivität mehr oder weniger objektiv erfasst werden kann.

Verfolgen wir nochmals den Beobachtungsprozess bei der Temperaturmessung eines Patienten durch den Hausarzt:

(1) Das Licht wird reflektiert vom Meniskus der Quecksilbersäule des Thermometers im Körper eines Menschen:
Du bzw. der Körper des Patienten | **das vom Meniskus der Quecksilbersäule des Thermometers reflektierte Licht** | *Ich*[17] einschließlich Netzhaut, Sehnerven samt Okzipitallappen, synaptischer Konnektivität und 【 dem Selbst[18] 【 dem verborgenen Beobachter[19] 【 ???[20] 】 】 】 des Hausarztes.
(2) Das Licht geht weiter durch die Hornhaut und den Glaskörper des Arztes und produziert ein Abbild auf der Netzhaut in den Augen des Hausarztes:
Du bzw. der Körper des Patienten einschließlich des vom Meniskus der Quecksilbersäule des Thermometers reflektierten Lichts | **Netzhaut des Hausarztes** | *Ich* einschließlich Sehnerven samt Okzipitallappen, synaptischer Konnektivität und 【 dem Selbst 【 dem verborgenen Beobachter 【??? 】 】 】 des Hausarztes.
(3) Die Aktivierung der Netzhaut wird gebündelt und weitergeleitet von den Sehnerven in die Okzipitallappen hinter den Augen des Hausarztes:

[17] Das Ich stellt das Bewusstsein dar.

[18] Das Selbst stellt das persönliche Unbewusste dar.

[19] Der verborgene Beobachter stellt das 'âlam al-mithâl des arabischen Liebesmystikers Muhyī d-Dīn Ibn 'Arabi (1165–1240) dar (Corbin 1981, S. 225; Schmid 1988). 'âlam al-mithâl bedeutet aus dem Arabischen übersetzt so viel wie „die Welt der Ähnlichkeiten", auch Alam al-Khayal genannt, „die Welt der Vorstellung", wo die geistigen Dinge der spirituellen Welt als Vorstellungen verkörpert und die körperlichen Dinge der physischen Welt als Vorstellungen vergeistigt werden (s. Kap. 7, Abschn. „Zweieinigkeit und die Zwischenwelt 'âlam al-mithâl (Imaginatrix)").

[20] Es lässt sich spekulieren, ob hier das sog. *kollektive Unbewusste* von C. G. Jung liegt; das *wir* vertreten durch die sog. Archetypen (Jung 1957; van Eenwyk 1991), die unabhängig von der Rasse, von der Kultur, vom geografischen Ort oder von der historischen Zeitepoche sind. Siehe auch an dieser Stelle die Idee des „Sozialhirns" (Dunbar 2009; Meloni 2014).

Du bzw. der Körper des Patienten einschließlich des vom Meniskus der Quecksilbersäule des Thermometers reflektierten Lichts und der Netzhaut des Hausarztes | **Sehnerven samt Okzipitallappen** | *Ich* einschließlich synaptischer Konnektivität und 【 des Selbst 【 des verborgenen Beobachters 【??? 】 】 】 des Hausarztes.

(4) Die Konnektivität zwischen den optischen Zentren und den anderen Hirnarealen wird in den Synapsen des Gehirns des Hausarztes aufgebaut:
Du bzw. der Körper des Patienten einschließlich des vom Meniskus der Quecksilbersäule des Thermometers reflektierten Lichts, der Netzhaut und Sehnerven samt Okzipitallappen des Hausarztes | **Synaptische Konnektivität** | 【 *Ich* einschließlich 【 des Selbst 【 des verborgenen Beobachters 【??? 】 】 】 】 des Hausarztes.

ACHTUNG! Ab dem nächsten Punkt gibt es einen Paradigmenwechsel: *Betrachtung* und *Messung* werden gleichgesetzt. Das klassische bewusste Ich ist nun das sich selbst bewusst wahrnehmende Ich im Sinne eines *Ich-Zustands* („ego state") bzw. einer *Teilpersönlichkeit* oder eines *Komplexes* im Sinne der analytischen Psychologie C. G. Jungs, d. h. eine Konnektivität von synaptischen Verbindungen,[21] die zu einer Konstellation von Gedanken, Gefühlen, Sinneswahrnehmungen und Intuitionen führt, welche die Persönlichkeit einer Person ausmachen. Aber das eigentliche *Ich* des Subjekts entzieht sich jeglicher physikalischen Messung und liegt grundsätzlich im Unbewussten.

(5) Die bewussten psychodynamischen Prozesse finden in den Ich-Zuständen des Hausarztes statt:
Du bzw. der Körper des Patienten einschließlich des vom Meniskus der Quecksilbersäule des Thermometers reflektierten Lichts, der Netzhaut, Sehnerven samt Okzipitallappen und synaptischen Konnektivität des Hausarztes 【 | ***Ich*** | einschließlich 【 des Selbst 【 des verborgenen Beobachters 【??? 】 】 】 】 des Hausarztes.

Im nächsten Punkt verlegen wir die Wahrnehmung ins unbewusste Selbst, und das *Ich* des Subjekts resultiert aus einer asymptotisch konvergierenden Regression von unendlich vielen inneren verborgenen Beobachtern. Hier in der Psyche finden Selbstreflexion und Introspektion statt.

---

[21] Diese synaptischen Verbindungen bilden unter sich mehrere sog. kortikale Karten: Ist die an der Synapse initiierte Aktivität stark genug, werden Teilchen (Neurotransmitter) ausgeschüttet, die in den Synapsenspalt eindringen und über ihn hinweg das nächste Neuron erreichen; fließt die energetische Aktivität weiter von Neuron zu Neuron, entsteht ein anhaltendes Aktionspotenzial, das ein neuronales Muster erzeugt (Kress und Mennerick 2009). Durch dieses Muster neuronalen Feuerns entsteht ein Informationsbezirk, der in einen Gedanken übersetzt wird, der dann in unserem Bewusstsein auftaucht (Segev et al. 2016) – s. Kap. 1, Abschn. „Im Unterricht" und Kap. 3, Abschn. „Signalübertragung im Nervensystem".

(6) Die unbewussten Vorgänge laufen im Selbst des Hausarztes ab:
Du bzw. der Körper des Patienten einschließlich des vom Meniskus der Quecksilbersäule des Thermometers reflektierten Lichts, der Netzhaut, Sehnerven samt Okzipitallappen, synaptischen Konnektivität und des 【*Ich* einschließlich des 【 | **Selbst** | 【 des verborgenen Beobachters 【 ??? 】 】 】 】 des Hausarztes.

Einen Punkt weiter verlegen wir die Wahrnehmung in den ersten verborgenen Beobachter der oben erwähnten Reihe einer asymptotisch konvergierenden Regression von weiteren unendlich vielen inneren verborgenen Beobachtern. Hier findet die Informationsverarbeitung im psychischen Zustand der hypnotischen Trance statt.

(7) Der (erste) verborgene Beobachter des Hausarztes steht während einer Trance allein auf der Bühne der Wahrnehmung:
Du bzw. der Körper des Patienten einschließlich Meniskus der Quecksilbersäule des Thermometers, Netzhaut, Sehnerven samt Okzipitallappen, synaptischen Konnektivität, des 【Ich einschließlich des 【 Selbst | 【 **des verborgenen Beobachters** | 【 ??? 】 】 】 】 des Hausarztes.
(8) usw.

Man sieht, wie mehr und mehr *Geist* vom *Körper* in Anspruch genommen werden kann oder umgekehrt.

Nach wie vor sind viele Fragen offen. Um nur zwei zu nennen: Welche psychophysischen Programme und Strukturen leisten die Übersetzungsarbeit in der Leib-Seele-Einheit und was genau passiert eigentlich bei Krankheit im Gehirn? Nichtsdestotrotz kommt die Forschung den neuroimmunologischen Verbindungen zwischen Körper und Gehirn immer näher (Mohanta et al. 2022). Das Gehirn empfängt immer Signale aus dem in die Umwelt eingebetteten Körper, führt sie mit psychischen Prozessen zusammen und sendet seinerseits dauernd Nervenimpulse in das physiologische Geschehen im Organismus, der wiederum sein Verhalten an die Umwelt anpasst bzw. diese verändert und an sich anpasst.

Reflexionen zur unendlichen Regression des verborgenen Beobachters

Wichtige, dem *Bewusstsein* untergeordnete Begriffe sind *Ich* und *Selbst.* Wie können wir diese verstehen?

Etwas salopp könnte man sagen: Das Ich bzw. das Ego ist der erste innere Beobachter, dem das eigene Verhalten bewusst ist. Das Selbst ist sodann die erste Instanz des Unbewussten, das sog. persönliche Unbewusste, und die Regression geht begrifflich weiter über das sog. kollektive Unbewusste bis hin zu einem innersten Beobachter, sozusagen dem Homunkulus, der aus dem asymptotischen Bewusstsein einer unendlichen, konvergierenden Regression von verborgenen, inneren Ich-Beobachtern hervorgeht, dem Ich völlig unbewusst.

Dieser Homunkulus ist die Verwirklichung seiner eigenen Selbstidentität aus der Konvergenz, ähnlich der Entstehung der Zahl „1" aus einer unendlichen, asymptotisch konvergierenden Regression von Zahlen:

$$1 = (1/2) + (1/2)^2 + (1/2)^3 + \ldots$$

In Analogie zu selbst organisierenden dynamischen Prozessen ist der Homunkulus so etwas wie das Fraktalbild auf dem Bildschirm einer Videokamera, das sich selbst durch das Auge der auf den Bildschirm gerichteten Kamera beobachtet und somit aus der unendlich konvergierenden Rekursivität der Selbstbeobachtung (Droste-Effekt) emergiert. Ich habe diese Art einer unendlichen, asymptotisch konvergierenden Regression schon oben mithilfe der Metapher einer Babuschka-Puppe angedeutet. Dieser Prozess in der Natur wird als rekursiv konvergierende Steigerung bis zur Bewusstwerdung der Natur durch sich selbst verstanden.[22] Und genau wie zwei identische, jeweils auf sich selbst gerichtete Videokameras trotz ihrer physischen Gleichheit zwei unterschiedliche Fraktalbilder entstehen lassen, ist das Ich wie das Selbst sogar eineiiger Zwillinge keineswegs identisch.

Aber haben Tiere, z. B. ein Affe oder eine Maus, ein Ich? Ein Selbst? Einen Homunkulus? Ein Bewusstsein? Oder eine Amöbe, eine Bakterie oder ein Virus? Und eine Pflanze? Oder ein Stein? Oder gar die Erde als Ganzes? Und wie verhält es sich mit der künstlichen Intelligenz – s. Kap. 2, Abschn. „Notwendige Kriterien für das Bewusstsein: Intelligenz und Lernfähigkeit"? Jedenfalls spiele ich mit dem Gedanken, dass jedes Lebewesen eine Art Bewusstsein hat, wie schon mehrmals in (Schmid 2025) angedeutet.

Wie verhält es sich mit dieser unendlichen Regression bei einer Schizophrenie? Ein schizophren erkrankter Mensch hat Schwierigkeiten, die Grenze zwischen sich und der Umwelt eindeutig zu ziehen (sog. Ich-Störungen). Er kann das Erleben seines Ich und das Erleben seiner Umwelt nur schwerlich auseinanderhalten (Beeinträchtigung der Ich-Demarkation (Scharfetter 1995)), sein Bewusstsein verschmilzt mit dem seiner Umwelt. (Oszillation zwischen Symbiose mit und Separation von seiner Umwelt (Peciccia und Benedetti 1996)). Er kann den kollektiven, psychosozialen Kontext nicht mehr als getrennt von sich erkennen und verhält sich, als wäre die Umwelt ein Teil von ihm. Handelt es sich hier um eine Ich-Störung bzw. hat das Ich einen Fehler? Oder ist das Selbst gestört? Oder ist es eine Homunkulus-Störung im erläuterten rekursiven Informationsverarbeitungssinn?

Wie können wir die Organisation des Gehirns verstehen, wenn sich bis heute das Ich oder das Selbst (wie ein Regisseur oder eine Kommandozentrale) nicht lokalisieren lässt? Soweit wir wissen, resultiert die zeitliche und räumliche Entfaltung der Kognition aus den dynamischen Wechselwirkungen zwischen mehreren neuronalen

[22] In diesem Sinne hat der Philosoph Friedrich Wilhelm Joseph Schelling (1775–1854) einst gesagt: *„Die Natur schlägt im Menschen ihre Augen auf und bemerkt, dass sie da ist."* Schon im Gedankengut des arabischen Liebesmystikers Muhyī d-Dīn Ibn ʿArabī (1165–1240) findet sich diese Idee und im Abendland auch in den Schriften von Johann Wolfgang von Goethe (1749–1832). In neuerer Zeit hat sich Rüdiger Safranski (*01.01.1945) in seinem Buch *Im Naturganzen ist der Geist am Werk* damit beschäftigt (siehe auch (Schmid 1988)).

Aggregaten im Gehirn und sie kann von den unterschiedlichsten Orten aus initiiert werden – Stichwort: Konnektivität (siehe z. B. (Hebb 1949)). Dasselbe gilt für die Selbstorganisation der Immunabwehr.

Trotz der Komplexität dieser und ähnlicher Überlegungen und Spekulationen zum Körper-Geist-Problem kann die Grundidee dieser unendlichen Regression des verborgenen Beobachters symbolisch einfach zusammengefasst werden:

Das erkannte Objekt */du/ihr/es* | Von-Neumann-Erkenntnisfenster | das erkennende Subjekt */ich/wir …*

Der Begriff „Erkenntnis" bedingt somit die Existenz von sowohl einem erkennenden Subjekt wie auch einem erkannten Objekt.

Die Körper-Geist-Zweieinigkeit (Mind-Body-Biunity)

Erkennende(r), Erkanntes und Erkenntnis sind immer in ein und demselben Bewusstseinsprozess eng miteinander verknüpft. Die Auffassung des Bewusstseins als Zweieinigkeit von Subjekt und Objekt passt genau zur Idee der Zweieinigkeit („biunity") bzw. des psychophysikalischen Parallelismus von Johann von Neumann. Mit anderen Worten: Erkennende(r), Erkanntes und Erkenntnis sind immer mit ein und demselben Seinsprozess eng verknüpft. Erkenntnis (Bewusstsein) stellt eine Zweieinigkeit vom Erkennendem (Subjekt) und Erkanntem (Objekt) dar.

Laut dem philosophischen *Repräsentalismus* besteht Erkenntnis aus Konzepten und Theorien, die reale Dinge darstellen, aber nicht mit den Dingen verknüpft sind.[23] Aus der diametral entgegengesetzten Perspektive des *Naturalismus*[24] besteht Erkenntnis aus der Begegnung mit den realen Dingen an sich. Anhand des Begriffs „Zweieinigkeit" könnte man das Erkannte der physischen und die Erkenntnis der geistigen Welt zuordnen, wobei der Erkennende eine Art „Erkenntnisfenster" zwischen diesen zwei Welten darstellt (siehe Kap. 7, Abschn. „Zweieinigkeit und die Zwischenwelt 'âlam al-mithâl (Imaginatrix)").

In diesem Sinne ermöglicht das Bewusstsein eine Art Koevolution des Erkennenden mit dem Erkannten und umgekehrt, nicht ungleich dem kulturellen „Mem" („cultural meme") des Philosophen Daniel C. Dennett (*1942), das eine Art Koevolution zwischen dem menschlichen Geist („mind") und dem menschlichen Verhalten ermöglicht (Dennett 1991, 2017), siehe auch (Jones 2017).

Wie ein Fenster, das mittels Lichtsignalen einem Zuschauer Informationen über ein Objekt auf der anderen Seite des Fensters ermöglicht, vermittelt Bewusstsein einem Subjekt Informationen über ein Objekt und auch dann, wenn das Subjekt sich

[23] Auf Englisch ist der Begriff Repräsentalismus auch als *Representative Realism* oder *Indirect Realism* oder *Epistemological Dualism* oder *The Representative Theory of Perception* bekannt. Es gibt auch eine andere Definition von Repräsentalismus: die idealistische Lehre, dass alles Sein Vorstellung ist (Eisler 1904, S. 268).

[24] Naturalismus: Natur-Standpunkt, Auffassung, Wertung der Natur als das Ursprüngliche, allein Seiende, als die Mutter, die Urquelle allen Geschehens, auch des geistigen (metaphysischer Naturalismus) (Eisler 1904, S. 715–717).

selbst als Objekt nimmt und diese Information letztendlich – irgendwann, irgendwo, irgendwie – leer ist („no-mind state").

Ausklang Kap. 1

Schon in (Schmid 2025), Kap. „Das Psychogene", Abschn. „Ausblick: Selbstheilung und das Leben per se", habe ich argumentiert, dass ein lebendes System per se eine Körper-Geist-Zweieinigkeit ist:

- Ohne den lebendigen Körper („Leib") hört der Geist („Wesen") bzw. die entsprechende Informationsverarbeitung im lebenden System auf zu existieren und das Leben erlischt bzw. das System stirbt.
- Ohne den Geist zerfällt der Körper und das Leben erlischt bzw. der Organismus stirbt.
- Ohne das Leben verwest der Körper und der Geist verschwindet.

Fazit

Das Leben ist eine dynamische, sich selbst organisierende, sich immerwährend aufrechterhaltende, zirkuläre Rekursivität zwischen informationsverarbeitenden und diese verkörpernden, strukturellen Prozessen in steter Wechselwirkung mit der Umwelt. In dem Maß, wie dieses triadische Gebilde informationsverarbeitende Repräsentanzen von seiner eigenen Existenz macht, spreche ich von Bewusstsein.

Wie kommt nun solch ein Aggregat wie ein Lebewesen zustande? Kann man ein Lebewesen mithilfe der mathematischen Logik der klassischen Physik verstehen oder braucht es hier die Quantenphysik?

Jedenfalls stehen Körper und Geist immer zueinander wie die zwei Seiten einer Medaille: „Kopf" und „Zahl", und diese Medaille ist der Mensch (Schmid 2009, S. 184–188; s. auch oben Abschn. *„Zweieinigkeit"*). Wo genau die Grenzlinie (Teil II) an der Kante der Medaille gezogen wird und wo genau sie den Bereich oberhalb dieser Linie als „Kopf" definiert, d. h. als „Geist" (Teil III), und unterhalb dieser Linie als „Zahl", d. h. als „Körper" (Teil I), darüber können wir streiten: Schulmediziner tendieren dazu, diese Linie ganz oben zu ziehen, sodass mehr „Medaille" im unteren (Teil I) als im oberen Bereich liegt, und, im Extremfall, der „Geist" bloß ein Epiphänomen des „Körpers" ist. Esoteriker/Komplementärmediziner hingegen ziehen diese Linie eher ganz unten, sodass mehr „Münze" im oberen (Teil III) als im unteren Bereich liegt, und der „Körper" bloß ein Epiphänomen des „Geistes" ist. Im Einklang mit dem Quantenphysiker Johann von Neumann und seinem „Prinzip vom psychophysikalischen Parallelismus" sage ich:

> Kinder, streitet euch ruhig, mir ist es egal, wo ihr diese Grenze zieht, da wir die Welt immer in drei Teile teilen müssen. Der eine Teil ist das beobachtete System, der andere der Beobachter und zwischen beiden liegt der Bereich des Messapparats/Bewusstseins bzw. des Erkenntnisfensters. Im ersteren können wir alle physikalischen Prozesse (prinzipiell wenigs-

tens) beliebig genau verfolgen, im zweiten ist es sinnlos. Die Grenze – dieses Erkenntnisfenster – zwischen dem beobachteten System, dem Körper, und dem Beobachter, dem Geist, ist beliebig, d. h. weitgehend willkürlich verschiebbar. Das Erkenntnisfenster kann beliebig tief ins Innere des Körpers des Beobachters verschoben werden – unabhängig vom Weltbild muss es irgendwo lokalisiert werden, wenn eine Messung möglich sein soll. Dabei wird nur die Beschreibungsweise, die Deutung, aber nie das Resultat, die Tatsache verändert!

Nehmen wir zum Beispiel Stress. Stress entsteht immer aus dem gefühlsbetonten Unterschied, d. h. der Spannung zwischen dem Film „da draußen, objektiv in der Welt“ (dem Objekt) und dem Film „da drinnen, subjektiv im Geist“ (dem Subjekt). Auf ein- und derselben Leinwand (Bewusstsein) spielen gleichzeitig zwei verschiedene Filme: Das stresst![25]

Wenn ein Löwe mir nachjagt, spielen sich gleichzeitig der Film (Teil I): „*Ein Löwe in meiner Nähe auf der Savanne hat Hunger und will mich fressen!*“ und der Film (Teil III): „*Ich will nicht sein Futter sein!*“ auf der Leinwand (Teil II) in meinem Kopfkino ab. Während der Löwe mich jagt, schaut der in meinem Körper verborgene Beobachter die zwei widersprüchlichen Filme verzweifelt an und versucht zu verhindern, dass er (bzw. ich) im Magen des Löwen landet (das hieße Teil III *und* Teil II verschwinden in Teil I bzw. der Unterschied zwischen den drei Teilen kollabiert). Je nachdem, wer schneller rennt, wird auf der Leinwand (Teil II) der Abstand zwischen dem Löwen und mir kleiner oder größer werden. Wenn die Aufmerksamkeit des verborgenen Beobachters zu sehr nach außen fokussiert ist, sodass er nur noch auf den Löwen schaut, um ihn bzw. die Gefahr besser einzuschätzen, wird mein Körper vermutlich langsamer laufen, bis er sich im Extremfall vor lauter Angst nicht mehr bewegen kann und der verborgene Beobachter und ich bzw. mein Körper im Magen des Löwen gelandet sind. Dann sind die drei Teile ineinander kollabiert und die Vorführung ist zu Ende. Mit anderen Worten: Je mehr sich der verborgene Beobachter auf die äußerste physische Grenze des Löwen, vor dem er flieht, konzentriert, desto eher wird die Vorführung für ihn ein böses Ende nehmen.

Aber vielleicht kehrt sich die Aufmerksamkeit des verborgenen Beobachters eher nach innen und er erinnert sich beim Anblick des Löwen, dass „*ich als Kind in der Schule jeden Sprint gewann*“, und nimmt seine Beine unter die Arme, oder er lässt Flügel wachsen oder … der Überlebensstrategien sind viele. Der Stress des verborgenen Beobachters im gejagten Menschen wird erst dann weichen, wenn der Unterschied zwischen dem inneren und dem äußeren Film endlich verschwindet: „*Der Löwe findet mich nicht!*“ und „*Ich bin in Sicherheit!*“.

Psychogene Phänomene wie der psychogene Tod (Schmid 2009) und die psychogene Heilung (Schmid 2025) lassen sich mithilfe von Begriffen wie „verborgener Beobachter“ und „Zweieinigkeit“ leicht umschreiben. Nehmen wir als Beispiel Tod durch Liebeskummer: Liebe ist – wie gerade gesagt – eine Zweieinigkeit zwischen der liebenden und der geliebten Person. In dem Maß, wie ein Mensch sein Lebensprinzip – sein eigenes Herz sozusagen – in seine Partnerin bzw. in seinen Partner

[25] Hier haben wir die Erkenntnis des Films als Zweieinigkeit zwischen dem Zuschauer (dem Erkennenden) und dem Film (dem Erkannten). Die Leinwand im Kino dient normalerweise als Erkenntnisfenster, aber sie kann psychophysikalisch auf irgendeine Ebene zwischen der Innen- und der Außenwelt verschoben werden, wie in diesem Kapitel am Beispiel des Thermometers erläutert (s. unter Abschn. „Das Prinzip vom psychophysikalischen Parallelismus).

(das Objekt) hineinprojiziert und dort fest verankert, erlebt er sich (das Subjekt) als potenziell leblos, sobald die Liebesbeziehung zu Ende geht bzw. sein(e) Partner(in) sich von ihm entfernt, z. B. stirbt und keine Fasern des Herzens mehr im Zwischenraum (im Bewusstsein) vorhanden sind: Das Bewusstsein implodiert und wir haben das gebrochene Herzsyndrom (Takotsubo-Kardiomyopathie – siehe (Schmid 2009)). Das Herz zerbricht und er/sie gibt den Geist auf (oder Ähnliches): Das beobachtende Subjekt samt seinem Lebensprinzip „vereinigt" sich im Grab zusammen mit der über alles geliebten, verstorbenen Person.

Literatur

Atmanspacher H (2003) Mind and matter as asymptotically disjoint, inequivalent representations with broken time-reversal symmetry. Biosystems 68(1):19–30

Barad K (2007) Meeting the universe halfway: quantum physics and the entanglement of matter and meaning. Duke University Press, Durham/London

Casiraghi C, Maggiori R (2019) Archipel der Leidenschaften: Kleine Philosophie der großen Gefühle. Beck, München

Corbin H (1981) Creative imagination in the sufism of Ibn 'Arabi (Manheim R, Übers. Vol. XCI). Princeton University Press, Princeton

Dennett DC (1991) Consciousness explained. Little, Brown and Company, Boston

Dennett DC (2017) From bacteria to Bach and back. Norton, New York

Dunbar RI (2009) The social brain hypothesis and its implications for social evolution. Ann Hum Biol 36(5):562–572

van Eenwyk JR (1991) Archetypes: The strange attractors of the psyche. J Anal Psychol 36:1–25

Egger JW (2008) Grundlagen der „Psychosomatik" Zur Anwendung des biopsychosozialen Krankheitsmodells in der Praxis. Psychol Med 19(2):12–22

Eisler R (1904) Wörterbuch der philosophischen Begriffe, Bd 2. Mittler, Berlin

Freud S (1927, 1982) Die Zukunft einer Illusion, Studienausgabe, Bd 9. Fischer Taschenbuch, Frankfurt am Main

Goldstein A, Hilgard ER (1975) Failure of the opiate antagonist naloxone to modify hypnotic analgesia. Proc Natl Acad Sci U S A 72(6):2041–2043

Goodman A (1991) Organic unity theory: the mind-body problem revisited. Am J Psychiatr 148(5):553–563

Hebb DO (1949) The organization of behavior. Wiley, New York

Hilgard ER (1974) Toward a neo-dissociation theory: multiple cognitive controls in human functioning. Perspectives in biology and medicine 17(3):301–316

Hilgard ER (1977) Divided Consciousness: Multiple Controls in Human Thought and Action. John Wiley, New York

Hilgard ER (1984) The hidden observer and multiple personality. Int J Clin Exp Hypn 32(2):248–253

Hilgard ER, Hilgard JR (1975) Hypnosis in the relief of pain. Kaufman, Los Altos, CA

Ibn 'Arabî M (1980) The bezels of wisdom (Fusûs al-Hikam) (Austin RWJ, Übers). Paulist Press, New York/Ramsey/Toronto

Jaspers K (1919) Psychologie der Weltanschauung (1971, Nachdruck 1989), 6. Aufl. Springer, Berlin

Jones D (2017) Cognitive science: Dennett rides again. Nature 542(7639):30–30

Jung CG (1957) Bewusstes und Unbewusstes (mit einem Vorwort von Prof. Dr. E. Böhler). Fischer Bücherei KG, Frankfurt am Main/Hamburg

Kirkpatrick B (Hrsg) (1988) Roget's thesaurus of English words and phrases, 1987. Aufl. The Bath Press Ltd., London & Bath

Knox VJ, Morgan AH, Hilgard ER (1974) Pain and suffering in ischemia. The paradox of hypnotically suggested anesthesia as contradicted by reports from the „hidden observer". Arch Gen Psychiatry 30(6):840–847

Kress GJ, Mennerick S (2009) Action potential initiation and propagation: upstream influences on neurotransmission. Neuroscience 158(1):211–222

Laurence JR, Perry C (1981) The „hidden observer" phenomenon in hypnosis: some additional findings. J Abnorm Psychol 90(4):334–344

Laurence JR, Perry C, Kihlstrom J (1983) „Hidden observer" phenomena in hypnosis: an experimental creation? J Pers Soc Psychol 44(1):163–169

Lynn SJ (2001) Hypnosis, the hidden observer, and not-so-hidden consent. Am J Clin Hypn 43(3-4):291–292, discussion 293–295, 297–301

Lynn SJ, Mare C, Kvaal S, Segal D, Sivec H (1994) The hidden observer, hypnotic dreams, and age regression: clinical implications. Am J Clin Hypn 37(2):130–142

Mare C, Lynn SJ, Kvaal S, Segal D, Sivec H (1994) Hypnosis and the dream hidden observer: primary process and demand characteristics. J Abnorm Psychol 103(2):316–327

Markl H (2005) Gehirn und Geist: Biologie und Psychologie auf der Suche nach dem ganzen Menschen. Psychol Rundsch 56(1):1–35

Meloni M (2014) The social brain meets the reactive genome: neuroscience, epigenetics and the new social biology. Front Hum Neurosci 8:309

Meyer A-E (1987) Das Leib-Seele-Problem aus der Sicht eines Psychosomatikers. Psychotherap med Psychol 37:367–375. Thieme, Stuttgart

Mohanta SK, Peng L, Li Y, Lu S, Sun T, Carnevale L, Perrotta M, Ma Z, Forstera B, Stanic K, Zhang C, Zhang X, Szczepaniak P, Bianchini M, Saeed BR, Carnevale R, Hu D, Nosalski R, Pallante F, Beer M, Santovito D, Erturk A, Mettenleiter TC, Klupp BG, Megens RTA, Steffens S, Pelisek J, Eckstein HH, Kleemann R, Habenicht L, Mallat Z, Michel JB, Bernhagen J, Dichgans M, D'Agostino G, Guzik TJ, Olofsson PS, Yin C, Weber C, Lembo G, Carnevale D, AJR H (2022) Neuroimmune cardiovascular interfaces control atherosclerosis. Nature 605(7908):152–159

Nadler S (2023) Baruch Spinoza, Stanford Encyclopedia of Philosophy – https://plato.stanford.edu/entries/spinoza/#Know. Zugegriffen am 10.08.2025

Nadon R, D'Eon J, McConkey KM, Laurence JR, Perry C (1988) Posthypnotic amnesia, the hidden observer effect, and duality during hypnotic age regression. Int J Clin Exp Hypn 36(1):19–37

von Neumann J (1932) Mathematische Grundlagen der Quantenmechanik. Springer, Berlin

Oxford University Press (1971) The Compact Edition of the Oxford English Dictionary. Oxford University Press, Oxford

Page D (2001) Mindless sensationalism: a quantum framework for consciousness. arXiv:quant-ph/0108039v1 (8 Aug 2001)

Peciccia M, Benedetti G (1996) The splitting between separate and symbiotic states of the self in the psychodynamic of schizophrenia. Int Forum Psychoanal 5:23–38

Pinnell CM, Lynn SJ, Pinnell JP (1998) Primary process, hypnotic dreams, and the hidden observer: hypnosis versus alert imagining. Int J Clin Exp Hypn 46(4):351–362

Scharfetter C (1995) Schizophrene Menschen: Diagnostik, Psychopathologie; Forschungsansätze, 4. Aufl. PsychologieVerlagsUnion, Weinheim

Schmid GB (1988) The roles of knower & known in the sufism of Ibn 'Arabî, analytical psychology of C.G. Jung, quantum theory of John von Neumann: Concepts and logic with implications to the phenomena of psychogenic death & psychotherapy (Diploma thesis: C.G. Jung-Institut Zürich/Zentral Bibliothek Zürich, Hrsg). C.G. Jung-Institut Zürich, Zürich

Schmid GB (2005a) Much Ado about Entanglement: A Novel Approach to Test Nonlocal Communication via Violation of ‚Local Realism'. *Forschende Komplementärmedizin / Research in Complementary Medicine 12*(4):214–222

Schmid GB (2008a) Biunity (Îkilibirlik) (Emed O, Übers). Agarta Yayinlari, Ankara

Schmid GB (2008b) Consciousness medicine: what can we learn about mind-body healing from psychogenic death phenomena? In: Luca BND (Hrsg) Mind-body and relaxation research focus, Bd 2007. Nova Science, New York, S 93–138

Schmid GB (2009) Tod durch Vorstellungskraft: Das Geheimnis psychogener Todesfälle, 2. Aufl. Springer, Wien

Schmid GB (2010) Selbstheilung durch Vorstellungskraft, 1. Aufl. Springer, Wien

Schmid GB (2015) Was Wirkt Psychogen Heilend Oder Tödlich? Ein Einblick aus der binocularen Sicht eines Psychomathelogicus / Quantenphysik und Hypnose: Was können wir von der Quantenphysik über die Hypnose lernen? Vortrag gehalten an der Jahrestagung der Deutsche Gesellschaft für Zahnärztliche Hypnose (DGZH), Bad Lippspringe, Deutschland, am 13.09.2013

Schmid GB (2025) Selbstheilung durch Vorstellungskraft, 2nd edn. Springer, Wien

Segev A, Curtis D, Jung S, Chae S (2016) Invisible brain: knowledge in research works and neuron activity. PloS One 11(7):e0158590

Snyder DM (1995) On the quantum mechanical wave function as a link between cognition and the physical world: a role for psychology. J Mind Behav 16(2):151–179

Spanos NP (1983) The hidden observer as an experimental creation. J Pers Soc Psychol 44(1):170–176

Spanos NP, Hewitt EC (1980) The hidden observer in hypnotic analgesia: discovery or experimental creation? J Pers Soc Psychol 39(6):1201–1204

Spanos NP, de Groot HP, Tiller DK, Weekes JR, Bertrand LD (1985) Trance logic duality and hidden observer responding in hypnotic, imagination control, and simulating subjects: a social psychological analysis. J Abnorm Psychol 94(4):611–623

Thaheld FH (2008) A modified approach to the measurement problem: objective reduction in the retinal molecule prior to conformational change. Biosystems 92(2):114–116

Watkins J, Watkins H (1997) Ego states: theory and therapy. Norton, New York

Zamansky HS, Bartis SP (1985) The dissociation of an experience: the hidden observer observed. J Abnorm Psychol 94(3):243–248

Das Bewusstsein 2

„Ich betrachte das Bewusstsein als grundlegend. Ich betrachte die Materie als vom Bewusstsein abgeleitet. Wir können nicht hinter das Bewusstsein kommen. Alles, worüber wir sprechen, alles, was wir als existierend betrachten, setzt Bewusstsein voraus.“

– Max Planck (1858–1947) (Planck 1931)

Was meinen wir genau, wenn wir von „Bewusstsein“ sprechen?

Wenn sich das Bewusstsein aus Prozessen im Gehirn ableitet, welche Prozesse sind dann für das Bewusstsein minimal notwendig? Oder: Wie konstituiert sich das Bewusstsein (Kleiner 2024; Kleiner und Hoel 2021; Seth 2018)?

Im Jahr 1874 argumentierte Thomas Henry Huxley (1825–1895), dass das Bewusstsein ein bloßes Epiphänomen von (bestimmten) physikalischen Wechselwirkungen ist (Huxley 1882) – siehe auch (Huxley 1898). Heute werden solche Fragen manchmal anhand von Gedankenexperimenten mit philosophischen Zombies (Alemi et al. 2015; Kirk 2007; Mashour und LaRock 2008) diskutiert. Zombies sind hypothetische Lebewesen, die wie Menschen aussehen und handeln, aber kein Bewusstsein bzw. keine inneren Wahrnehmungen und kein Innenleben, sog. *Qualia,* haben.

Viele Wissenschaftler gehen davon aus, dass menschliches Verhalten und Bewusstsein auf eine mechanisch-berechenbare Art und Weise erklärbar seien. Zum Beispiel gelten die temporo-parietal-okzipitalen (TPO-)Knotenpunkte als „heiße Zonen“ für die neuronalen Korrelate des Bewusstseins (Koch et al. 2016a, b). Ausschläge der funktionellen und gerichteten Konnektivität in mehreren Frequenzbändern, vor allem im Gammabereich (= 25–100 Hz, typischerweise 40 Hz) innerhalb der hinteren kortikalen „heißen Zonen“ wurden auch bei Nahtoderfahrungen beobachtet (Xu et al. 2023). Aber selbst wenn beim Nahtodereignis Stromstöße registriert werden wie bei bewussten Gehirnen, können wir nicht wissen, ob eine sterbende Person, die solche hochfrequenten Stromstöße manifestiert, wirklich eine bewusste Erfahrung macht.

G. B. Schmid, *Quantum-Mind-Hypothese*,
https://doi.org/10.1007/978-3-662-70831-6_2

Tatsächlich kann man fragen, ob das Verhalten von Zombies und/oder Menschen auf Berechnungen oder Algorithmen reduzierbar ist, sodass diese Wesen lediglich als (menschlich-körperlich aussehende) Hardware zu betrachten sind (siehe dazu den Einwand, den ich schon im Abschn. „Ausblick: Selbstheilung und das Leben per se" im Kap. „Das Psychogene" in (Schmid 2025) angesprochen habe).

Notwendige Kriterien für Bewusstsein: Intelligenz und Lernfähigkeit

Bewusstseinsforscher versuchen Hypothesen über diese oder jene Fähigkeit aufzustellen, die bei ihrem Besitzer (Mensch, Tier, Pflanze, Mikrobe, Maschine …) Bewusstsein nachweisen soll. Bewusstsein erfordert bzw. geht einher mit Entwicklungs- und Lernfähigkeit wie auch der Intelligenz, Wissen längerfristig zu speichern und es neu zu vernetzen. Wie lernfähig und intelligent sind Maschinen? Inzwischen wissen wir, dass Intelligenz und Lernfähigkeit einer Maschine zugeordnet werden können, aber heißt das auch, dass sie Bewusstsein hat?

Der „Turing-Test" ging dieser Frage bereits 1950 nach: In drei Räumen sind zwei Personen, je eine in einem Raum, und ein Computer im dritten Raum. Sie – die Versuchsperson und die andere Person – können einander nicht sehen. Die Versuchsperson schickt telegrafisch Fragen an die beiden anderen Räume, deren Antworten auf die gleiche Weise an sie zurückkommen. Ist die Versuchsperson nicht in der Lage zu entscheiden, welche Antwort vom Menschen und welche vom Computer stammt, oder hält sie die Antworten des Computers für menschlich, also von einem Menschen kommend, dann kann man diesen Computer als eine denkende Maschine – „Turing-Maschine" – und als intelligent bezeichnen. Diese Art von Versuchsanordnung nennt man „Turing-Test", benannt nach seinem Entwickler Alan Turing (1912–1954) (French 2000).[1]

Eine „Turing-Maschine" ist wohl intelligent, aber ist sie lernfähig? Seit dem Beginn des Computerzeitalters ab den 1950er-Jahren und noch vertieft seit Entwicklung der Methode des „deep learning" (künstliche Intelligenz [KI]) in den letzten 10 Jahren wissen wir, dass Maschinen sehr wohl lernen können. Neven et al. argumentieren, dass Turing-Maschinen zwar intelligent geworden sind, aber möglicherweise nie ein Bewusstsein entwickeln werden. Für letzteres wäre eine Quanten-Turing-Maschine erforderlich (Neven et al. 2024).

Im Bereich des maschinellen Lernens (Machine Learning) funktioniert der Mensch als Supervisor, Interpret oder Beurteiler[2] des maschinellen Resultats und

[1] Siehe auch: http://www.tagesanzeiger.ch/kultur/diverses/Wer-zwitschert-da/story/31653959. Zugegriffen: 27.02.2024.

[2] Beim maschinellen Lernen unterscheidet man zwischen „supervidiertem", „nicht supervidiertem" und „gewichtetem" Lernen („reinforcement learning"). Beim „supervidierten" Lernen spielt der menschliche *Supervisor* die Rolle eines verborgenen Beobachters; beim „nicht supervidierten" Lernen spielt der menschliche *Interpret* der Zusammenfassungen des rein maschinell erstellten Resultats (z. B. Gruppierungen, Verdichtungen oder dimensionale Verkleinerungen) die Rolle eines verborgenen Beobachters; beim „gewichteten" Lernen spielt der menschliche *Beurteiler* der verzögerten Bewertung des rein maschinell erstellten Resultats die Rolle eines verborgenen Beobachters.

erfüllt somit die Rolle des verborgenen Beobachters für den lernenden Computer, das heißt der verborgene Beobachter befindet sich außerhalb der Struktur des Computers. Beim Menschen muss er sich irgendwo im Parenchym des Menschen selbst verstecken. Die Frage ist nur: wo? Eine Antwort biete ich im Kap. 3 an.

Jedes Lebewesen, m. E. sogar ein Einzeller wie eine Amöbe, hat Bewusstsein – so zumindest definiere ich Leben. Eine Maschine wie ein Roboter kann wohl intelligent und lernfähig sein, ist sich aber ihrer selbst nicht bewusst, eine Maschine lebt nicht. Ein Roboter weiß vieles und lernt dazu, aber ein (bewusstes) Lebewesen weiß nicht nur, dass es weiß; es weiß ebenso, was es nicht weiß, es kann sein Wissen infrage stellen und es kann sich in Beziehung setzen.

Man kann die Idee einer intelligenten Maschine (Turing) und einer lernfähigen Maschine (künstliche Intelligenz) der Idee einer bewussten Maschine (Mudrik 2023) gegenüberstellen. Solch eine Maschine müsste das hinreichende Kriterium für Bewusstsein innehaben – siehe (Kleiner 2020b). Nun kann jedes Computerprogramm durch eine sehr einfache Turing-Maschine und ein langes Band mit 1 und 0 simuliert werden. Die Turing-Maschine ist dabei eine finite Zustandsmaschine, welche so einfach ist, dass sie sogar mechanisch realisiert werden kann. Die Maschine selbst hat sicher kein Bewusstsein (sonst hätte ein Dosenöffner wohl auch eines), und es erscheint unplausibel, dass die Anordnung der Nullen und Einsen (0/1) auf dem Band den Unterschied zwischen bewusst und unbewusst ausmacht. Die Auswege sind: Bewusstsein ist mehr als heutige Computer (inkl. Quantencomputer, welche Turing-Maschinen simulieren könnten). Oder aber: Diese Anordnung kann den Unterschied doch erklären, wodurch unsere Vorstellungen und unser Verständnis der Psychologie völlig infrage gestellt werden. (Für diese Überlegungen zum Bewusstsein und der Turing-Maschine bedanke ich mich herzlich bei Prof. Dr. Rudolf Füchslin).

Was ist nun das hinreichende Kriterium für Bewusstsein?

Hinreichendes Kriterium für das Bewusstsein: Selbstreflexion

Viel schwieriger als ein notwendiges und operationalisierbares Kriterium für das Bewusstsein aufzustellen, ist es, ein hinreichendes Kriterium zu definieren. Im Jahr 1978 erschien ein Artikel mit dem Titel „Does the chimpanzee have a theory of mind?“ (Premack und Woodruff 1978). Der Begriff Theory of Mind, dort erstmals erwähnt, bezieht sich auf die kognitive Fähigkeit, die es einem bewussten Wesen ermöglicht, anzunehmen bis zu wissen, dass andere (Lebe-)Wesen auch Gedanken haben, die sich von den eigenen unterscheiden können. Inzwischen konnte diese Fähigkeit, der ein differenzierter zellulärer Prozess zugrunde liegt, im menschlichen dorsomedialen präfrontalen Kortex lokalisiert werden (Jamali et al. 2021). Die Entwicklung der Theory of Mind wurde und wird in der Entwicklungspsychologie ausgiebig erforscht. Wurde zunächst angenommen, dass Kinder erst im Alter von etwa 4 Jahren diese Fähigkeit erwerben (Wimmer und Perner 1983), wird inzwischen eine deutlich frühere Entstehung diskutiert (Baillargeon et al. 2010; Scott et al. 2010) – siehe auch (Lenaerts et al. 2024; Petit et al. 2024; Yeung et al. 2024).

Einige Tierarten scheinen ebenfalls im Besitz dieser Fähigkeit zu sein. Wenn ein Rabe seinen Artgenossen in die Irre führt, dann sieht das wie ein raffiniert überlegter Akt aus: Er antizipiert die Strategie seines Kollegen und versucht, sie zu durchkreuzen. Mit anderen Worten: Er hat so etwas wie ein Bewusstsein für sich selbst und für seinesgleichen. Als ein *notwendiges* Kriterium für das Bewusstsein einer Maschine, z. B. eines Computers, kann man daher postulieren: Die Maschine muss die Fähigkeit haben, sich selbst zu fragen: *„Hey! Wer fummelt da an meiner Tastatur herum und warum?*" (siehe (Premack und Woodruff 1978), d. h. sie müsste etwas wie ein neuronales System in sich haben zur Unterstützung der interozeptiven Wahrnehmung (Critchley et al. 2004).

Bewusstsein bedeutet somit das Erleben mentaler Zustände und Prozesse in Auseinandersetzung mit sich und seiner Umwelt. Man kann sagen, dass jedes Lebewesen dank seines Bewusstseins es schafft, sich selbst und die Welt um sich herum kennenzulernen. Zusammengefasst, wie schon im Kap. 1, Abschn. „In der Physik" gesagt, schließe ich auch hier:

> Mit Bewusstsein schafft es die Welt, sich selbst kennenzulernen.

Nur: Woher weiß man, ob eine Maschine, ein Mikroorganismus, irgendeine Pflanze, ein Tier oder sogar ein gegenüberstehender Mensch sich diese Art von selbstreflexiver Frage: *„Hey! Wer fummelt da an meiner Tastatur herum und warum?*" gestellt hat oder stellen kann? Ob ein Roboter, der so intelligent programmiert ist, dass er wie im erwähnten „Turing-Test" Menschen täuschen kann, auch Bewusstsein hat, ist derzeit eine sehr umstrittene Frage in der Bewusstseinswissenschaft („hard problem of consciousness"[3]). Auch die Frage, wie man feststellen kann, ob ein menschlich aussehendes und sich menschlich verhaltendes Gegenüber Bewusstsein hat und nicht einfach ein Zombie ist, bleibt noch unbeantwortet. Objektiv betrachtet benimmt es sich, als hätte es ein Bewusstsein, aber hat es in Tat und Wahrheit ein psychisches Innenleben – Qualia?

Auf jeden Fall liegt Bewusstsein in der Fähigkeit, das Verhalten eines anderen – z. B. der „herumfummelnden" Person am Computer – annäherungsweise zu erkennen und darauf zu reagieren, mit der Konsequenz, dass der „bewusste" Computer sich selbst die oben zitierte Frage (*„Hey! Wer fummelt da an meiner Tastatur herum und warum?*") stellen könnte.[4] Dieser Computer erkennt den anderen, indem er eine Theorie darüber aufstellt, wie der Geist dieses anderen funktioniert, um an „ihr", der Computermaschine, „herumzufummeln". So betrachtet verfügt das Bewusstsein dank des verborgenen Beobachters über eine Art Information über Information bzw. Kognition über Kognition (Metakognition – siehe (Barrett und Seth 2013; Fleming und Dolan 2012)).

---

[3](Adolphs 2015; Bardotti 2008; Chalmers 1995; Frohlich und Franco 2010; Graziano 2013; Harnad 1998; Lipkind 2008; Loorits 2014; Searle 2014; Shear 1997; Solms 2014; Talbot 2012; Thomas 2001).

[4]Neulich behauptete ein KI-Entwickler via X, dass ein KI-Sprachmodell: *Claude 3 Opus* (https://www.anthropic.com/news/claude-3-family. Zugegriffen: 31.03.2024) angeblich gemerkt hat, dass es einem Test unterzogen wurde.

Trotz der vielen vielversprechenden Möglichkeiten, unser Wissen über das Bewusstsein zu erweitern – Definitionen, notwendige oder hinreichende Kriterien für das Bewusstsein –, weiß die Bewusstseinswissenschaft wenig über die Gesetzmäßigkeiten des Bewusstseins.

Künstliches Bewusstsein

Im ersten Kapitel meines Buches (Schmid 2025) wurde argumentiert, dass ein Lebewesen ein Organismus mit Bewusstsein ist, wobei die zum Bewusstsein führenden, informationsverarbeitenden Prozesse ein Integralteil der Verkörperung des Organismus sind, und zwar dermaßen *integral*, dass beim Stillstand dieser Prozesse der Organismus als Ganzes verwest und verschwindet. Nach dieser Auffassung kann es kein *künstliches* Bewusstsein geben, denn nur Lebewesen haben Bewusstsein und ein Lebewesen ist per definitionem nicht künstlich: Ein Lebewesen ist halt ein Wesen, das lebt.

Bisher gibt es keine allgemein akzeptierte Definition von Bewusstsein. Eine Möglichkeit wäre, das Bewusstsein als die Fähigkeit zu verstehen, über sich selbst nachzudenken und Informationsverarbeitungsprozesse so zu verkörpern, dass diese zur Entwicklung innerer Symbole für die eigene Existenz führen. Nach Jürgen Schmidhuber, Co-Scientific-Direktor des Schweizer Dalle Molle Instituts für die Erforschung der künstlichen Intelligenz (Swiss Dalle Molle Institute for Artificial Intelligence, IDSIA), könnten laut dieser Definition auch künstliche Wesen ein Bewusstsein entwickeln.

Prinzipien des Bewusstseins

Die bekannten objektiven, physikalischen Prinzipien liefern bisher wenige Hinweise auf ähnliche Prinzipien für das Bewusstsein:

- Erhaltungsgesetze gelten:
  Für Energie: „Ja!" – für das Bewusstsein: ?
- Kopplungskonstanten gelten:
  Für das Verhältnis Elektron-Ladung/Elektron-Masse: „Ja!" – für das Verhältnis Bewusstsein/Synapsenzahl: ? Oder Bewusstsein/Gehirnmasse: ? Oder: ?
- Natürliche Grenzen, z. B. Geschwindigkeit, gelten:
  Für die Lichtgeschwindigkeit: „Ja!" – für die Geschwindigkeit der Gedanken bzw. des Bewusstseins:?

Nichtsdestotrotz scheinen einige quantenphysikalische Prinzipien mit dem Phänomen Bewusstsein in gewissen Fällen vereinbar zu sein – mindestens im Sinne von sprachlichen Analogien:

- Pauli'sches Ausschlussprinzip („exclusion principle")
  Zwei oder mehr Elektronen im selben Quantenzustand können *nicht* am selben Ort zur selben Zeit sein – dasselbe gilt analog bei der visuellen Rivalität.

- Unbestimmtheitsprinzip (Heisenberg'sche Unschärferelation)
  Ort gegenüber Impuls: „Ja!" – dasselbe gilt für das Bewusstsein (Gedanken) gegenüber dem Unbewussten (Gefühlen) und auch bei der Unaufmerksamkeitsblindheit (Simons und Chabris 1999) („inattentional blindness")
- Verschränkung
  Qubit-Zustände[5]: „Ja!" – dasselbe gilt analog bei Synchronizitäten und Kl!ck-Phänomenen (Schmid 2015).

Für weitere Erläuterungen siehe Kap. 5.

Träger des Bewusstseins

In der klassischen Physik dienen mengenartige Größen[6] wie Impuls, Drehimpuls, elektrische Ladung und Entropie als physikalische Energie- und Informationsträger[7] (Falk et al. 1983; Herrmann et al. 1985; Schmid 1981, 1982, 1983, 1984, 1986, 1988, 2006). In der Wissenschaft des Bewusstseins ist die Situation alles andere als offensichtlich, auch wenn sich ein paar konkrete Dinge sagen lassen:

- Moleküle, Zellen, Gewebe und Organe des Körpers beinhalten in ihren Strukturen Informationen, genauso wie Sinneswahrnehmungen, Gedanken, Gefühle, Intuitionen und Imaginationen oder auch Buchstaben, Wörter, Sätze und Geschichten, Bilder, Metapher, Formeln usw. Dabei unterscheiden sich nur die Information transportierenden Stoffe und Formen, die die jeweiligen Informationsträger annehmen.

Naheliegende Träger der Informationen des Bewusstseins sind u. a.:

- Sinnesreize (perzeptiv und propriozeptiv),
- Signale und Rhythmen in biochemischen, bioelektrischen, biophysikalischen (Blutdruck, Herzschlag …), hormonellen, immunologischen, metabolischen und zellulären Prozessen,
- Moleküle, Ionen und Photonen in den Dendriten, Zellkörpern, Axonen, Axonendpunkten, Gliazellen wie auch in den Synapsen und Mikrotubuli.

[5] Ein Qubit ist ein Quantenzustand, der aus zwei synchronen, raumzeitlich getrennten Seinsmöglichkeiten besteht, die merkwürdigerweise perfekt aufeinander abgestimmt sind. Als fiktives Beispiel nehmen wir ein Paar Münzen, die so aufeinander abgestimmt sind, dass wann auch immer die eine im Zustand „Kopf" ist, die andere im Zustand „Zahl" oder umgekehrt ist. Das merkwürdige Paar ist ein Qubit und Physiker sagen, dass die zwei einzelnen Münzen, aus denen das Paar besteht, verschränkt sind.

[6] Mengenartige Größen sind stoffähnlich, indem ihnen eine Dichte und eine Stromdichte mathematisch zugeordnet werden können (Schmid 2006).

[7] Energie und Information sind keine Dinge per se, sondern bloß metaphorische/mathematische Konstrukte, denen Träger zugeordnet werden können, um das Verhalten der realen Dinge dieser Welt mithilfe der Physik mehr oder weniger zu verstehen.

Darüber hinaus wird ergänzend das Quantenwahrscheinlichkeitsfeld Ψ als ein mathematisches Mittel zur Korrelation und Orchestrierung solcher Signale denkbar. Selbst wenn gemäß Quantenphysik nicht lokale Prozesse das Bewusstsein eines Individuums über den eigenen Körper hinaus theoretisch erweitern könnten, wäre wohl ein physischer Träger des Bewusstseins notwendig, damit das Bewusstsein ontisch verkörpert und somit mehr als ein bloßes epistemisches Konzept ist.

Kommunikation und drei Arten von Vorstellungen

Das Gehirn, üblicherweise als Sitz des Bewusstseins betrachtet, wie auch die restlichen Körperzellen tauschen über viele Kanäle resp. Netzwerke untereinander und mit der umgebenden Welt permanent Informationen aus. Diese Kommunikation ist stets wechselseitig ausgerichtet. Ihre immense Bedeutsamkeit gerade für das Gehirn lässt sich daran erkennen, dass das Gehirn das einzige Organ ist, das krank wird, wenn es über längere Zeit nicht mit dem gleichen Organ eines anderen Organismus derselben Art kommunizieren kann (Schmid 2009). Es hat über die Jahrmillionen evolviert, mal mehr, mal weniger, aber immer in Verbindung mit anderen Hirnen. Vom neurowissenschaftlichen Standpunkt aus sollten daher immer mindestens zwei oder mehrere Hirne gleichzeitig untersucht werden, wenn es um die Steuerungsfunktionen geht und nicht nur um den Hirnstoffwechsel oder seine Anatomie, Schlüsselwort: „two-person neuroscience" (2^{+}PN) (Liu und Pelowski 2014), (Schilbach et al. 2013). Hier spielt das sog. Sozialhirn[8]eine große Rolle – s. auch Kap. 7, Abschn. „Kl!ck-Phänomene".

Jede Kommunikation ist eine Art Informationstransfer mithilfe von stofflichen Informationsträgern, wie z. B. den Sinnesorganen, die das, was sie in der Umwelt wahrnehmen, als Informationen z. B. an das Gehirn oder den Darm weiterleiten – siehe „Gleichung (1)" im Abschn. „Qualia" weiter unten.

Jede Information löst im Körper etwas aus und wird auf die eine oder andere Art registriert und im Geist-Gehirn verarbeitet. Es kommt zu vielfältigen Lernvorgängen – neuroplastischen Anpassungen – wobei stets abgeglichen wird, was ergänzt, geändert oder gelöscht werden sollte. Die hierbei entstehenden Gedanken und Vorstellungen hinterlassen ebenso eine Art körperlichen Fingerabdruck wie jede Betätigung des Körpers Gedächtnisspuren im Organismus hinterlässt.

Prinzipiell lassen sich drei Arten von Gedanken und Vorstellungen unterscheiden:

I. Vorstellungen, die zur Betätigung des Körpers (Bewegungen) führen – *funktionelle Vorstellungen.*
   Hierzu zählen körperlich-motorische Tätigkeiten wie beim Handwerk, in der Kunst, Musik, beim Sport usw. wie auch autonome vegetative Prozesse des sympathischen und parasympathischen Nervensystems.

[8] Als Sozialhirn werden die Hirnareale zusammengefasst, die bei Kommunikationen und Interaktionen aktiviert werden. Die Komplexität der Sozialität schlägt sich wiederum im Verhältnis der Größe des Gehirns zu der des Körpers nieder.

II. Vorstellungen, die auf theoretisches Lernen zielen, um Wissen zu erwerben und neue Erkenntnisse zu generieren – *epistemische Vorstellungen.*
Die Schullaufbahn wie auch jedes Studium vermittelt auf theoretischen Konstrukten basierende Kenntnisse als Ausgangslage für weitere Beobachtungen und neue Zusammenhänge bis hin zu Vorhersagen – siehe auch die sekundärprozesshaften Denkprozesse gemäß Sigmund Freud.

III. Vorstellungen, die systemübergreifende, körperlich globale Änderungen hervorrufen – *ontisch-dynamische Vorstellungen.*
Hierzu gehören Träume, magisches Denken (Frazer 1928), Liebe, die primärprozesshaften Denkprozesse im Sinne von Sigmund Freud sowie auch Nocebo- und Placebo-/Sanaboeffekte und psychogene Todes- und Heilungsphänomene.

Hier ein alltägliches, triviales Beispiel, wie Gedanken und Vorstellungskraft somatisieren und in die Funktion des Körpers eingreifen können: Es ist eine Sache, bei einer Erkältung das Bild einer Zitrone aus dem Gedächtnis abzurufen (Typ II) und sodann eine Zitrone einzukaufen (Typ I); ganz etwas anderes ist es, sich eine Zitrone bildlich vorzustellen und sie zusätzlich als eine erlebte Selbstsuggestion auf der Zunge zu schmecken und dadurch einen Speichelfluss zu initiieren (Typ III). Die erste Vorstellung (Typ II) ist eine abstrakte epistemische Realität, die zweite eine praktisch-motorische (Typ I) und die dritte eine ontische (Typ III) – siehe die Zitrone-Vorstellung im Kap. „Bewusstseinsmedizin: Selbstheilung durch Vorstellungskraft“ in (Schmid 2025).

Bei Selbstheilung und Heilung durch Vorstellungskraft geht es wesentlich um die Frage, wie Vorstellungen sich „materialisieren“ und den Körper heilen. Die seit Langem bekannten Nocebo- und Placebo-/Sanaboeffekte führen offensichtlich über Vorstellungen und innere Überzeugungen zu gesundheitlichen Verschlimmerungen bzw. Besserungen.

Wie ebenfalls bekannt ist, werden diese Effekte häufig durch mit der Pathogenese bzw. Heilung verbundene Rituale, Symbole und Verhaltensweisen ausgelöst, insbesondere wenn sie mit gesellschaftlicher Ausgrenzung bzw. Menschenliebe in Verbindung gebracht werden.

Placebo-/Sanabo- und Noceboeffekte bieten ein weites Feld für das Studium der Auswirkungen von Gedanken auf den Körper: Wie beeinflussen Gedanken die Empfindsamkeit des Körpers – über einzelne periphere Zellen? Über das Organ Gehirn als Ganzes?

Die Verstärkung und die Linderung von Symptomen nutzen die gleichen neuronalen Bahnen. Placebos lösen die Freisetzung von Neurotransmittern wie Endorphinen und Cannabinoiden aus und aktivieren bestimmte Gehirnregionen, um Linderung zu verschaffen. In einer Studie aus dem Jahr 2020, die in der Fachzeitschrift *BMJ* veröffentlicht wurde, wurden Daten von über 140.000 Patienten mit verschiedenen chronischen Schmerzzuständen untersucht. Die Autoren fanden heraus, dass Placebo-/Sanaboeffekte mäßig bis stark ausgeprägt sind und 50–75 % des Nutzens von medikamentösen Schmerzbehandlungen ausmachen können (Kaptchuk et al. 2020).

In einer Arbeit über Placeboeffekte bei chronischem Schmerz wurde das Dogma, dass das Gehirn ein von Sinnesreizen gesteuertes Organ ist, auf den Kopf gestellt, da sich die Wahrnehmung des Schmerzes (eine unangenehme sensorische Empfindung) in hohem Maße auf bereits erlernte, von oben nach unten (top-down) geleitete kortikale Vorhersagen stützt, um die vermutete Quelle der eingehenden sensorischen, hier schmerzhaften Daten zu erschließen (Kaptchuk et al. 2020): Dabei kann es sich um eine bereits erfolgte, um eine drohende Gewebeverletzung oder um die Beschreibung einer solchen Schädigung handeln. *Insofern hat Schmerz (wie alle Qualia) die Eigenschaften einer quantenphysikalischen Messgröße: Wir empfinden ihn somatisch (messen) und nehmen ihn psychisch wahr (beobachten).* In diesem Sinne lässt sich sagen, dass eine Narkose das Schmerzmessgerät (das Gehirn) abschaltet. Bei chronischen Schmerzstörungen werden Schmerzen empfunden, die vom Gehirn – vorsichtshalber – konstruiert werden, obwohl sie nicht mit einer wahrnehmbaren Verletzung korreliert sind. Wir werden auf diese Idee von *Schmerz als quantenphysikalische Messgröße* unten im Abschn. „Das Psychogene: Qualia, Heilung und Tod“ zurückkommen.

Mit diesem Befund lässt sich verstehen, dass Placebos wirksam sind, selbst wenn die Patienten wissen, dass Placebos keinen spezifischen Wirkstoff enthalten (Colloca et al. 2008; Colloca und Miller 2011). Top-down lautet die Botschaft – salopp gesagt: Das Gehirn weiß, der Patient macht etwas Gutes, Hilfreiches, ja Heilendes für sich, und schon hilft es (Behandlungsergebniserwartung – siehe (Barth et al. 2021; Koné et al. 2022; Linde et al. 2007; Rief et al. 2017)).

Die bisher beste Erklärung für den Placebo-/Sanaboeffekt deutet darauf hin, dass bei Krankheiten, bei denen das Gehirn die Symptome top-down verstärkt, die Teilnahme an einem Heilungsdrama das Gehirn dazu bringen kann, die Stärke oder fehlerhaften Meldungen der sogenannten zentralen Sensitivierung[9] („central sensitization“) top-down zu verringern (Kaptchuk 2023). Dabei handelt es sich meist um unbewusste Gehirnprozesse, die Wissenschaftler als Bayes’sches Gehirn bezeichnen, das beschreibt, wie das Gehirn Symptome moduliert (s. Kap. 5, Abschn. „Das Prinzip der Objektivität“). Was hier für den Placebo-/Sanaboeffekt beschrieben wird, gilt wahrscheinlich mit umgekehrten Vorzeichen auch für den Noceboeffekt.

Obwohl behauptet wird, dass Placebos selten, wenn überhaupt, die zugrunde liegende Pathologie oder objektiv gemessene Krankheitszeichen ändern, können psychoneuroimmunologische Prozesse, insbesondere mithilfe der medizinischen Hypnose (Vorstellungskraft als Heilmittel), sehr wohl zu evidenzbasierten systemübergreifenden Selbstheilungen oder psychogenen Todesfällen führen. Nachfolgend wende ich das Konzept der verschiedenen Denkarten auf das Phänomen des psychogenen Todes an:

> Eine Person (zusammen mit ihrem sozialen Umfeld) hat gelernt (Typ II), dass ein Nahrungsmittel für sie verboten ist und dass sie stirbt, wenn sie davon isst. Sobald sie erfährt, dass sie dieses Essen zu sich genommen hat, wird durch ihr Wissen von der unbeabsichtigt zu sich genommenen tabuisierten Nahrung mit Todesfolge ihre Vorstellungskraft sofort ak-

[9] Eine zentrale Sensitivierung liegt vor, wenn das Nervensystem die Wahrnehmung von Unbehagen überbetont oder verstärkt.

tiviert (Typ I): Der Mythos, dass sie nun sterben muss, erscheint ihr absolut real. Dieser Gedanke stellt für die Person eine abstrakte, subjektive Realität dar, die im Laufe des Sterbeprozesses bis zum vollendeten Tod zu einer konkreten, objektiven Realität (Typ III) wird. Das von der Person wahrgenommene mythoskonforme Ritual (Typ I) hat ihre epistemische (Typ II) in eine ontische Vorstellung (Typ III) verwandelt.[10]

Fazit: Kann ein Mensch sich also bis zur Gewissheit vorstellen zu sterben (Noceboeffekt) und verstirbt er tatsächlich, dann wird der psychogene Tod zur Realität; und auch die psychogene Heilung wird zur praktischen Realität, wenn der Mensch sich seine Selbstheilung so glaubwürdig und überzeugend vorzustellen vermag, dass er tatsächlich gesund wird (Placebo-/Sanaboeffekt). Gedanken und Vorstellungen, die zum psychogenen Tod und zur psychogenen Heilung führen, sind somit nicht bloß abstrakte, epistemische Konstrukte (Gedankengebäude [Typ II]), sondern soziopsychobiodynamische Informationsprozesse (Typ III), die in konkrete, ontische Phänomene münden.

Der Informationstransfer aus erlebten Selbstsuggestionen, die an psychogenen Todes- und Selbstheilungsphänomenen beteiligt sind, *verändern* die beobachteten Systeme tatsächlich. Die Empirie belegt somit die durch Vorstellungskraft erzeugten Phänomene. Imaginationen (erlebte Selbstsuggestionen) bewirken also konkrete, objektive Realitäten, vgl. (Corbin 1981).

Bewusstseinswissenschaft

Gehört das Bewusstsein überhaupt in den Bereich der Naturwissenschaften? Ist das Bewusstsein Teil der Natur, eine naturwissenschaftliche Größe? Naturwissenschaften können aus ihrer Struktur heraus nur objektivierbare Größen diskutieren. Ist das Bewusstsein objektivierbar? Diese Fragen beschäftigen viele Wissenschaftler seit Langem, und ihre Meinungen gehen auch aufgrund der subjektiven Natur des Bewusstseins oftmals weit auseinander. Die Existenz des Bewusstseins kann nicht geleugnet werden, da wir alle das Bewusstsein erleben. Stuart Hameroff und Roger Penrose (*1931) haben in den letzten Jahrzehnten einen großen Korpus an Literatur generiert und eine Theorie entwickelt: „Orch OR" – orchestrierte objektive Reduktion (Hameroff und Penrose 2014; Penrose und Hameroff 2011). Es ist ein Versuch, das Bewusstsein als ein eigenes grundlegendes Konzept innerhalb der empirischen Wissenschaften zu platzieren. Die Grundidee ist hier, dass der Ursprung des Bewusstseins erst verstanden werden kann, wenn das Messproblem in der Quantenphysik mittels Dekohärenz-Argumenten gelöst ist. Diese Überlegung steht im Gegensatz zu emergenten Phänomenansätzen, spiritualistischen/dualistischen Konzepten und Quantenanalogien (De Benedettis 2020).

Dass es einen gemeinsamen Weg von Wissenschaft und Bewusstsein geben könnte, wurde erstmals während der Quantenrevolution vor einem Jahrhundert erahnt, als einige der größten Physiker, darunter Werner Heisenberg (1901–1976),

[10] Für weitere, äußerst dramatische Beispiele vom psychogenen Tod siehe (Schmid 2009).

Wolfgang Pauli (1900–1958), Max Planck (1858–1947), Erwin Schrödinger (1887–1961) und Eugene P. Wigner (1902–1995), vermuteten, dass das Bewusstsein so grundlegend sein könnte, dass es nicht übergangen werden kann (siehe z. B. (Heisenberg 1958; Pauli 1954; Schrödinger 1967; Wigner 1965)). Diese Forschungsrichtung sah sich vor schier unlösbare Probleme gestellt: Das Messproblem samt Beobachtereffekt brachte das klassische Verständnis der Physik an seine Grenzen. Die Quantenphysik ist eine epistemische Theorie – die sagt, was wir messen – und nicht eine ontische Theorie – die sagt, was ist. Die Ansicht, dass die Realität am besten durch Untersuchungen des menschlichen Bewusstseins – unseres Vehikels zur Erkenntnis der Realität – erklärt werden kann, wurde erstmals von der empirischen Wissenschaft ernst genommen.[11]

Eine der weitreichendsten Fragen in der Wissenschaft von lebenden Systemen ist die nach der Natur des Bewusstseins. Obwohl das Verständnis der Biologie durch die Anwendung der Newton'schen physikalischen Prinzipien enorme Fortschritte gemacht hat, gibt es noch etliche bedeutende Fragen zu biologischen Funktionsweisen, die von der Entstehung des Lebens bis hin zum freien Willen und möglicherweise noch weiter in den metaphysischen Bereich der menschlichen Fähigkeiten reichen (siehe Kap. 6).

Qualia

Qualia ist ein wichtiger Begriff in der Philosophie des Bewusstseins (Korf 2014; Misselbrook 2014). Er bezeichnet das subjektive Erleben von Sinneseindrücken, Gedanken, Gefühlen und Intuitionen. Bewusstseinswissenschaftler beschreiben das Phänomen Qualia im Sinne von: innere informationelle Stellvertreter, in denen die objektiven, quantitativen Charakteristika der Stimuli (Wellenlänge, Frequenz, Intensität etc.) in subjektive, qualitative Differenzen (Farben, Tonhöhe, Schmerz, Gefühle etc.) umgewandelt sind[12] – s. Kap. „Bewusstseinsmedizin: Selbstheilung durch Vorstellungskraft", Abschn. „Konnektivität versus Chemie" in (Schmid 2025).

---

[11] Max Planck behauptete sogar: *„I regard consciousness as fundamental. I regard matter as derivative from consciousness. We cannot get behind consciousness. Everything that we talk about, everything that we regard as existing, postulates consciousness."*

(Interview with Max Planck in *The Observer* [25 Januar 1931], S.17, Spalte 3.)

Zu Deutsch: *„Ich betrachte das Bewusstsein als grundlegend. Ich betrachte die Materie als vom Bewusstsein abgeleitet. Wir können nicht hinter das Bewusstsein kommen. Alles, worüber wir sprechen, alles, was wir als existierend betrachten, setzt Bewusstsein voraus."*

[12] Im Sinne des Wissenschaftstheoretikers Rudolf Carnap (1891–1970) kann man die objektiven, quantitativen Charakteristiken der Stimuli als *Eigenschaftsbeschreibungen* und die subjektiven, qualitativen Differenzen als *Beziehungsbeschreibungen* verstehen (Carnap 1928, S. 11):

> „Um den für die Konstitutionstheorie grundlegenden Begriff der Struktur zu entwickeln, gehen wir von dem Unterschied zweier Arten der Beschreibung der Gegenstände irgendeines Gebietes aus. Wir bezeichnen diese Arten als Eigenschaftsbeschreibung und Beziehungsbeschreibung. Die Eigenschaftsbeschreibung gibt an, welche Eigenschaften den einzelnen Gegenständen des Gebietes zukommen, die Beziehungsbeschreibung gibt an, welche Beziehungen zwischen den Gegenständen bestehen, ohne über die einzelnen

Qualia stehen in enger Beziehung zu dem, was mit dem psychologischen Begriff *Gestalt* (Katz 1951) erfasst wird. Eine „Gestalt" entspringt der Fähigkeit, eine „gestalthafte Ganzheit" zu erfassen:

- aus der Erinnerung (z. B. einen teilweise ausradierten Buchstaben lesen, oder das Gesicht auf einem verschmierten Foto erkennen);
- aus der Kontinuität (z. B. den weiteren Verlauf der Flugbahn eines Vogels oder einer nicht fertig gezeichneten Linie erahnen);
- aus der Nähe (z. B. eine gestrichelte Linie als solche erkennen);
- aus Farbe, Form oder Konstitution (z. B. eine Landkarte lesen);
- aus der unterbrochenen „guten" Kurve (z. B. einen Pfeil, der einen Apfel durchbohrt, als ein und dasselbe Objekt auffassen);
- aus der gemeinsamen Bewegung (z. B. einen Schwarm Fliegen von einem anderen Schwarm unterscheiden) oder
- aus der spontanen Zählübung mit immer mehr Objekten.[13]

Man kann jedes Quale als eine Art Bewusstseinsgewichtungsfaktor verstehen. Jedes Quale Q entspricht einem jeweiligen somatischen Prozess (I_Q) im Sinne eines Trägers oder eines Gewichts (Wert, Wichtigkeit, Relevanz oder Bedeutung), sodass der

---

> Gegenstände für sich etwas auszusagen. Die Eigenschaftsbeschreibung macht also individuelle, in gewissem Sinne absolute Angaben, die Beziehungsbeschreibung relative Angaben."

So sind wissenschaftliche Aussagen Strukturaussagen, mit denen wir die Welt verstehend ordnen. Carnap versucht, die logischen Strukturen unseres Erkennens über die unserer Sprache zu erfassen. Er führt unser subjektives Erleben als Beobachter der Dinge und Ereignisse der Außenwelt – einschließlich der *„… Konstitution des Psychischen der anderen Menschen, des Fremdpsychischen …"* (S. 185–188) oder des kulturellen und sozialen Geschehens – auf *„eigenpsychische"* Elementarerlebnisse zurück (S. 88):

> „Ebenso hat die Charakterisierung der Grundelemente unseres Konstitutionssystems als ‚eigenpsychisch', d. h. als ‚psychisch' und als ‚mein' erst einen Sinn, wenn die Gebiete des Nicht-Psychischen (nämlich zunächst des Physischen) und des ‚Du' konstituiert sind. Dann aber ist sie durchaus sinnvoll zur Unterscheidung gegenüber den anderen Systemformen mit allgemein-psychischer oder physischer Basis. Auch diese anderen Basisbezeichnungen haben ebenso nicht für die Grundelemente als solche, sondern erst im Hinblick auf das Gesamtsystem einen Sinn. Vor dem Aufbau des Systems ist die Basis in jeder Systemform neutral, d. h. an sich weder psychisch noch physisch."

Das eigenpsychische Erleben folgt dabei einem Stufenaufbau, mit dem es sich, ausgehend vom Verstehen des Eigenen, immer weitere Bereiche der Realität erschließt. Sogar das *„psychophysische Problem"* spricht er in einem gleich genannten Kapitel (S. 231–236) an.

[13] Wirft man einen, zwei, drei oder vier Streichhölzer gleichzeitig auf den Boden, erkennt man spontan und sofort die entsprechende Menge 1, 2, 3 oder 4. Für die meisten Menschen ist es unmöglich, die Menge von mehr als ca. fünf Streichhölzern spontan und ohne zu zählen, als eine Zahl zu erfassen. Ich habe dieses Experiment über die Jahre mit immer wieder anderen Menschen gemacht: Die größte Zahl, die ein Proband – er war Chemieprofessor – bei mir spontan erfasste, war die Zahl 8. Bei neun Streichhölzern musste auch er zählen. Interessant zu wissen ist in diesem Zusammenhang, dass es Naturvölker gibt, die *„1, 2, 3, viele"* zählen.

Prozess bzw. Fluss des Bewusstseins („flow of consciousness“) (I_B) mathematisch mithilfe der Gleichung (1) dargestellt werden kann:

$$I_B = \sum_i Q(i) \cdot I_Q(i)$$

wobei sich die Summe $\sum_i$ über alle Sinnes- und subjektiven Erlebniskanäle i erstreckt.

Gleichung (1) ist eine Art Verallgemeinerung der aus der Thermodynamik bekannten Gibbs'schen Grundform (*Gibbs Fundamental Form*) (Gibbs 1875, 1877; Falk und Ruppel 1976, S. 117–127; Schmid 1983, 2006).

Jedes Produkt $Q(i) \cdot I_Q(i)$ stellt ein biologisch vorteilhaftes Erlebnis dar, in dem ein kognitiv-emotionaler Gewichtungsfaktor und ein biologischer Prozess quasi zu einer Einheit verbunden werden.

Aus Sicht der Evolution ermöglichen die vorgenannten Produkte lebenden Systemen, schnell zu reagieren, effizient mit ihrer Umwelt umzugehen und sich optimal an ihre Veränderungen anzupassen, um zu überleben: Neben der Aufrechterhaltung der Gesundheit (Selbstheilung) sind Nahrungsbeschaffung („feed“), Konkurrenz („fight“), Fortpflanzung („fornicate“) und Selbstschutz („flee“) existenzielle Herausforderungen.

Es scheint naheliegend und vernünftig anzunehmen, dass Qualia nur aus der Orchestrierung der verteilten Informationsverarbeitung im Gehirn entstehen können und dass das individuelle Bewusstsein folglich eine Manifestation der intrapersonellen, aufmerksamen Gehirnfunktion ist, an der eine große Teilmenge verteilter Zellverbände beteiligt ist. Diese Annahme wird u. a. durch die Tatsache der „graceful degradation“ gestützt:

> Eine irreparable Schädigung des einen oder anderen kortikalen Areals geht in der Regel nicht mit einem irreversiblen Verlust des spezialisierten Verstandes einher, sondern führt im Allgemeinen dazu, dass andere Hirnzellen den vorübergehenden Verlust sowohl der Funktion als auch des (subjektiven) Erlebens (Bewusstsein von …/Qualia), der unmittelbar nach der Verletzung festgestellt wurde, übernehmen und kompensieren – vgl. (Blakemore 1991; King 1996, S. 193; Popper und Eccles 1977, S. 361).
>
> Das Problem der Geist-Gehirn-Identität, d. h. die Frage, in welchem Umfang mentale Zustände nach dieser Übernahme und Kompensation das subjektive Äquivalent bestimmter Gehirnzustände sind oder nicht, die vor der Verletzung vorhanden waren, bleibt eine noch unbeantwortete Frage.

Unterschiedliche Qualia könnten die Folge einer orchestrierten Erregung verschiedener Hirnmodule durch synchrone Oszillationen sein. Eine Hypothese besagt, dass Bewusstsein mit verschiedenen zugrunde liegenden Berechnungen verbunden sein könnte, die durch einen spezifischen Frequenzmodus gesteuert werden. Dieser spezifische Frequenzmodus schließe einen Aufmerksamkeitsmechanismus ein, der die relevanten Neuronen vorübergehend zusammenbindet, indem er ihre Spikes in 40-Hz-Oszillationen (35–70 Hz) synchronisiert (Crick und Koch 1990, 1992, S. 117). Dieses könnte z. B. erklären, wie wir uns kurz etwas vorstellen können, ohne gleichzeitig verwirrt zu werden oder das Bewusstsein – den roten Faden – für die Welt um uns herum zu verlieren. Unabhängig von dieser Hypothese lässt sich jedenfalls über das Konzept der Bindung erklären, wie aus dem Potpourri gleichzeitiger Sinneseindrücke ein einheitliches Quale entstehen kann: das ist die Fähigkeit, aus der Vielfältigkeit der Weltbeobachtungen eine bewusste Einheit zu schaffen und aufrechtzuerhalten.

Bindung[14]

Vom Standpunkt der Evolution her besteht die Hauptaufgabe des „flow of consciousness" im Geist-Gehirn – siehe Gleichung (1) im Abschn. „Qualia" – zur Überlebenssicherung darin, den Körper gesund zu erhalten, um Nahrung zu lokalisieren („feed"), sich im Kampf gegenüber gleichgeschlechtlichen Konkurrenten erfolgreich durchzusetzen („fight"), sich fortzupflanzen („fornicate") und tödlicher Gefahr zu entkommen („flee").

Es ist leicht nachvollziehbar, dass ein aktiver Organismus, soll er eine praktische Überlebenschance haben, eine kognitive Aufgabe bzw. eine neue Situation innerhalb von ungefähr 0,1 bis 1,0 s verarbeiten können muss, und zwar unabhängig davon, wie kompliziert die Aufgabe sein mag. Doch wegen des hohen Zeitaufwands für die vernetzten neuronalen Aktivitäten, der mutmaßlich für bewusste Denkprozesse hinreichend ist (200–500 ms), ist immer noch nicht klar, ob die biochemischen Reaktionen im Gehirn schnell genug sind, um die astronomisch hohe mentale Datenverarbeitungsrate von ca. 310 Gigabyte/s (Gb/s), die für das menschliche Bewusstsein notwendig sind, zu einem ganzheitlichen, qualitativen Eindruck zu orchestrieren bzw. zu „binden".

Eine Möglichkeit, diese scheinbar inhärente Beschränkung auf sequenzielle lokale Gedankensignale zu umgehen, ist die Annahme, dass das Gehirn Informationen global, d. h. überall im Hirn, und parallel verarbeitet. Ein solches globales und paralleles Denken im Gehirn könnte eine Lösung für das Informationsverarbeitungs- und Koordinationsdilemma sein, insbesondere dann, wenn das individuelle Gehirn plötzlich und unerwartet mit einer neuartigen Situation konfrontiert wird, für die keine (gelernte) Analogie im Gedächtnis vorhanden ist, um das Verhalten zu steuern.

Aber wie können wir diese globale und parallele Informationsverarbeitung im Gehirn auf der Basis sequenzieller lokaler Gedankensignale erklären? Dieses sog. Bindungsproblem ist für die Wissenschaft des Bewusstseins von zentraler Bedeutung und bis heute ungelöst. Es könnte eng mit dem Problem der Psychose verbunden sein (Schmid et al. 1997; Schmid und Koukkou 1997).

Die Lösung des Bindungsproblems könnte etwas mit der quantenphysikalischen Verschränkung von Neuronen oder neuronalen Ensembles innerhalb des individuellen Gehirns zu tun haben. Ein neuronales Ensemble ist die minimale informationsverarbeitende Einheit im Gehirn. Es besteht aus etwa 100 Neuronen. Und hier kommt die Idee der Nichtlokalität zum Tragen. Ein Quantenphysiker wird verste-

[14] Neuropsychologisch bezieht sich Bindung auf die Vernetzung von Nervenbündeln vor allem im Gehirn bzw. kortikalen Karten; auf Englisch: binding.

hen: Die Quanten-Nichtlokalität könnte eine Erklärung für die augenblickliche Koordinierung von über das ganze Gehirn verteilten biochemischen Reaktionen und der Verbindung neuronaler Netze innerhalb verschiedener Teile des Gehirns bieten, wenn Quantum-Mind-Zustände lang genug aufrechterhalten werden können, sodass die daraus entstehenden Quantenwellenreduktionen (Kollaps/Dekohärenz der Wellenfunktion) raumzeitlich über das ganze Gehirn korreliert sind (Penrose 1995). Dieses Modell stellt das Gehirn, wenn man so will, als eine Art Quantencomputer dar (Bennett 1995), (Bennett und DiVincenzo 2000). Inwiefern quantenphysikalische Prozesse im Gehirn überhaupt stattfinden können, wird im Kap. 3 behandelt.

Bindung ist für das menschliche Bewusstsein wesentlich. Um zum Beispiel einen Satz zu verstehen, verwendet das Gehirn Schaltkreise, die viele kortikale und subkortikale neuronale Einheiten miteinander verbinden, die wie die Schichten einer Zwiebel über die gesamte Struktur verteilt sind. Die Schaltkreise wiederum bestehen aus Neuronen, die über ihre Axone elektrische Signale weiterleiten. Ein weiteres alltägliches Beispiel für Bindung ist die motorische Koordination, z. B. das Aufheben eines Bleistifts von einer Tischplatte. Um den Körper dazu zu überreden, müssen die neuronalen Schaltkreise visuelle wie auch taktile Informationen und motorische Aktivitäten mit der Position der Hand, des Arms, des Auges und anderer Körperteile in Bezug auf den Stift und die Tischplatte integrieren (eine Vorstellung des Typus I). Die sinnvolle Artikulation eines gesprochenen Satzes ist wahrscheinlich noch komplexer und erfordert die Orchestrierung der neuronalen Regionen, die an dem Verständnis dessen, was gesagt werden soll, und derjenigen, die an der Verbalisierung des Verständnisses, das artikuliert werden soll, beteiligt sind (siehe (Lipkind 2008; Revonsuo 1999; Revonsuo und Newman 1999; Sheffield und Dombeck 2015) und auch unter Kap. 1, Abschn. „Im Unterricht").

Das Verhältnis von bewusster zu unbewusster Informationsverarbeitung im Gehirn

Spätestens seit der US-amerikanische Philosoph und Psychologe William James (1842–1910) 1906 in einer Rede vor der American Psychological Association sagte: *„Im Vergleich zu dem, was wir sein könnten, sind wir nur halb wach. Wir machen von nur einem kleinen Teil unserer physischen und psychischen Ressourcen Gebrauch"*, kam die urbane Legende in Umlauf, dass Menschen nur etwa 10 % ihres Gehirnpotenzials nutzen (Redaktion Nature Neuroscience 2014). Der Ursprung des 10 %-Mythos ist unklar, seine Beständigkeit aber offensichtlich (Redaktion Nature Neuroscience 2003).

Noch immer glauben viele Menschen, dass sie in der Lage sein sollten, diese angeblich ungenutzten 90 % der Gehirnkapazität irgendwie erschließen zu können (und evtl. sogar zu müssen). Denken Sie z. B. an den Film „Lucy" des Regisseurs Luc Besson aus dem Jahr 2014. Der Film porträtiert eine Frau (Lucy), die nach der Einnahme einer nootropischen Droge die legendäre volle Gehirnkapazität einschließlich psychokinetischer Fähigkeiten nutzen kann. Die Verkleidung von logisch irrelevanten, aber scheinbar korrekten wissenschaftlichen Informationen in ein Kostüm glaubwürdiger, unterhaltsamer Erklärungen kann sehr verführerisch sein, da für Laien selbst neurowissenschaftlich irrelevante, sogar unverständliche Informationen zufriedenstellender sind als keine Erklärungen (Weisberg et al. 2008). Eine logisch nachvollziehbare und wissenschaftlich relevante Korrektur dieser hartnäckigen urbanen Legende aber ist um einiges schwieriger. Trotzdem konnte ich der Versuchung nicht widerstehen, genau das zu tun, nämlich eine (sehr grobe) Schätzung des Verhältnisses der bewussten zur unbewussten Informationsverarbeitung im menschlichen Gehirn zu unternehmen. Das Ergebnis ist ziemlich überraschend!

Dieses Verhältnis kann auf mindestens drei verschiedene Arten geschätzt werden: Die *psychologische* Methode basiert über die Messung der Gedächtnisleistung ausschließlich auf mentalen Fähigkeiten des Gehirns, die *anatomische* Methode verlässt sich einzig auf die Schätzung der physiologischen Funktionen und die *informationstheoretische Methode* nutzt psychologische und biologische Faktoren.

Alle drei Herangehensweisen führen in der Größenordnung erstaunlicherweise zum selben Ergebnis (Schmid 2005, Addendum, S. 39–44):

> „Das Verhältnis zwischen bewusster und unbewusster Informationsverarbeitung im menschlichen Gehirn beträgt ungefähr 1:10.000.“

Metaphorisch gesprochen laufen im Gehirn immer ungefähr 10.000 Filme – Gedanken und Vorstellungen des Typus III – gleichzeitig ab, obwohl wir immer *nur einen* davon bewusst zur Kenntnis nehmen können. Dieser koppelt und verarbeitet innere Bilder, Gedanken, Gefühle und Intuitionen (Typen I & II) mit „harten“ Informationen, die in eben diesem Augenblick durch die Sinneskanäle laufen.

Andere Annäherungen an das Problem sind sicher möglich, lassen sich aber in der seriösen Fachliteratur nur selten finden. Und was die von mir zur Berechnung eingesetzten Methoden betrifft: Ich kann deren Genauigkeit nicht zuverlässig einschätzen. Trotzdem: Selbst wenn die hier dargestellten Argumente bis auf plus oder minus eine Größenordnung (Faktor 10) zu ungenau sind, ist das Resultat erstaunlich. Erst wenn ich mich um einen Faktor von 1000 geirrt hätte, wären wir wieder beim Wert unserer Stadtlegende.

Dieses erstaunliche Ergebnis führt uns vor Augen, wie aufwendig die unbewusste Informationsverarbeitung, d. h. die mutmaßlichen 9999 „in uns unbewusst ablaufenden Filme“ für die Aufrechterhaltung des Lebens (autonome Prozesse wie Elektrolyt- und Hormonhaushalt, Gewebereparatur, Immunität, neuronale Konnektivität, Sensorik, Thermoregulation, Verdauung usw.) sind. Müssten wir nur einen Bruchteil dieser Prozesse dauernd bewusst erleben, hätten wir wirklich keine Zeit mehr für die alltäglichen Geschehnisse um uns herum und wären kaum mehr in der Lage, im darwinistischen Sinne zu überleben.

Würde der „Film“ des *Herz-Lungen-Kreislaufs* bewusst ablaufen, würde man wahrscheinlich eher früher als später unter Panik und Panikattacken leiden, denn die bewusste Kontrolle und Steuerung des Herz-Lungen-Kreislaufs wäre ein „Jonglierakt“ sondergleichen und sicher eine intellektuelle Überforderung. Auch wenn man diesen „Jonglierakt“ bewusst lernen könnte, d. h. den Weg von einer unbewussten Inkompetenz über eine bewusste Inkompetenz zu einer bewussten Kompetenz zu durchschreiten, müsste der Lernprozess irgendwann bei der unbewussten Kompetenz landen, damit der Mensch seinen Herz-Lungen-Kreislauf nebenbei und automatisch in Gang halten könnte.

Diesen Weg von einer unbewussten Inkompetenz zu einer bewussten Inkompetenz über die bewusste Kompetenz hin zu einer mehr oder weniger unbewussten Kompetenz kennen wir außer vom Jonglieren noch von etlichen anderen vermeintlich selbstverständlichen bis herausfordernden Tätigkeiten: laufen, sprechen, lesen, schreiben, Fahrrad fahren, ein Musikinstrument spielen, Tennis spielen usw.

Würde man nun einfach sämtliche Informationsverarbeitungen, die für die Aufrechterhaltung und Steuerung des Herz-Lungen-Kreislaufs sorgen, für andere, sagen wir, intellektuelle Aufgaben freisetzen, würde man wahrscheinlich sehr schnell an einem Herzinfarkt sterben.

Man könnte sagen, dass unser Gehirn nicht so sehr zum Denken da ist, sondern eher dazu, den informationsverarbeitenden Körper am Leben zu erhalten (Barrett und Simmons 2015). Wie bedeutsam und hoch die Hirnleistung ist, lässt sich auch an seinem verhältnismäßig sehr hohem Energieverbrauch ablesen: Das erwachsene Gehirn, 2 % der Körpermasse, verbraucht ca. 20 % des Grundumsatzes eines Menschen; ein Neugeborenes, dessen Gehirn bei der Geburt 250 g wiegt (7 % der Körpermasse), benötigt gar 50 % der zugeführten Energie.[15]

Das verkörperte Bewusstsein und der bewusste Körper

Der Körper eines Lebewesens, der Leib, bedingt Informationsverarbeitungsprozesse, sein Wesen; ebenso bedingt das Wesen eines Lebewesens seinen Leib, der ohne Informationsverarbeitungsprozesse stirbt und verwest. Wie ich schon im Kap. 1, Abschn. „Ausklang Kap. 1“ und im Abschn. „Künstliches Bewusstsein“ betont habe: Sobald der Körper eines Lebewesens keine Informationen mehr verarbeitet – sozusagen nicht mehr „denkt“ –, stirbt und verwest es.

So haben wir bei jedem Lebewesen, vom Menschen bis zu den Einzellern (wie z. B. Bakterien) eine Leib-Wesen-Zweieinigkeit („Mind-Body-Biunity“). Beim Lebewesen *Mensch* versteht man unter *Wesen* seine Seele bzw. seinen Geist oder auch seine Psyche (geistige und seelische Prozesse – im Englischen „mind“). Und wo ist das Bewusstsein? Je nachdem, wie man Psyche und Bewusstsein definiert, könnte jedes Lebewesen ein Träger von Bewusstsein sein (siehe Kap. „Das Psychogene“, Abschn. „Ausblick: Selbstheilung und das Leben per se“ in (Schmid 2025)).

Zum Verständnis eines verkörperten Bewusstseins gibt es zwei diametral entgegengesetzte Sichtweisen: neuronale Spezifität versus neuronale Konnektivität – erstere ist atomistisch, die zweite systemisch.

Dabei geht es immer um Informationen:, die in Strukturen getragen, gespeichert, ausgedrückt und zwischen ihnen ausgetauscht werden, wie in

[15] Das Gehirn verdreifacht durch die rasante Ausbildung von Synapsen sein Gewicht im Laufe des ersten Lebensjahres (siehe https://www.ipzf.de/Gehirnentwicklung.html. Zugegriffen: 02.03.2024).

- Molekülen, Zellen, Geweben, Organen, Körpern oder auch als
- Sinneseindrücke, Gedanken, Gefühle, Intuitionen, Imaginationen oder in
- Buchstaben, Wörtern, Sätzen, Geschichten, Bildern oder in
- Metaphern, Formeln,
- usw.

Es sind nur die Substanzen, die die Informationen tragen, und die Formen, die sie jeweils annehmen, die sich unterscheiden – die Information bleibt dieselbe (Herrmann et al. 1985).

Bewusstsein ist eine dem gesamten Organismus inhärente Eigenschaft und kann nicht nur in einer spezifischen Untermenge von Neuronen lokalisiert werden (sog. „exekutive Funktion"). Neuronen sind über den ganzen Körper verteilt. Das Gehirn, anatomisch vielgestaltig, kann in verschiedene Funktionsbereiche unterteilt werden, wobei ihre ausgedehnten wechselseitigen Verknüpfungen als notwendige Bedingung für die bewusste Integration von Informationen im Menschen zu verstehen sind (Sporns et al. 2000a, b). Dieses Gehirn braucht Sinnesorgane und einen Bewegungsapparat, um dem Menschen eine *„extended consciousness"* (Damasio 1996, 1999, 2000) zur Überlebenssicherung und Kontaktaufnahme mit der Umwelt zu ermöglichen. So realisiert der Körper, dass er einen (verborgenen) Beobachter „innerhalb" seiner selbst hat. Die Idee, dass Bewusstsein durch unsere Fähigkeit zur Wahrnehmung entsteht, ist nicht neu (Damasio 2000).

Auf jeden Fall braucht das Bewusstsein einen Körper: Ohne Beteiligung eines materiellen Substrats, eines physikalischen Körpers, existiert auch das Bewusstsein nicht, bzw. es wird für unsere Wahrnehmung nicht fassbar.[16] Und der Körper beeinflusst, wie die verkörperte Intelligenz denkt (Pfeiffer und Bongard 2007), (Müller und Hoffman 2017): Das Gehirn kontrolliert den Körper, der die Art und Weise beeinflusst, wie das Gehirn ihn kontrolliert. Das Denken ist nicht unabhängig vom Körper, sondern wird durch ihn ermöglicht und gleichzeitig stark eingeschränkt. Die Arten von Gedanken, zu denen wir fähig sind, haben ihre Grundlage in unserer Verkörperung – in unserer Morphologie und den materiellen Eigenschaften unseres Körpers.

---

[16] Dass irgendein Substrat zur Bewusstseinsentwicklung notwendig ist, scheint mir viel weniger rätselhaft als die fundamentale philosophische Frage: *„Warum gibt es überhaupt etwas statt einfach überhaupt gar nichts, Bewusstsein hin oder her?"* Diese Frage beschäftigt die Philosophen seit gut 300 Jahren, seit Gottfried Wilhelm Leibniz (1646–1716) mit ihr gerungen hat. Leibniz postulierte, dass das „Nichts" ein einfacherer Zustand sei als das „Etwas"; daher sei es natürlich, dass es das Nichts gibt. Da es aber etwas gibt (denn wenn es nichts gäbe, wären er und wir nicht hier, um die Frage zu stellen), muss es irgendwo einen Schöpfer geben. Seine Frage ist tiefgründig und stellt für Deisten und Atheisten gleichermaßen eine Herausforderung dar: die Notwendigkeit, die Schöpfung aus dem Nichts zu erklären (siehe https://stevespen.wordpress.com/2013/07/05/why-is-there-something-rather-than-nothing/ Zugegriffen: 02.03.2024).

Ich verstehe das Problem so: Der Begriff des „Nichts" bedingt, dass es etwas „Seiendes" gibt, gegenüber dem sich das Nichts als etwas Nicht-Seiendes erfahrbar macht, etwas, das nicht ist (= ontologische Perspektive).

Man kann es auch so formulieren:

Der Begriff „Nichts" ist sinnlos, außer dass es auch etwas „Seiendes" gibt, gegenüber dem das „Nichts" sich als das Nicht-Seiende erfassbar macht (= epistemologische Perspektive).

In der traditionellen Computertechnologie gab es bislang eine klare Trennung zwischen der Hardware und der Software, die das Verhalten der Hardware[17] steuert. Egal, in welchem Computer sie installiert ist, ein und dasselbe Computerprogramm steuert jeden beliebigen Computer stets auf dieselbe Art und Weise, solange das Programm mit den Chips (Hardware) und dem Betriebssystem des Computers kompatibel ist. Wie das folgende Gedankenexperiment veranschaulicht, lässt sich bei Lebewesen die Software gar nicht von der Hardware trennen: Würden wir z. B. die Gehirne zweier Menschen „perfekt" miteinander tauschen, also das Gehirn samt „Software" des einen – z. B. das von Bruno – in den Körper eines anderen – z. B. in den von Annette – transplantieren und umgekehrt, hätten wir nicht einfach Annette im Körper von Bruno und Bruno in dem von Annette, sondern zwei gänzlich neue Persönlichkeiten. Beim Lebewesen denkt der Körper mit.

Diese Situation – die Trennung von Hardware und Software – ist auch in der modernen Robotik-Forschung längst nicht mehr so einfach und klar. Konzepte aus der biologisch inspirierten Robotik ermöglichen es den Forschern nach und nach, Maschinen zu entwickeln, die zumindest einige der wünschenswerten Eigenschaften biologischer Organismen wie Anpassungsfähigkeit, Robustheit, Vielseitigkeit und Beweglichkeit besitzen (Pfeifer et al. 2007).

Der Beitrag des Körpers zu Kognition und Kontrolle bei natürlichen und künstlichen Agenzien wird zunehmend als „Verlagerung von Berechnungen vom Gehirn in den Körper" beschrieben, wobei von „morphologischen Berechnungen" des Körpers gesprochen wird (Müller und Hoffmann 2017). Ein komplexer physischer Körper sei sogar eine potenzielle rechnerische Ressource. Eins der einfachsten Beispiele für eine Art von „morphologischen Berechnungen" bzw. von verkörperter Intelligenz ist das Braitenberg-Vehikel (https://en.wikipedia.org/wiki/Braitenberg_vehicle. Zugegriffen: 20.10.2024). Sogar Tröpfchen können als flüssige Roboter betrachtet werden, die einige Merkmale lebender Systeme besitzen, nämlich (i) Bewegung, (ii) Selbstaufteilung und (iii) Gruppendynamiken (Čejková et al. 2017). Diese Eigenschaften können auf unkonventionelle Weise Daten verarbeiten wie z. B. das Lösen von Labyrinthen oder die Durchführung von logischen Operationen in Logikgattern.

Einige Repräsentanzen und Prozesse der Informationsübertragung und -verarbeitung („cross talk") in diesen Körper-Geist-Systemen (metabolischer, endokriner, immunologischer, neurologischer oder psychologischer Natur) können als Selbstheilungskräfte verstanden werden, mit denen ein Organismus zwischen sich und körperfremden Agenzien differenziert und den eigenen Gesundheitszustand und sein Wohlergehen etabliert und reguliert. So können wir von einem Wesen ausgehen, das eine psychische wie auch eine somatische Seite hat, ähnlich wie eine Münze aus „Kopf" und „Zahl" besteht. Neuronale Prozesse, die dem Bewusstsein zugrunde liegen, können neuronale Prozesse, die unbewusst bleiben, beeinflussen oder von ihnen beeinflusst werden. Dank des verkörperten Bewusstseins kann die

[17] Im Fall eines Roboters stimmt dieser Satz genau. Im Fall eines normalen Computers steuert die Software das Innenleben des Computers bzw. wie der Computer den Druck auf die Tasten und die Informationen (bits) verarbeitet, aber der Benutzer steuert das Ding „Computer", z. B. wo der Computer sich im Raum befindet.

bewusste und unbewusste Verarbeitung von Information den lebenden Organismus heilen wie auch krank machen oder gar töten (Schmid 2009).

Das Problem der Lokalisierung des Bewusstseins innerhalb wie auch außerhalb des Körpers habe ich bereits an anderer Stelle ausgiebig diskutiert (Schmid 2015, Kap. „Wo sitzt das Bewusstsein?“, S. 192–211). Der Sitz des Bewusstseins kann weder stofflich noch psychisch eineindeutig zugeordnet werden. Das Bewusstsein entspringt[18] – wie ein Phasenübergang oder eine Zündung – ähnlich der Selbstorganisation eines deterministisch-chaotischen Systems um einen Attraktor – dem zirkulären, sich selbst organisierenden Zusammenspiel komplexer Entscheidungsprozesse, an denen die Vorstellungskraft und metabolische, endokrine, immunologische, neurologische und psychologische Systeme beteiligt sind.[19] Dieses Zusammenspiel belebt dabei den Organismus, den man auch als *verkörpertes Bewusstsein* (sich selbst bewusste „verkörperte Intelligenz“) verstehen kann. Sein Ursprung lauert letztendlich verborgen in der Asymptote einer unendlichen Regression des inhärenten Beobachters – s. Kap. 1, Abschn. „Reflexionen zur unendlichen Regression des verborgenen Beobachters“.

Liegt das Bewusstsein irgendwo drinnen innerhalb oder anderswo draußen außerhalb des Parenchyms? Liegt das Bewusstsein eher im „Geist“ oder eher im „Körper“? Und egal, was wir hier entscheiden, wo wäre die Grenze

- zwischen „top-down“ und „bottom-up“?
- zwischen „innen“ und „außen“?
- zwischen „Geist“ und „Körper“?

Diese Fragen sind analog der schon mehrfach wiederholten Frage nach der Grenze zwischen den beiden Seiten einer Münze (Zweieinigkeit) und führen wieder zurück zum „Prinzip vom psychophysikalischen Parallelismus“ – s. Kap. 1, Abschn. „In der Physik“.

Ein Gehirn ist wahrscheinlich als Ganzes notwendig: Beim Menschen gewährleistet ein globales kortikales Netzwerk, in dem verschiedene Zellarchitekturen die jeweilige Art der Wahrnehmung beeinflussen, eine minimale Konnektivität, die für die bewusste Integration von Informationsprozessen notwendig ist (siehe z. B. (Balduzzi und Tononi 2009; Koch et al. 2016a; Sporns et al. 2000a, b; Tononi und Sporns 2003; Tononi et al. 1996)).

[18] Emergenz kann als eine Komplexitätserhöhung in der betrachteten Dynamik verstanden werden. In einer brillanten Publikation konnten Hans R. Moser und Ralf Otte zeigen: *„ein signifikanter Anteil an Neuronen in einem Wesen kann durch (in unserem Ansatz komplexe) dynamische Systeme modelliert werden, die auf einer überschaubaren Anzahl von Phasen-Raum-Dimensionen basieren, so dass eine makroskopische Gesamtbeschreibung der Gesamtheit der hoch redundanten neuronalen Prozesse repräsentiert wird“* (Moser und Otte 2017).

[19] Auch aus einer Ingenieursperspektive ergibt die Zusammenführung von Informationen wie in der Psychoneuroimmunologie sehr viel Sinn. Das Immunsystem erkennt die chemische Seite des Problems, das Nervensystem weiß, wo die Verletzung stattfindet und die Psyche liefert via Erinnerung weitere Informationen. (Ich danke Professor Rudolf Füchslin für diese Bemerkung.)

Beim Menschen gibt es auch Phasen ohne Bewusstsein. Im gesunden Zustand während des Schlafs oder krankheits- oder verletzungsbedingt in den verschiedenen Phasen eines Komas, bei generalisierten Anfällen wie auch unter Narkose ist das Bewusstsein aufgehoben (Alkire et al. 2008; Tononi und Massimini 2008).

Konnektivitätshypothese des Bewusstseins

Die *Konnektivitätshypothese* geht davon aus, dass das komplexe Verhalten des Gehirns besser als funktionelle Gestalt innerhalb des gesamten neuronalen Netzwerks denn in Form unabhängiger, lokaler struktureller Einheiten der Hirnanatomie beschrieben werden kann (Sporns et al. 2000a, b). Die globale Signalverarbeitung innerhalb des Gehirns wird als eine notwendige Bedingung für die bewusste Integration von Informationen verstanden (Boly et al. 2017; Koch et al. 2016a; Oizumi et al. 2014; Tononi et al. 2016; Tononi und Koch 2015).

Laut dieser Hypothese wird Bewusstsein erzeugt, wenn das „Händeschütteln" zwischen sinnesinduzierten Informationsflüssen (bottom-up bzw. von der Peripherie zum Hirn) und kortikalen Rückkopplungsflüssen (top-down bzw. vom Hirn zur Peripherie) einen Schwellenwert übersteigt (Koch 2012; Koch und Reid 2012) – siehe auch (Reid 1960).

Diese und andere Hypothesen verwenden zur Annäherung an das Bewusstsein Konzepte der Kommunikation bzw. der Signalübertragung innerhalb und zwischen biologischen Zellen.

Anhand eines sogenannten biologischen Markers für die funktionelle Konnektivität (Tononi und Sporns 2003) behaupten einige Hirnforscher, Bewusstsein sogar schätzen zu können (Tononi 2008; Tononi und Edelman 1998a, b; Tononi und Koch 2008). Die Gleichsetzung des Bewusstseins mit „integrierter Information", das ist die Menge an Information, die von einem Komplex von neuronalen Elementen erzeugt wird und über die von ihnen erzeugte Information hinausgeht,[20] hat mehrere Auswirkungen auf unsere Sicht der Natur (Tononi 2008) – siehe auch (Kleiner 2020a).

Information ist eine Zweieinigkeit von „it" und „bit"

Wenn Bewusstsein „integrierte Information" ist, was ist dann „Information"?

Information wird in dyadischen logischen Einheiten gemessen, die Bit („binary digit") und Byte genannt werden. Das Bit wird numerisch mit der Zahl 0 oder 1 für

[20] Stellen Sie sich beispielsweise vor, dass mehrere Gruppen von Personen in einem Restaurant sitzen und an ihren eigenen Tischen Informationen miteinander austauschen. Es werden auch Informationen zwischen diesen Gruppen und zwischen jeder dieser Gruppen und den anderen Personen, die im Restaurant insgesamt arbeiten, ausgetauscht. Die integrierte Information ist die Menge an Informationen, die insgesamt im Restaurant generiert wird und die über die Summe der Informationen hinausgeht, die an jedem einzelnen Tisch generiert werden.

„falsch" bzw. „wahr", „nein" bzw. „ja" oder „minus" bzw. „plus" dargestellt,[21] und das Byte ist eine digitale Informationseinheit, die in der Regel aus acht Bits besteht.

Wir gehen davon aus, dass die Information, die wir mit unserem Sinnesapparat über einen Informationsträger aufnehmen (Herrmann et al. 1985), objektiv ist, d. h. sie existiert unabhängig davon, ob ein potenzieller Beobachter mindestens im Prinzip in der Lage sein könnte, diese Information aufzunehmen oder nicht (*Prinzip der Objektivität*).

Analog meinen wir auch zu wissen, dass diese Information dem *Prinzip der Lokalität* gehorcht, d. h. dass kein Signal von Ort A nach Ort B gelangen kann, ohne dass es (über eine gewisse Zeitspanne) kontinuierlich durch die dazwischenliegenden Raumbereiche geflossen ist.

Beide Prinzipien zusammengenommen nennt man das *Prinzip des Lokalrealismus*.[22] In der Tat gelten beide Prinzipien in unserer Alltagswelt: Ein von niemandem betrachteter Dachziegel, der in Richtung meines ahnungslosen Kopfes rast, wird mich verletzen, wenn ich nicht rechtzeitig zur Seite trete. Und falls ein Vogel irgendwo die Flugbahn des Dachziegels kreuzen würde, so träfe das Unglück das Tier und nicht mich.

Der US-amerikanische Physiker John Archibald Wheeler (1911–2008) hat Information als den fundamentalsten Begriff in der Physik betrachtet und erhob diese Haltung zu einer Art Doktrin, nach der die physische Welt ihren Ursprung letztendlich in der Information habe (Wheeler 1990). Da Information in der Einheit „Bit" gemessen wird, und das englische Wort „it" für eine beliebige Sache, ein „es", steht, fasste er diese Idee in dem englischen Idiom *„It from bit"* zusammen (Deutsch: *„Es aus Bit"*). Mithilfe des Begriffs „Zweieinigkeit"[23] möchte ich seine Idee ergänzen und neu formulieren: *„Information ist eine Zweieinigkeit von ‚it' und ‚bit'."*

„It from bit" oder „Bit from it"?

„It" („es") und „Bit" sind zwei Seiten ein- und derselben Medaille „Information".

Im Fall einer Münze kann man lange philosophieren, wo genau man die Grenze zwischen dem Teil, den man „Kopf" nennt, und dem Teil, den man „Zahl" nennt, definieren möchte. Aber jede Münze ist – wie mehrmals schon in diesem Buch betont wurde –, eine Zweieinigkeit von „Kopf" und „Zahl" und irgendwo muss man diese Grenze ziehen. Und genauso ist es mit der Information: Umfasst sie mehr „it" als „bit" (= Geist sei ein Epiphänomen der Materie) oder mehr „bit" als „it" (= Materie sei ein Epiphänomen des Geistes)?

---

[21] Ein Bit ist eine Informationseinheit so wie *Kilogramm* die SI-Einheit der Masse darstellt.

[22] Siehe auch die Greenberger-Horne-Zeilinger(GHZ)-Experimente für eine Diskussion zur Quantennichtlokalität ((Greenberger et al. 1989). https://www.physicsforums.com/insights/greenberger-horne-zeilinger-experiment/Zugegriffen: 18.09.2024).

[23] Soweit ich weiß, kannte Wheeler den Begriff „Zweieinigkeit" nicht.

Idealisten und Materialisten verneinen die Existenz dieser Grenze oder Trennfläche und meinen, dass alles aus Geist bzw. alles aus Materie bestehe; diese Lehre wird als „Monismus“ bezeichnet. Beim „Dualismus“ existieren Körper und Geist unabhängig voneinander in einem immerwährenden ontischen Kampf, wobei die wahrhafte Realität letztendlich entweder aus reiner Materie oder aus reinem Geist bestehen soll, und die andere Seite – Geist bzw. Materie – habe den Kampf um das Urheberrecht auf die Realität verloren bzw. sei ontisch unwichtig, bloß ein epistemisches Epiphänomen. Andere Denker verstehen Geist und Materie als zwei verschiedene, sich ergänzende Pole (komplementäre Entitäten) eines übergreifenden Systems wie *Hardware* und *Software* im System der elektronischen Datenverarbeitung (EDV) oder *Yin* und *Yang* in der chinesischen Philosophie. Bei einer „Polarität“ ist der eine Pol letztendlich ein Pendant des anderen Pols, und weder der eine noch der andere Pol erhebt Anspruch auf das Urheberrecht auf die Realität – s. Kap. 1, Abschn. „Zweieinigkeit“.

Der (verborgene) Beobachter und das Doppelspaltexperiment

Der Beobachter befindet sich immer gegenüber dem beobachteten Ding. Das Ding (I), das beobachtet wird, könnte ein Baum sein und der Beobachter (III) eine Kamera. Das Messinstrument wäre dann der Film (II). Das Messgerät ist immer der Ort der Beobachtung irgendwo zwischen dem Ding und dem Beobachter. Das Messinstrument – Von-Neumann-Erkenntnisfenster – ermöglicht dem Beobachter die Erkenntnis des Beobachteten, sofern, er, der Beobachter, bewusst ist. Aber was heißt das nun: „*... sofern der Beobachter bewusst ist*“?

Auf der Grundlage der miteinander verflochtenen Rollen des Beobachters, des Messgeräts und des Beobachtungsobjekts in der mikroskopischen Welt lässt sich die Idee des Bewusstseins diskutieren. Die Phänomenologie der mikroskopischen Welt weist viele einzigartige und seltsame Merkmale auf, die von der Quantenphysik mathematisch erfasst werden, wie das *Unbestimmtheitsprinzip,*[24] die *Komplementarität* von Größen, für die eine Unschärferelation besteht wie z. B. Ort und Impuls und die *Verschränkung,* die in der Tat rein quantenphysikalisch und am „gespenstischsten“ ist.

Die Rolle des Bewusstseins im Messprozess bleibt dabei das philosophisch tiefgreifendste Rätsel. Zum besseren Verständnis nehmen wir ein einfaches Beispiel, das dem klassischen Young'schen Doppelspaltexperiment (Young 1803) und seiner

---

[24] Dabei handelt es sich um eine Eigenschaft aller Wellenphänomene, die nicht auf die mikroskopische Welt beschränkt ist. Beispiel Akustik: Ein Ton hat entweder eine scharfe Frequenz und muss dann über eine lange Zeitdauer gehalten werden oder er ist kurz und hat dann viele Obertöne (ein Knall hat keine Frequenz). Für diesen Hinweis bin ich Herrn Professor Rudolf Füchslin dankbar.

modernen Replikation (Davisson und Germer 1927) entspricht.[25] (Siehe auch die Erklärung von Richard Phillips Feynman (1918–1988) zu den Abb. 18–31 in seinem Buch *The character of physical law* (Feynman 1965, S. 111–127)).

Stellen Sie sich eine Person (III) vor, die in einem vom Außenlicht völlig abgeschirmten Raum hinter einer Tennisballwurfmaschine sitzt; eine Maschine, die dazu dient, einer Person Tennisbälle zuzuwerfen, damit sie üben kann. Stellen Sie sich vor, dass diese Maschine so umgebaut wurde, dass sie statt Tennisbällen Steine (I) wirft. In der gegenüberliegenden Wand, etwa 50 m entfernt in Wurfrichtung, befinden sich zwei hohe schmale offene Fenster (II) (Abb. 2.1). Auf der anderen Seite der Wand ist es ebenfalls stockdunkel. Der Steinwerfer ist so programmiert, dass er die Steine nach dem Zufallsprinzip nach links und nach rechts gegen die Wand wirft. Einige der Steine fliegen durch die Fenster und landen auf der anderen Seite der Wand im Garten unterhalb der Fenster, durch die sie geflogen sind; andere treffen auf die Wand und bleiben im Raum liegen.

Der Beobachter lässt den Steinwerfer die Steine werfen, schaltet das Licht aus und schläft, sodass er nicht sehen kann, welcher Stein durch welches Fenster fliegt. Wenn er aufwacht, schaltet er das Licht wieder an und schaut hinter die Wand in den Garten, um festzustellen,

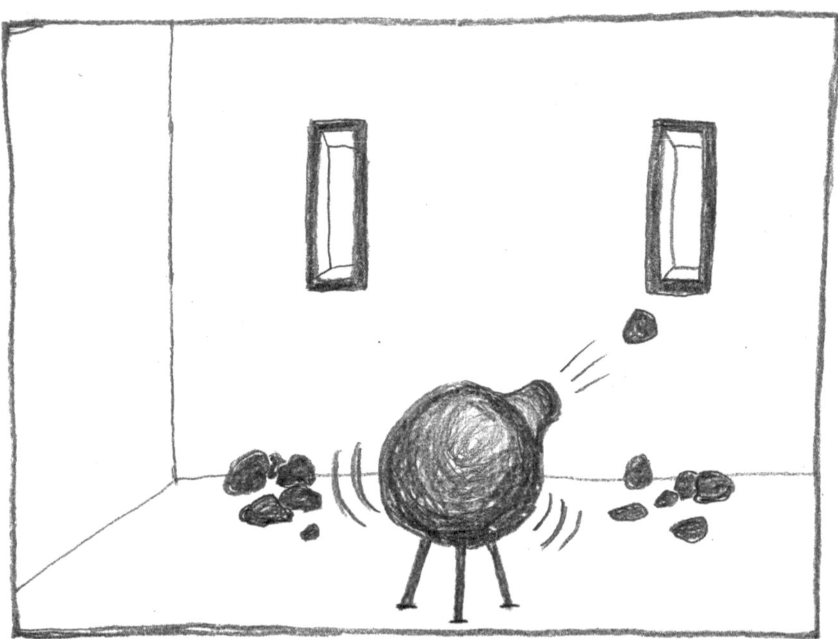

Abb. 2.1 *Ein Steinwerfer wirft Steine durch zwei schmale Fenster in einer Wand.* (Bild: Talaya Schmid)

[25] Zum Thema *Das Doppelspaltexperiment von Thomas Young* siehe, z. B. http://www.youtube.com/watch?v=Iuv6hY6zsd0 Zugegriffen: 31.03.2024.

wo und wie die Steine sich angehäuft haben. Zu seinem Erstaunen liegen fast keine Steine unter den beiden Fenstern. Der größte Haufen liegt in der Mitte zwischen den beiden Fenstern; etwas links vom linken und etwas rechts vom rechten Fenster liegen zwei gleich große Haufen mit etwas weniger Steinen als in der Mitte, dann wieder fast keine Steine links und rechts, dann zwei noch kleinere Haufen usw. (Abb. 2.2a).

Das Resultat erinnert den Beobachter an ein Wasserwellenexperiment im Physikunterricht in der Schule:

Wenn das Experiment statt mit Steinen mit Wasser durchgeführt würde, d. h. wenn ein Schwimmbad durch eine Mauer mit zwei Schlitzen unterteilt wäre, durch die die Wellen in die andere Hälfte hinübertreten könnten, käme es aufgrund der Interferenz der Wellen auf der anderen Seite der Schlitze zu einer ganz ähnlichen Verteilung der Aufschlagstellen (Abb. 2.2b).

Da die aufgeschichteten Steine ein ähnliches Interferenzmuster hinter den Spalten wie die Wellen zeigen, schlussfolgert der Beobachter, dass jeder einzelne Stein die gleichen wellenartigen Eigenschaften wie eine Welle haben muss, damit er durch beide Spalte gleichzeitig hindurchgehen und auf der anderen Seite mit sich selbst interferieren kann!

Der Beobachter ist sehr irritiert und wiederholt das Experiment mit einem Spalt (Abb. 2.3a) sowie mit zwei Spalten (Abb. 2.3b): Diesmal lässt er das Licht an und bleibt wach. Er beobachtet, welcher Stein durch welchen Spalt fliegt. Mit der Zeit und weil Steine nicht wie Tennisbälle springen oder rollen, bildet sich hinter einem Spalt ein Haufen (Abb. 2.3a) sowie hinter jedem der beiden Spalten wie erwartet jeweils ein Steinhaufen (Abb. 2.3b).

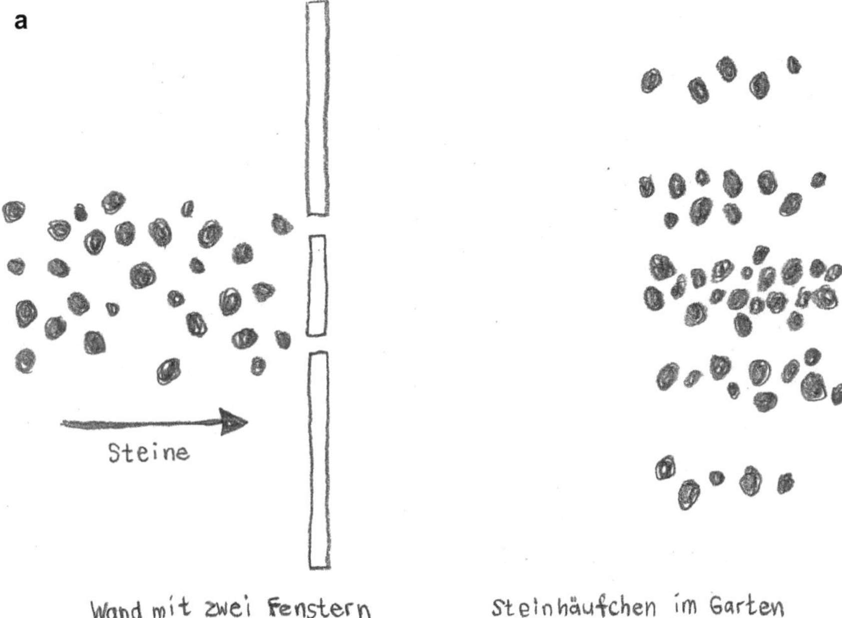

Abb. 2.2a *Ist der Steinwerfer während des Wurf-Experiments unbeobachtet, häufen sich die Steine hinter den zwei Fenstern in einem Muster an, wie man es nur für Wellen erwarten würde (Abb. 2.2b).* Im Garten hinter der Wand liegen fast keine Steine unter den beiden Fenstern. Der größte Haufen liegt in der Mitte zwischen den beiden Fenstern; etwas links vom linken und etwas rechts vom rechten Spalt liegen zwei gleich große Haufen mit etwas weniger Steinen als in der Mitte, dann wieder fast keine Steine links und rechts, dann zwei noch kleinere Haufen usw. (Bild: Talaya Schmid)

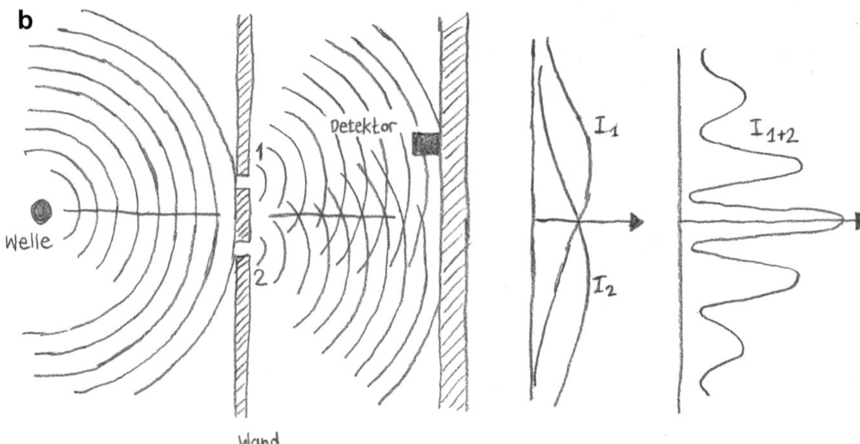

Abb. 2.2b *Amplitude der Wellen aus einer einzigen Quelle, die durch zwei Schlitze laufen.* Diese erzeugen zwei Wellen, die auf der anderen Seite miteinander interferieren, was zu einem Interferenzmuster mit der höchsten Intensität auf dem Absorber um einen Punkt herum führt, der in der Mitte zwischen den beiden Schlitzen liegt. (Bild: Talaya Schmid)

> Der Unterschied zwischen den beiden Experimenten liegt an den grundverschiedenen experimentellen Anordnungen: „Licht aus" versus „Licht an". Genauso verhalten sich einzelne Photonen im quantenphysikalischen Doppelspaltexperiment.

Im echten quantenphysikalischen Doppelspaltexperiment ist es nicht das Bewusstsein, das die Wellenfunktion der Photonen kollabieren lässt, sondern die Versuchsapparatur:

> Ist die Apparatur so konstruiert, dass ein bewusster Beobachter nicht wissen kann, durch welchen Spalt jedes einzelne Photon hindurchgeht, dann wird das Ergebnis (ein Interferenzmuster), das das Messinstrument, eine fotografische Platte, zeigt, den Beobachter zu dem Schluss führen, dass Photonen Wellen sind;
>
> Ist die Apparatur so konstruiert, dass ein Beobachter früher oder später im Prinzip wissen könnte, durch welchen Spalt jedes einzelne Photon hindurchgeht, dann wird das Ergebnis ein Muster mit zwei wolkigen Haufen auf einer fotografischen Platte sein – und kein Interferenzmuster; so kommt der Beobachter zum Schluss, dass Photonen Teilchen sind.

Interessanterweise führen die komplizierteren Messanordnungen, d. h. diejenigen, die es einem bewussten Wesen zumindest im Prinzip ermöglichen würden, zu wissen, was geschieht, zu Teilchenverhalten und die einfacheren „blinden" Messanordnungen zu Wellenverhalten.[26]

---

[26] Hier noch ein Aspekt, auf den ich nicht im Detail eingehen werde: sogenannte Quantum-Eraser-Experimente. Dabei wird eine Messung durchgeführt, die dann aber wieder gelöscht wird. Die Interpretation dieser Experimente ist schwierig und wird zurzeit heftig debattiert („delayed choice" oder „quantum eraser"). Auch für diesen Hinweis danke ich Herrn Professor Rudolf Füchslin. Siehe https://www.youtube.com/watch?v=RQv5CVELG3U. Zugegriffen: 02.03.2024.

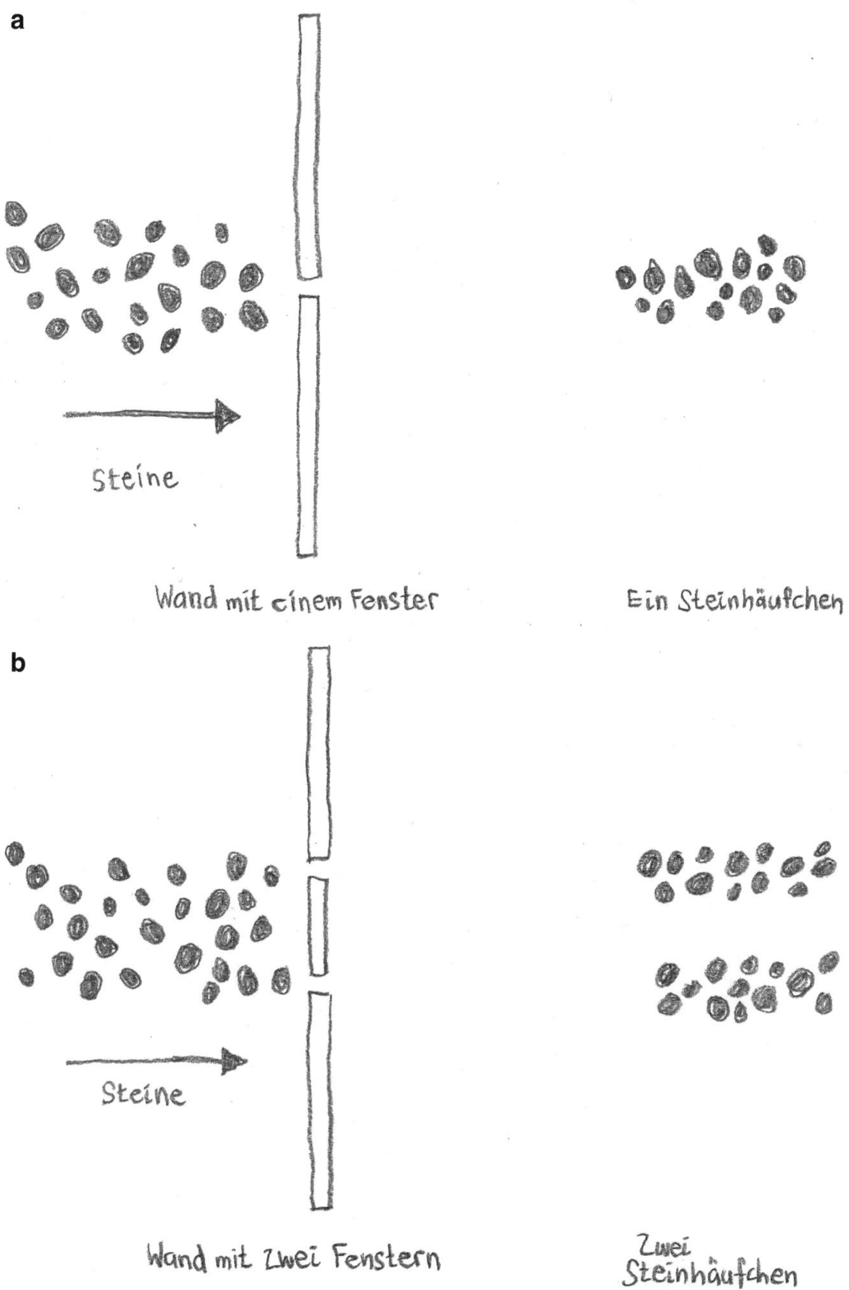

Abb. 2.3 (**a**) *Ein Steinwerfer wirft Steine gegen eine Wand mit nur einem schmalen Fenster. Er ist dabei beobachtet oder unbeobachtet: Die Anhäufung von Steinen hinter dem Fenster sieht so aus, wie man es für Teilchen erwarten würde.* (**b**) *Ein Steinwerfer wirft Steine gegen eine Wand mit zwei schmalen Fenstern. Er wird dabei beobachtet: Die Anhäufung von Steinen hinter den zwei Fenstern sieht so aus, wie man es für Teilchen erwarten würde.* (Bild: Talaya Schmid)

Wie sich ein Teilchen zu einem bestimmten Zeitpunkt verhält, hängt in der Quantenwelt davon ab, ob während des Experiments ein Beobachter, d. h. ein Messinstrument, zugegen ist oder nicht. In der Dramaturgie des mikroskopischen Universums spielt der Beobachter die Hauptrolle, indem er am Geschehen teilnimmt, sodass wir das Universum nur durch seine Augen sehen können. In der klassischen Physik beziehen sich alle physikalischen Größen (Energie [Masse und Geschwindigkeit], Kraft, Impuls usw.) ausschließlich auf das beobachtete Objekt, ein Teilchen oder ein Feld: Das Objekt der Beobachtung spielt hier die Hauptrolle, der Beobachter ist ein außenstehender Zuschauer, sozusagen ein Statist.

Da Elementarteilchen wie Photonen sich mal wie ein klassisches Teilchen, mal wie eine klassische Welle verhalten, sprechen Quantenphysiker bei diesem Phänomen von einer Art Welle-Teilchen-Dualismus. Ich ziehe die Bezeichnung Welle-Teilchen-Zweieinigkeit vor.

An dieser Stelle ist es interessant, einen kurzen Blick in die Geschichte zu werfen. Im Jahr 1814 postulierte Pierre-Simon Laplace (1749–1827), ein französischer Mathematiker und einer der wichtigsten frühen Entwickler der Bayes'schen Statistik, eine Theorie des Universums, die er Napoleon Bonaparte (1769–1821) vorstellte. Der Legende nach fragte Napoleon ihn, warum in dieser Theorie Gott nicht erwähnt werde. Laplace soll daraufhin geantwortet haben: *„Ich hatte diese Hypothese nicht nötig."*

Wenn Napoleon jetzt mit den Begründern der Quantenphysik sprechen und sie fragen würde, warum sie den Beobachter in ihren mathematischen Grundlagen erwähnen, müssten sie antworten: *„Wir haben ein dringendes Bedürfnis nach dieser Hypothese."*[27] Beachte, dass dieses nicht so erstaunlich ist, wie es aussieht. Die klassische Physik ist eine ontologische Theorie, die sagt, *„wie die Welt ist"*, die also Aussagen über die Welt macht. Die Quantenphysik ist eine epistemische Theorie, welche Aussagen darüber macht, was gemessen wird. Sie ist damit eine Theorie, die Aussagen über den Beobachtungsprozess, nicht aber über das beobachtete Objekt macht.[28] Schon im Kap. 1, Abschn. „In der Physik" habe ich Johann von Neumann zitiert, wo er sagt: *„... Denn die Erfahrung macht nur Aussagen von diesem Typus: ein Beobachter hat eine (subjektive) Wahrnehmung gemacht, und nie eine solche: eine physikalische Größe hat einen bestimmten Wert"* (von Neumann 1932, S. 224). Wenn man die Quantenphysik als eine ontologische Theorie verstehen will, wird die quantenphysikalische Wellenfunktion Ψ zwangsläufig als ein handlungsfähiges Ding oder physikalisches Feld gedeutet, was m. E. an Metaphysik grenzt. Den epistemologischen Preis den man dafür zahlt, wenn man sie lediglich, aber richtig als ein geniales mathematisches Konstrukt versteht, ist eine unendliche Regression bei

[27] Es wäre korrekter, hier den Begriff „Postulat" anstelle von „Hypothese" zu verwenden: Ein Postulat ist eine Diskussionsvereinbarung, dass etwas wahr oder falsch ist; eine Hypothese hingegen ist eine Spekulation darüber, was passieren würde, wenn etwas wahr wäre. Im Allgemeinen stellt man eine Hypothese auf, die man für plausibel hält, und führt dann Tests durch, um sie zu widerlegen. Eine wissenschaftliche Hypothese muss die Eigenschaft der Falsifizierbarkeit zwingend erfüllen. Ein Postulat, z. B. Gott, ist nicht falsifizierbar.

[28] Hier danke ich nochmals Herrn Professor Rudolf Füchslin für diesen Hinweis.

der Verschiebung des Von-Neumann-Erkenntnisfensters hinter dem der geheimnisvolle, eigentliche Beobachter für immer und ewig verborgen bleibt. Dieser philosophische Frust ist für viele Denker schwer zu akzeptieren und auszuhalten.

Nun zurück zum Gedankenexperiment mit dem Steinwerfer: Wenn ein (bewusster) Beobachter in diesem Gedankenexperiment im Prinzip, d. h. wegen der experimentellen Anordnung, feststellen kann, durch welches Fenster jeder Stein hindurchfliegt, sind das Resultat zwei Haufen; wenn er wegen einer anderen experimentellen Anordnung nicht wissen kann, dann entsteht eine Art Interferenzmuster.

Es ist wichtig zu betonen: Der physikalische Beobachter, das Messinstrument, muss nicht bewusst sein. Wenn wir den menschlichen Beobachter in der obigen Metapher durch eine Videokamera ersetzen würden (III), könnte irgendwann später ein Lebewesen anhand des Filmmaterials des Experiments erkennen, welcher Stein durch welches Fenster hindurchgeflogen ist, sodass es auf der anderen Seite der Fenster zwei Steinhaufen gäbe. Dabei ist zu beachten, dass die Versuchsanordnung ohne Anwesenheit eines Menschen oder irgendeines anderen lebenden Beobachters auf einer gewissen Rekursivität beruht: Die Anordnung ermöglicht dem System, in dem die Messung stattfindet, sich selbst dabei zu „beobachten", wie bei einem Selfie.

Soweit wir wissen, hat sich das Universum erst jetzt – seit der Evolution des Lebens – so weit entwickelt, dass sich ein Beobachter seiner Fähigkeit, das Universum zu beobachten, bewusst sein kann. Der Beobachter ist eine Schöpfung des Universums, durch die das Universum – durch lebende Systeme – in der Lage ist, sich seiner selbst bewusst zu sein (s. Kap. 1).

In der Literatur herrscht ein großes Missverständnis, auch unter Physikern: Es ist nicht so, dass der messende Wissenschaftler bzw. sein Bewusstsein durch Beobachtung und Messung verändert, was gemessen und beobachtet wird, sondern dass das Postulat des bewussten Beobachters hilfreich ist, die Resultate von Doppelspaltexperimenten (Welle-Teilchen-Zweieinigkeit) zu erklären. Denn natürlich kann erst ein bewusster Beobachter das Resultat feststellen.

Die physikalische Welt ist sicher keine Schöpfung des bewussten Beobachters, denn dann würde das Bewusstsein nicht zum Universum gehören. Gewöhnlich ist mit Aussagen wie *„Die Welt ist eine Schöpfung des Bewusstseins"* gemeint, dass der Quantenmessprozess das Postulat eines Beobachters, ob bewusst oder nicht, erfordert, um den sog. Kollaps der Wellenfunktion (Stichwort: akausale Zustandsänderung) zu verstehen, bei dem ein Ding mit unendlich vielen möglichen Zuständen (mathematisch) zu einem Objekt in einem wohldefinierten Zustand wird – siehe z. B. (Chalmers und McQueen 2022).

Die Quantenphysik braucht nicht die Hypothese oder das Postulat eines Gottes, wohl aber die bzw. das eines Beobachters. In den Grundlagen der Quantenphysik ist der Begriff „Beobachter" notwendig, um den Messprozess auf der atomaren Ebene mathematisch nachzuvollziehen. Kein Bewusstsein führt die Messung durch, aber der Begriff hilft dem Universum durch den menschlichen Verstand, sich selbst zu verstehen, und zwar in dem Sinne, wie sich die Dinge in ihm selbst verhalten. Religiöse oder spirituelle Menschen möchten vielleicht sagen, dass dieses Selbstbewusstsein des Universums eine Art Weltseele ist.

Ausklang Kap. 2: Quantenphysik und das Psychogene

> „Nicht die Dinge der Welt beeinträchtigen uns,
> sondern unsere Gedanken von ihnen."
> – Epiktet (ca. 50–138)

Frei von romantischen Vorstellungen und haarsträubenden metaphorischen Analogien ist es möglich, psychogenen Prozessen anhand von mathematischen Grundlagen der Quantenphysik ein logisches Fundament zu geben. Zuerst müssen ein paar fundamentale und gleichzeitig subtile Konzepte geklärt werden.

Quantenphysik

Die Quantenphysik ist die häufigste und am genauesten bestätigte mathematische Erklärung dafür, wie Messungen von Phänomenen in der mikroskopischen Welt der Moleküle, Atome und anderer elementarer Entitäten interpretiert werden können. Diese Erklärungen haben im letzten Jahrhundert zu einem historisch beispiellosen exponentiellen Wachstum der technologischen Entwicklung geführt.

Johann von Neumanns bahnbrechende Arbeit über die mathematischen Grundlagen im Jahr 1932 (von Neumann 1932) gab der Quantenphysik erstmals ein logisch in sich geschlossenes und bis heute gültiges Fundament zur Interpretation der Quantenphysik.

Seit 1932 konzentrierten sich viele Physiker auf viele Variationen der technischen und rechnerischen Aspekte der Quantenphysik, wobei die sogenannten Dirac-Klammern („Dirac brackets") von Paul Adrien Maurice Dirac (1902–1984) meines Erachtens die bemerkenswerteste Variation sind. In späteren Versuchen, den moderneren Bereich der Hochenergiephysik zu verstehen, entwickelte Richard Phillips Feynman seine genialen Feynman-Diagramme. Aber auch diese – wie all die zahllosen Lehrbücher über Quantenphysik, die seither geschrieben wurden – rüttelten in keiner Weise an den logischen Grundlagen der Quantenphysik, die ursprünglich von Johann von Neumann gelegt wurden und auf denen die Ideen in diesem Buch rigoros beruhen. Seitdem hat es unzählige Versuche gegeben, philosophisch zu verstehen, wie dieses mathematische Gedankengebäude mit der vom Menschen erlebten Realität übereinstimmen könnte.

Deutungen der Quantenphysik

Besondere Vorsicht ist geboten, wenn der Quantenphysik eine universelle Gültigkeit zugeschrieben wird (Frauchiger und Renner 2018). Inzwischen gibt es so viele verschiedene Interpretationen der Quantenphysik wie philosophische Präferenzen, wobei die Kopenhagener und die De-Broglie-Bohm-Interpretation m. E. am erwähnenswertesten sind. Heute hat das Interesse an den verschiedenen Interpretationen der Quantenphysik etwas abgenommen – siehe (Tegmark 1998), der geneigte Leser kann sich gerne selbst in diese einlesen. Die Ideen in diesem Kapitel versuchen, Deutungen zu vermeiden, und beschränken sich auf Metaphern für die reine Logik der mathematischen Grundlagen.

In den letzten Jahren hat sich eine neue Herangehensweise an die Grundlagenfragen der Quantenphysik entwickelt. Dabei spielt das Konzept der Information eine herausragende Rolle. Das Gebiet der sog. Quanteninformationstheorie verspricht nicht nur technische Durchbrüche – „Quantencomputer", welche speziell das Phänomen der Verschränkung ausnutzen, sollen heute aus praktischen Gründen nur sehr schwer lösbare Probleme effizient lösen können –, sondern versucht auch, fundamentale Einblicke in die quantenphysikalischen Zusammenhänge der Realität zu geben. Dabei werden Begriffe wie „Realität" mathematisch gefasst. Spannend dabei ist, dass vernünftig erscheinende Annahmen, was unter Realität zu verstehen sei, als mit der Quantenphysik unvereinbar erkannt wurden (Greenberger et al. 1990; Held 2022).

Viele Diskussionen gehen heute so weit, die von uns erlebte Realität als emergentes Phänomen einer quantenphysikalisch formulierten Informationsdynamik zu verstehen. Diese Idee geht auf den eminenten Physiker J. A. Wheeler zurück, der sie in der Parole *„It from bit!"* zusammenfasste (Heute würde man wohl *„It from qubit!"* sagen) – s. unter Abschn. „„„It from bit" oder „Bit from it"?" sowie Abschn. „Information ist eine Zweieinigkeit von 'it' und 'bit'".

Kausalität und Akausalität

Die Quantenphysik ist eine Methode der Naturbeschreibung, die eine *„eigenartige Duplizität ihres Vorgehens"* mit zeitlichen Veränderungen enthält: kausal und statistisch, *„die* [Duplizität, Anm. des Verf.] *nicht genügend erklärt werden konnte."* (von Neumann 1932, S. 222). Gegenüber dem Kausalitätsprinzip verhält sich das eine mathematische Vorgehen der Quantenphysik kausal, das andere – das statistische Vorgehen – verhält sich aber akausal. Physiker sagen, dass die Kausalität (thermodynamisch) reversibel ist – wie das Rollen einer Kugel oder das Kühlen eines Eises – und dass die Akausalität (thermodynamisch) irreversibel ist – wie das „Rollen" eines Würfels oder das Kochen eines Eis.

> Die Bewegung einer rollenden Murmel ist ein gutes Beispiel für eine kausale zeitliche Veränderung. Die Bewegung einer herumpurzelnden Münze ist ein gutes Beispiel für eine statistische bzw. akausale zeitliche Veränderung.
>
> Stellen wir uns nun einen Würfel mit 6 Seiten vor. Wird dieser Würfel geworfen, können wir nicht sagen, auf welcher Seite er landen bzw. welche Zahl er oben anzeigen wird. Schreibt man die Zahlen jedes Wurfs auf, lässt sich nach einer gewissen Anzahl Würfe eine statistische Aussage darüber machen, wie oft welche Zahl oben war.
>
> Nehmen wir nun einen Würfel mit murmelartig abgerundeten Ecken. Wenn wir ihn in Richtung auf ein bestimmtes Ziel anstoßen, so wird er sozusagen kausal in diese Richtung rollen. In Abhängigkeit von der Wucht, mit der er angestoßen wurde, wird er schneller oder langsamer rollen und es ist berechenbar, wo er halten wird. So kann er in Richtung auf ein

bestimmtes Ziel hin gerollt werden. Doch lässt sich auch dann nicht vorhersagen, welche Zahl oben angezeigt wird.

Das „stolpernde Rollen“ einer würfelartigen Murmel ist kausal und in diesem Beispiel könnte mehr oder weniger mit den üblichen Newton'schen Gesetzen gerechnet werden. Aber über den definitiven Endzustand dieses wackelnden murmelartigen Würfels lassen sich weiterhin nur statistische Aussagen machen.

Nehmen wir nun an, dass solch eine würfelartige Murmel bzw. ein murmelartiger Würfel mit der Zahl 3 oben auf dem Tisch liegt. Er wird mit einer gewissen Wucht in eine bestimmte Richtung gestoßen und landet ein Stück entfernt mit der Zahl 5 oben. Mit genau derselben Wucht kann er wohl kausal in die genau entgegengesetzte Richtung zurückgestoßen werden. Dieser Vorgang ist also reversibel und der Würfel wird sich wahrscheinlich bis auf eine gewisse, kleine Abweichung wieder am Ausgangsort befinden. Aber es gibt absolut keine Möglichkeit zu gewährleisten, dass der Würfel – wie zu Beginn – mit der Zahl 3 oben landet: Dieser Aspekt des Prozesses ist irreversibel.

Unter Kausalität versteht man kontinuierliche, folgerichtige sowie zeitlich nachvollziehbare Änderungen von einem Zustand zum nächsten wie bei Bewegungen, Wachstum oder bei der Reihenfolge der einzelnen Bilder eines Films. Solch einen Film kann man auch rückwärts abspielen und die Storyline (Handlung) wäre immer noch nachvollziehbar. Wenn wir den Film zum Zeitpunkt t stoppen, d. h. den Film sozusagen „messen“, können wir die Handlung aus dem Ablauf der vorangegangenen Filmsequenzen zu den Zeiten $t'' < t$ nachvollziehen und mit einer gewissen vorhersehbaren Zuversichtlichkeit die Handlung während der unmittelbar folgenden Zeitpunkte $t' > t$ erwarten: Wir bleiben somit im selben Film.

In der mathematischen Sprache der Quantenphysik entspricht die zeitliche Entwicklung einer sog. unitären Transformation bzw. der Rotation eines Vektors $\phi(t)$ in einem hochdimensionalen Vektorraum (Zustandsraum). In der Interpretation bedeutet dies, dass ohne eine Messung keine Information verloren geht, da jeder vorwärts laufende Prozess umgedreht werden kann – siehe das Beispiel des Films oben. Diese Art von Veränderung in der Zeit wird *kausal* bezeichnet, d. h., eine kausale Veränderung findet statt, wenn im Augenblick t ein Zustand von $\phi(t)$ in einen anderen Zustand $\phi(t' > t)$ kontinuierlich übergeht.

Eine Messung ist aber nicht reversibel, ein einmal gemessener Zustand kann nicht mehr in den ungemessenen Ursprungszustand zurückversetzt werden: Der Messprozess ist *akausal.* Unter Akausalität werden diskontinuierliche, zeitlich sprunghafte Änderungen von einem Zustand zum nächsten verstanden. Eine akausale Veränderung findet statt, wenn bei einer Messung im Augenblick t ein Zustand $\phi(t)$ von einem Gemisch aus (unendlich vielen) potenziellen, sich kausal entwickelnden Zuständen: $\phi_1(t)$, $\phi_2(t)$, $\phi_3(t)$ … in nur einen einzigen Zustand $\phi_i(t' > t)$ sprunghaft übergeht.

Bei der Akausalität gibt es Sprünge im Erleben, von was auch immer gerade geschieht, wie in einem Traum oder wenn man einzelne Episoden ϕ_1, ϕ_2, ϕ_3 … aus verschiedenen Fernsehserien in einer nicht durchschaubaren Abfolge abspielen würde: Information (Zusammenhang) ist verloren gegangen. Auch wenn man solch einen Film rückwärts abspulte, würden die Szenen ebenso zusammenhanglos aufeinanderfolgen. Wenn wir den Film zum Zeitpunkt t stoppten, d. h. den Film sozusagen „messen“ würden, könnten wir die Handlung aus dem Ablauf der vorangegangenen Filmsequenzen zu den Zeiten t´´ < t weder rekonstruieren noch mit einer nachvollziehbaren Zuversichtlichkeit die Handlung während der unmittelbar folgenden Zeitpunkte t´ > t vorhersagen: Wir finden uns plötzlich und unerwartet in einem anderen Kontext wieder – es liegt somit ein Informationsverlust vor. Die Realität jedes Augenblicks entsteht aus einem Gemisch aus (unendlich vielen?) potenziellen Geschehnissen. Der Stopp entspricht einer Art „Kollaps" oder „Dekohärenz" des Filmmaterials bzw. einem Sprung in einer Episode einer Fernsehserie.

In der mathematischen Sprache der Quantenphysik liegt das Schwergewicht auf Informationserhaltung und -verlust. Das Konzept Kausalität ist hier schwer fassbar (Englisch: „elusive concept of causality").

Kollaps oder Dekohärenz der Wellenfunktion

Gemäß der Quantenphysik findet eine Messung statt, wenn Elementardinge[29] (z. B. Atome) mit einem definierten Messgerät in Wechselwirkung treten und das Resultat von einem Beobachter[30] wahrgenommen wird, beispielsweise wenn ein Strahl von einzelnen Photonen aus einem Laser als kleiner dunkler Punkt auf einer fotografischen Platte registriert wird. Nach der Kopenhagener Interpretation der Quantenphysik sagt man, dass die Wellenfunktion durch eine Messung „zusammenbricht": Die Messung bzw. der mathematische Vorgang reduziert die Wellenfunktion, die die verschiedenen potenziellen Zustände eines Elementardinges beschreibt, auf nur einen empirischen Zustand. Dieser Vorgang wird „Zusammenbruch" oder „Kollaps" oder „Dekohärenz" der Wellenfunktion genannt. Diese Bezeichnungen erwecken den Eindruck, als wenn die Wellenfunktion ein physikalisches Ding wäre.

Johann von Neumann benutzt die vorgenannten metaphorisch anmutenden Ausdrücke nicht. Er verlässt sich ganz und gar auf die mathematischen Grundlagen und bleibt bei einer epistemischen Interpretation der Quantenphysik. Dabei beschreibt die Quantenphysik den Messprozess bzw. dessen Resultat und nicht etwa, was in der Natur vorgeht. *Diese Tatsache kann man nicht genug hervorheben, da sie den großen Unterschied zwischen klassischer und Quantenphysik ausmacht.* Die quantenphysikalische Wellenfunktion $\phi(t)$ ist eine Datenstruktur, aus welcher die Statistik von Messungen abgeleitet werden kann. Die zeitliche Entwicklung dieser Datenstruktur wird durch die Schrödinger-Gleichung beschrieben – siehe Kap. 8, Abschn. „Was ist Physik?". Ob diese Datenstruktur an sich eine physikalische Bedeutung hat, ist irrelevant. Sie beschreibt bloß die Resultate von Messungen.

---

[29] Für die Welt der mikroskopischen Elementarteilchen benutze ich hier zustandsunabhängig (Teilchen oder Welle) den Oberbegriff Elementarding.

[30] Wobei dieser Beobachter ein Aufzeichnungsgerät sein kann. Hier auch die Diskussion um die Delayed-Choice-Experimente: https://en.wikipedia.org/wiki/Delayed-choice_quantum_eraser Zugegriffen: 02.03.2024.

Aber ebenso: https://www.youtube.com/results?search_query=sabine+hossenfelder+delayed+choice+quantum+eraser+ Zugegriffen: 02.03.2024.

Die Quantenphysik erfordert den o. g. dyadischen Ansatz – kausal und statistisch – zur Beschreibung der zeitlichen Zustandsänderungen von quantenphysikalischen Systemen. Weder der Akt der Beobachtung noch das Bewusstsein eines Beobachters verursachen den sog. Zusammenbruch der Wellenfunktion. Die Quantenphysik ist, entgegen ihrem Ruf, vollständig deterministisch bis zum Messprozess. Es gibt sogar die Idee, auch den Messprozess quantenphysikalisch zu beschreiben (Wellenfunktion des Universums). Einige Autoren gehen davon aus, dass dann die statistische Natur des Messprozesses verschwindet (Everett 1957). „Die Frage, ob der Messprozess ein Produkt unseres Unwissens ist oder ein genuiner Teil der Quantenphysik, ist schon wichtig – aber soweit ich weiß, noch ungeklärt." – Anm. Prof. Rudolf Füchslin.

Ortung des Von-Neumann-Erkenntnisfensters

Das Von-Neumann-Erkenntnisfenster stellt gewissermaßen die Brücke zwischen der Außen- und der Innenwelt dar. Hier, im Von-Neumann-Erkenntnisfenster, findet die Messung und somit der o. g. Kollaps der Wellenfunktion statt.

Jenseits des Von-Neumann-Erkenntnisfensters liegt – aus der Perspektive des *eigentlichen* Beobachters – die alltägliche, kausale Welt; diesseits des Von-Neumann-Erkenntnisfensters liegt *„das unkontrollierbare, weil von jedem Kontrollversuch schon vorausgesetzte, gedankliche Innenleben des Individuums"* (von Neumann 1932, S. 224).

Oben wurde gezeigt (siehe Gleichung (1) im Abschn. „Qualia"), dass jede subjektive Wahrnehmung aus einer Änderung im Soma des Beobachters und einem zugehörigen Quale besteht. Diese Änderung unterliegt letztendlich immer den Gesetzen der Quantenphysik.

Die genaue Ortung des Von-Neumann-Erkenntnisfensters ist beliebig verschiebbar, ohne das Resultat der Messung zu ändern (von Neumann 1932, S. 224). Solange das Von-Neumann-Erkenntnisfenster außerhalb des Körpers des Beobachters liegt, hat seine Ortung der Wellenfunktion Ψ eine rein epistemologische, aber nicht eine ontologische Bedeutung. Die Quantenphysik *„beschreibt nun die Ereignisse, die im beobachteten Teile der Welt stattfinden, solange sie mit dem beobachtenden Teile nicht in Wechselwirkung stehen, mithilfe ..."* eines kausalen mathematischen Vorgehens; *„sobald aber eine derartige Wechselwirkung stattfindet, d. h. eine Messung, schreibt sie das Verwenden ..."* eines akausalen mathematischen Vorgehens vor. *„Die Duplizität ist also gerechtfertigt. Indessen besteht die Gefahr, daß das Prinzip vom psychophysikalischen Parallelismus verletzt ist, solange nicht gezeigt wird, daß die Grenze zwischen dem beobachteten System und dem Beobachter im w.o. angegebenen Sinne beliebig verschiebbar ist"* (von Neumann 1932, S. 224).

Erkenntnis und der Fluss des Bewusstseins

Erkenntnis entsteht, wenn die Ereignisse, die in den beobacht*eten* Teilen der Welt stattfinden, mit dem beobacht*enden* Teil – dem Beobachter – in Wechselwirkung kommen. Im Alltag kommt der *eigentliche* Beobachter immerwährend in Wechselwirkung mit den beobachteten Teilen der Welt, er erlebt also die immerwährende Entstehung von Erkenntnis als einen Fluss des Bewusstseins – siehe Gleichung (1) im Abschn. „Qualia". Dennoch ist aus ontologisch-empirischer Sicht das Bewusstsein kein „Ding", das fließen kann.[31] Es ist weder substanzartig, noch ist es ein Fluidum, noch ist es ein physikalisches Feld, da ihm keine Energiedichte zugeschrieben werden kann.

Die Quantenphysik beschreibt die Ereignisse, die im Teil I (in den beobacht*eten* Teilen der Welt) stattfinden und solange sie nicht in Wechselwirkung mit Teil III (mit den beobacht*enden* Teilen) stehen, d. h., solange keine Messung am Teil II (Messinstrument – Von-Neumann-Erkenntnisfenster) stattfindet, mathematisch mithilfe von kausalen Prozessen. Sobald aber eine Messung stattfindet, schreibt sie die Anwendung nicht kausaler mathematischer Prozesse vor.

Wechselnde Perspektiven des Beobachters

Zentral für die logischen Grundlagen der Quantenphysik und unabhängig von jeder Interpretation (s. unter Abschn. „Deutungen der Quantenphysik") ist die Rolle des Beobachters im Messprozess. Diese hat Johann von Neumann in Kap. 6 „Der Meßprozeß" seines Lehrbuchs mathematisch erläutert, wie es bereits oben in diesem Kapitel diskutiert wurde. Der Beobachter ist also immer ein Teil der Welt, wobei es bis zu einem bestimmten Punkt keine Rolle spielt, ob dieser physische Beobachter ein Apparat oder ein Lebewesen ist.

Diesen bestimmten Punkt spricht Johann von Neumann explizit an, wenn er semantisch zwischen dem *eigentlichen* bzw. *wirklichen* Beobachter und dem physischen Beobachter unterscheidet, sobald die Messung logisch in den Körper des lebenden Beobachters hineinverlegt wird. Solange der Beobachtungspunkt, d. h. der Ort der Messung bzw. der Ort des Von-Neumann-Erkenntnisfensters außerhalb des Körpers des lebenden Beobachters liegt, bleibt der physische Beobachter semantisch identisch mit der kürzeren Bezeichnung „Beobachter".

Sobald das Von-Neumann-Erkenntnisfenster innerhalb des Körpers des Beobachters lokalisiert wird, z. B. das optische Bild des Meniskus des Quecksilberbehälters eines Thermometers auf der Netzhaut (s. unter Abschn. „Das Prinzip vom psychophysikalischen Parallelismus"), wird dieser Beobachter bzw. seine Netzhaut zum Objekt in der Außenwelt (Messinstrument) und kann von einem zweiten Beobachter beobachtet werden. Wenn z. B. ein Augenarzt zuschaut und feststellt, dass das (in der Linse umgedrehte) Abbild des Thermometers immer noch dieselbe Temperatur aufweist, wie sie ursprünglich am Meniskus vom ursprünglichen Beobachter

[31] Gerne gebe ich Professor Rudolf Füchslins Kommentar zu diesem Punkt weiter: *„Hier kommt es manchmal meiner Meinung nach zu einem Vulgärmaterialismus. Ein reines Korrelationsmuster hat keine reale Existenz: Es kann sein, dass es einen Träger dieses Musters gibt, dieser ist aber nicht das Muster, genauso wie ein Ladungsträger eben keine Ladung ist. Neben Größen wie Feldern und Teilchen kommen hier Konzepte wie Korrelation ins Spiel."*

gemessen und rapportiert wurde. Und so geht es weiter bis hin zu den von diesem Bild an der Retina, in den Nervenbahnen und im Gehirn verursachten biochemischen Reaktionen, die vom Neurophysiologen beobachtet werden, und er erst irgendwann sagt: „*Diese chemischen Veränderungen seiner Gehirnzellen apperzipiert der* [eigentliche, Anm. d. Verf.] *Beobachter*" (von Neumann 1932, S. 224), sodass auch der Neurophysiologe auf dieselbe Temperatur schließt, die ursprünglich am Meniskus vom ursprünglichen physischen Beobachter gemessen (gesehen) und rapportiert wurde.

Die mathematischen Grundlagen der Quantenphysik besagen: Wenn das Objekt der Beobachtung ein Teil des Körpers des Beobachters selbst ist, verändert die Beobachtung selbst den psychischen Zustand des Beobachters, „*denn die Erfahrung macht nur Aussagen von diesem Typus: ein Beobachter hat eine bestimmte (subjektive) Wahrnehmung gemacht, und nie eine solche: eine physikalische Größe hat einen bestimmten Wert*" (von Neumann 1932, S. 224). Und jede psychische Änderung des Beobachters, jedes Quale Q entspricht einem jeweiligen somatischen Prozess (I_Q) im Sinne eines Trägers oder eines Gewichts (Relevanz oder Bedeutung) – siehe Gleichung (1) im Abschn. „Qualia".

Wenn der Ort der Beobachtung innerhalb des Körpers des Beobachters ist, muss in der Quantenphysik eine „*eigenartige Duplizität ihres Vorgehens*" (von Neumann 1932, S. 224) im Umgang mit dem Beobachter in Kauf genommen werden, die wie im Umgang mit „*den verschiedenen kausalen und statistischen Methoden der Naturbeschreibung … nicht genügend erklärt werden*" kann (s. o.).

Das Psychogene: Qualia, Heilung und Tod

Verfolgen wir nun das Phänomen der Beobachtung weiter, wobei der Beobachter sich selbst sowohl als einen objektiven Teil der Welt, als Objekt, sieht als auch als beobachtendes Teil der Welt, als Subjekt, als den *eigentlichen* Beobachter. Hier kommt es zu einem Paradigmenwechsel, wobei der *eigentliche* Beobachter durch Introspektion willkürlich und mithilfe seiner Vorstellungskraft selbst entscheiden kann, wie der beobach*tende* Teil der Welt, sein Bewusstsein, in Wechselwirkung mit dem beobach*teten* Teil der Welt, seinen Körper, kommt und ihn wahrnimmt. Der Beobachtungsprozess verläuft nicht (länger) kausal.

Wie Heisenberg einmal schrieb, „*… spielt es keine Rolle, ob der Beobachter ein Apparat oder ein Mensch ist …*" (Heisenberg 1958, S. 137). Das bedeutet, dass das, was in der Welt vor sich geht, insbesondere der sogenannte Kollaps der Wellenfunktion, unabhängig vom menschlichen Bewusstsein bleibt. Keine Beobachtung zwingt die Wellenfunktion zu kollabieren. Das gilt auch objektiv, wenn der Ort der Messung, in unserer Terminologie der Ort des Von-Neumann-Erkenntnisfensters, als Teil des Körpers eines lebenden Beobachters verstanden wird. Aber ab dann wird die Sache kompliziert, weil das Objekt der Beobachtung gewissermaßen mit dem Subjekt bzw. dem Beobachter selbst zusammenfällt, sozusagen „kollabiert".

Die Ereignisse in der erlebten Welt der subjektiven Wahrnehmung können in diesem Fall „springen", wie unter Hypnose (Trance), im Traum oder während einer

Psychose. Unter Verwendung der mathematischen Nomenklatur von Johann von Neumann werde ich versuchen zu erklären, was wir empirisch über die Vorstellungskraft und den Geist schon wissen.

Nehmen wir als praktisches Beispiel die medizinisch hypnotherapeutische Arbeit eines Zahnarztes mit einem Patienten:

> $\phi_o(t)$ entspricht den aktuellen objektiven Geräuschen der Bohrmaschine des Zahnarztes zum Zeitpunkt t.
>
> $\phi_s(t)$ entspricht den vom Patienten subjektiv apperzipierten Geräuschen der Bohrmaschine des Zahnarztes zum Zeitpunkt t, wie diese vom Patienten befürchtet und schmerzhaft empfunden werden.
>
> Der Zahnarzt suggeriert seinem Patienten in Trance die eine oder andere Vorstellung aus einem Gemisch von mehreren schonenden Alternativen für die subjektiv schmerzlose Verarbeitung der Geräusche der Bohrmaschine:
>
> $\phi 1(t)$ entspricht den Geräuschen der Bohrmaschine eines Schreiners im Nebenraum zum Zeitpunkt t.
> $\phi_2(t)$ entspricht den Geräuschen der Nähmaschine eines Schneiders im Nebenraum zum Zeitpunkt t.
> $\phi_3(t)$ entspricht den Geräuschen des Motors eines Lamborghinis zum Zeitpunkt t.
> …
>
> Je nach dem Erfolg der Trance und der Persönlichkeit des Patienten wäre die jeweilige Wahrscheinlichkeit für einen subjektiven Zustand s (= 1, 2, 3, 4, …) in der mathematischen Schreibweise der Quantenphysik (von Neumann 1932, S. 224): $|(\phi_o, \phi_s)|^2$. (Hier ist (ϕ_o, ϕ_s) das Skalarprodukt[32] des Vektors ϕ_o mit dem Vektor ϕ_s und $|(\phi_o, \phi_s)|^2 = (\phi_o, \phi_s)(\phi_o, \phi_s)^*$, wobei das Symbol * die konjugiert komplexe Zahl einer imaginären Zahl bedeutet, z. B. $(a+bi)^* = (a-bi)$, sodass $(a+ib)(a+ib)^* = (a+ib)(a-ib) = a^2+b^2$).
>
> Wegen des psychophysikalischen Parallelismus würde ein Neurologe selbstverständlich zum Zeitpunkt t denselben Lärmpegel $\phi_o(t)$ in der Hörrinde des Patienten messen bzw. wahrnehmen, wie er schon vom Instrument des Toningenieurs im Behandlungsraum registriert bzw. wahrgenommen wurde. (Vergleiche das oben diskutierte Beispiel der Temperaturmessung.)

Vielleicht kann ein Organismus irgendwie bis zu einem gewissen Grad selbst entscheiden, welche Vorstellung ($\phi_1(t)$, $\phi_2(t)$, $\phi_{13}(t)$, …) er als nächstes erleben wird. Gerne zitiere ich an dieser Stelle Neven et al. (2024, Abschn. „4. Formation of quantum superposition may facilitate agency"):

> „… Verhaltensweisen, die unserem Wohlbefinden förderlich sind, d. h. der Aufrechterhaltung der Homöostase dienen, sind in der Regel mit Gefühlen der Freude verbunden, während Handlungen, die die Homöostase gefährden, als unangenehm empfunden werden. Wir nennen dies die ‚homöostatische Korrelation'. Würde man den Menschen als deterministischen Automaten beschreiben, dann wäre diese homöostatische Korrelation schwer zu erklären. Wäre das Verhalten vorherbestimmt, dann würde die Evolution nicht nach der homöostatischen Korrelation selektieren, da es keine Rolle spielen würde, wie sich ein Organismus fühlt, da sein Verhalten ohnehin festgelegt ist. … Es scheint uns, dass die Natur Gefühle als Lockmittel oder zur Abschreckung einsetzt, aber das funktioniert nur,

[32] Auch „Hermitian" oder „complex scalar" oder „inner product" genannt. Da keine Verwechslungen zu erwarten sind, können wir es einfach *Skalarprodukt* („scalar product") nennen.

wenn ein Organismus handeln kann, um angenehme Zustände zu erreichen und unangenehme zu vermeiden. Eine mögliche Erklärung für die Korrelation zwischen angenehmen Empfindungen und Verhaltensweisen, die dem Wohlbefinden eines Organismus förderlich sind, ist das Postulat der Handlungsfähigkeit (Goff 2023; Tononi et al. 2016). Wenn ein Organismus die Fähigkeit besitzt, einen Zustand frei zu wählen, dann würde er vermutlich emotional belohnende Zustände den unbelohnten vorziehen. … Quantenoperationen, wie das Erzeugen oder Kollabieren von Überlagerungszuständen, können einem System (das zu einem bestimmten Zeitpunkt eine einzige klassische Realität erlebt) die Freiheit geben, Handlungsfähigkeit auszuüben und eine Präferenz auszudrücken. Die Auswahl einer einzigen klassischen Konfiguration aus der Vielzahl der in einer Superposition enthaltenen Zustände führt zu einer bewussten Erfahrung (dieser klassischen Konfiguration) und gibt dem System die Möglichkeit, diese zu wählen.“ [Man beachte, dass der letzte Satz, der hier zitiert wird, tatsächlich eine zirkuläre Logik enthält, die impliziert, dass man sich auf die Rekursivität der Psyche verlässt, um das Bewusstsein zu realisieren, Anm. d. Verf.]

„Abschließend argumentieren wir, dass die einem Quantenprozessor zur Verfügung stehenden Operationen möglicherweise notwendig sind, um Empfindungsvermögen und Handlungsfähigkeit zu realisieren.“

Ob sich Quanteneinheiten in der mikroskopischen Welt als Teilchen oder als Wellen manifestieren, hängt ganz davon ab, ob die Versuchsanordnung es einem bewussten Beobachter ermöglicht bzw. nicht ermöglicht zu wissen, durch welchen Spalt die einzelnen Einheiten auf ihrem Weg hindurchgegangen sind. Befindet sich das „Messinstrument“ (Von-Neumann-Erkenntnisfenster) jedoch im Körper des Beobachters, d. h. in den Nerven- oder anderen Zellen, und könnte der verborgene Beobachter imaginativ seine Aufmerksamkeit auf das biochemische Geschehen an den Gabelungen der Axone vor den Synapsen oder an den Verzweigungen der Dendriten nach den Synapsen richten, dann wäre das Bewusstsein bzw. die Vorstellungskraft in der Lage, „In-vivo-Doppelspaltexperimente“ durchzuführen. So wäre es dem verborgenen Beobachter theoretisch möglich zu bestimmen, wie die Signalübertragung an den erwähnten Gabelungen, Synapsen und Verzweigungen erfolgte: teilchen- oder wellenartig. Auf diese Weise wäre der verborgene Beobachter in der Lage, das Geschehen im Nervensystem, insbesondere im Gehirn, psychogen zu steuern.

Man kann sich leicht vorstellen, dass es solche psychogenen (akausalen) Sprünge zwischen Zuständen der Gesundung und/oder Zuständen der Erkrankung bis hin zum Sterben geben kann (Schmid 2009). Es handelt sich um rekursive Bewusstseinszustände, bei denen sich z. B. der Mund zusammenzieht, wenn der Mensch sich vorstellt, in eine saure Zitronenscheibe zu beißen (Quale).

Sobald dieser Ort als verborgen im Körper des Beobachters selbst verstanden wird, müssen wir vom *eigentlichen* oder *wirklichen* oder *verborgenen* Beobachter sprechen, und dieser kann in psychogene Prozesse wie Tod oder Heilung involviert werden, indem er irgendwie den einen oder anderen potenziellen Zustand wählt, in dem die Wellenfunktion „kollabiert“.

Als praktisches Beispiel nehmen wir die Wahrnehmung des Schmerzes. Diese stützt sich in hohem Maße auf bereits erlernte, von oben nach unten (top-down) geleitete kortikale Vorhersagen, um die vermutete Quelle der eingehenden unangenehmen, hier schmerzhaften sensorischen Daten zu erschließen (Kaptchuk et al. 2020) – s. unter Abschn. „Kommunikation und drei Arten von Vorstellungen“. Top-down lautet die Botschaft salopp gesagt: Das Gehirn weiß, Gefahr droht (Noceboeffekt) (Colloca et al. 2008). Ein Schmerz wird angekündigt und weist auf Unheil hin. Mit diesem Befund lässt sich verstehen, warum Beipackzettel und Dr. Google schädliche Wirkungen nach sich ziehen können.

Basierend auf dieser Top-down-Manifestation illustriere ich die Tatsache, dass *Schmerz die Eigenschaften einer quantenphysikalischen Messgröße* hat anhand eines fiktiven, aber durchaus möglichen Beispiels für die Einschätzung seines Schweregrads:

> Freiwilligen Versuchspersonen wird erzählt, dass sie den Schmerz auf einer Skala von null (= kein Schmerz) bis zehn (= unerträglicher Schmerz) einschätzen sollen, wenn mit einer Stechhilfe (Lanzette) in eine Fingerkuppe gepiekt wird. $\phi_0(t)$, $\phi_1(t)$, $\phi_2(t)$, …, $\phi_{10}(t)$ seien die Wahrscheinlichkeiten, mit denen die Versuchspersonen den Grad 0, 1, 2, 3, … 10 angeben. Vor der ersten Versuchsreihe wird ihnen gesagt, dass es das harmloseste Modell des Gerätes sei; dann wird höchstwahrscheinlich meistens ein niedriger Wert, z. B. *drei* mit $\phi_3(t) = 0{,}87$ angegeben. Vor der zweiten Versuchsreihe wird informiert, dass jetzt das schmerzhafteste Modell des Gerätes eingesetzt werde; mit großer Wahrscheinlichkeit wird dann häufig ein eher hoher Wert, z. B. *acht* mit $\phi_8(t) = 0{,}93$ genannt. Bei allen Versuchen handelt es sich in Wirklichkeit um genau dasselbe Gerät, aber in den verschiedenen Hirnarealen, wo Schmerz über die Hirnaktivität objektiv gemessen werden kann,[33] wird der Grad der Aktivität mit dem Grad des subjektiv-erwarteten Empfindens korrelieren „… *Denn die Erfahrung macht nur Aussagen von diesem Typus: ein Beobachter hat eine (subjektive) Wahrnehmung gemacht, und nie eine solche: eine physikalische Größe hat einen bestimmten Wert*“ (von Neumann 1932, S. 224) – siehe Abschn. „Der (verborgene) Beobachter und das Doppelspaltexperiment“.

Bewusste Wesen sind in der Lage, verschiedene Muster – Interferenz oder keine Interferenz – zu unterscheiden und auf Basis dieser Muster zu urteilen: „Wellen“ oder „Teilchen“. Es stellt sich nun die Frage, ob das Bewusstsein eines Wesens mithilfe der Quantenphysik erklärt werden kann oder nicht. Das ist die Motivation hinter der Quantum-Mind-Hypothese. Das ist natürlich nur möglich, wenn das Gehirn irgendwie zur Quanteninformationsverarbeitung fähig, d. h. in der Lage ist, quantenphysikalische Prozesse via biopsychologische zu steuern und umgekehrt. Im Kap. 3 soll erläutert werden, wie und in welchem Ausmaß Quanteninformationsverarbeitung im Gehirn und vielleicht sogar anderswo im Körper des beobachtenden menschlichen Organismus geschieht.

Zusammenfassend wird der Begriff *Bewusstsein* in diesem Kapitel je nach Kontext und Disziplin unterschiedlich verstanden:

- Wenn man im Alltag vom *Beobachter* spricht, wird automatisch angenommen, dass dieser bewusst ist.
- Wenn wir in der Hypnotherapie vom *verborgenen Beobachter* sprechen, ist der noch bewusste Teil der Psyche des Hypnotisanden gemeint, der die Ereignisse im Zustand der Trance verfolgt.

---

[33] Zum Beispiel Anteriorer Cingulärer Cortex (ACC), Supplementärmotorischer Cortex (SMA), somatosensorischer Cortex 1&2, posteriorer Parietalcortex, Posteriorer Cingulärer Cortex (PCC), Amygdala, Insula, Präfrontaler Cortex (PFC).

- Wenn Johann von Neumann vom *eigentlichen* oder *wirklichen Beobachter* schreibt, bezieht er sich auf das Bewusstsein des von ihm ursprünglich gemeinten physischen Beobachters. Wenn er nur einen *Beobachter* erwähnt, meint er das Messinstrument, das keineswegs irgendwie bewusst sein muss. Oder um nochmals Heisenberg zu zitieren: „*... spielt es keine Rolle, ob der Beobachter ein Apparat oder ein Mensch ist ...*" (Heisenberg 1958, S. 137).

Das „schwierige" Problem des Bewusstseins („Hard Problem of Consciousness")

In der Bewusstseinswissenschaft gibt es seit gut 30 Jahren ein sehr schwieriges Problem („hard problem"): Das ist die Kluft zwischen den Vorgängen auf der mikroskopisch-physikalischen Ebene der Ionenkanäle im Körper und dem Bewusstsein bzw. dem subjektiven Empfinden (Qualia) auf der psychologischen Ebene im Geist (Chalmers 1995, 1996; Harnad 1998; Lagercrantz 2008; Loorits 2014; Neafsey 2009; Searle 2014; Shear 1997; Solms 2014; Talbot 2012).

Eine erfolgreiche Erklärung des Bewusstseins samt Qualia wird mehr zeigen müssen als nur, wie ein Geist-Gehirn bewusst wird und die Welt einschließlich seiner selbst empfindet. Sie muss auch verständlich machen, wie Bewusstsein und Qualia auf ein Wesen einwirken und es verändern, sein Verhalten formen, es mit anderen, ähnlichen Wesen verbinden und es somit zum Lebewesen machen – siehe z. B. (Graziano 2013). Diese Frage nach dem „Wie" übergehe ich hier und gehe vielmehr auf das „Warum" des „hard problems" ein, d. h., was der darwinistische Zweck der Qualia sein könnte, und stelle folgende Hypothese auf:

> Qualia ermöglichen es der Vorstellungskraft über die damit verbundene Biochemie, den Körper-Geist zu verändern und auf diese (psychogene) Weise dem Organismus eine begrenzte, aber wesentliche Kontrolle über die ansonsten sich selbst organisierenden dynamischen Lebensprozesse in seinem informationsverarbeitenden Körper zu geben und darüber hinaus diese biochemisch maßgebend zu verändern: Neuroplastizität.

Ein künstlich intelligenter Roboter kann mithilfe moderner Technologie Fallstricke und Gefahren in seiner Umgebung vermeiden und selbst organisierende dynamische Prozesse mittels eingebauter Komponenten (Chips, Motherboard, Motore, Getriebe usw.) in seiner physischen Verkörperung einstellen. Als unbelebtes System kann sein Körper Informationen nicht eigenständig und unmittelbar aufnehmen, verarbeiten und im selben Augenblick einverleiben. Nur die dafür konzipierten Komponenten innerhalb der Körperstruktur können Informationen verarbeiten; aber diese Informationsverarbeitungsprozesse sind *nicht* in der Lage, die Strukturen oder die Wirkungsweisen dieser Komponenten selbst zu verändern: *keine Plastizität.*

Beim Lebewesen ist es anders. Mit dem Eintreffen der Informationen am oder im Körper beginnt schon die Verarbeitung: Jedes organspezifische Gewebe mit all seinen Zellen (Parenchym) innerhalb eines Organismus verarbeitet die Informationen, wie der Organismus als Ganzes diese zum Überleben und zur Fortpflanzung umsetzen und gebrauchen kann; und durch diese Informationsverarbeitungsprozesse werden die Zellstrukturen wie auch die Wirkungsweisen der jeweiligen Organe fortlaufend angepasst (Stichwort: Neuroplastizität).

Unter diesem Gesichtspunkt stelle ich die Hypothese auf, dass ein Roboter, egal, wie künstlich intelligent er sein mag, keine Qualia je erleben wird, egal, wie gut er ein Verhalten zu zeigen vermag, das mit einem bestimmten Quale wie z. B. Schmerz korreliert. Im Abschn. „Ausblick: Selbstheilung und das Leben per se", Kap. „Das Psychogene" im Buch *Selbstheilung durch Vorstellungskraft* (Schmid 2025) diskutiere ich den Zusammenhang zwischen dem Leben an sich, der Quantenphysik und psychogenen Phänomenen wie z. B. der Selbstheilung. Man könnte anhand von psychogenen Phänomenen testen, ob ein intelligenter Organismus – Roboter oder Lebewesen – Qualia erlebt oder nicht bzw. Bewusstsein erlangt oder nicht:

> Wenn das informationsverarbeitende System die Struktur und Vernetzung seiner eigenen informationsverarbeitenden Komponenten bzw. Organe durch interne, rekursive Informationsprozesse (z. B. Selbstreflexion, Selbstheilung) verändern kann, erlebt es Qualia und hat Bewusstsein.

Das Paradoxon der gelebten Beobachtung

Der Messprozess ist grundsätzlich für die gesamte Physik und insbesondere für die Quantenphysik von wesentlicher Bedeutung. Wenn Physiker ein Messgerät verwenden, um Daten zu erhalten, nennen sie diesen Datensatz eine „Beobachtung" und das Messgerät den „Beobachter": Eine Messung ist eine Menge von Beobachtungen: x_1, x_2, x_3, … Wenn Psychologen das Wort „Beobachtung" verwenden, gehen sie von einem Lebewesen aus, das als „Beobachter" bezeichnet wird und das Bewusstsein nutzt, um aus Erkenntnissen Wissen zu erlangen.

> Erkenntnis ist, wenn aus Daten eine Gestalt – s. unter Abschn. „Qualia" – gemacht wird. Auch der Computer erkennt Gestalten – Stichwort: Gesichtserkennung – wobei dieser Computer ein künstliches neuronales Netz („artificial neural net", ANN) benutzen könnte, d. h. ein Regressionsapparat, welcher offenbar sehr allgemeine Arten von Korrelationsmustern erkennen und klassifizieren kann (Stichwort: „unsupervised learning"). Mit anderen Worten: Der Computer erkennt die Daten wieder, die ihm eingegeben wurden, aber er *realisiert* nicht, was er erkennt.
>
> Wissen ist etwas anderes als Erkenntnis. Wenn ich mich z. B. in einem Spiegel betrachte, sammle ich Daten und erkenne mich im Spiegelbild, aber erst wenn ich irgendwie realisiere, dass das Spiegelbild „mich" zeigt, ich also weiß, „ich bin" (= Spiegeltest des Ich-Bewusstseins (Gallup 1970)), gewinne ich Wissen.
>
> Bewusstsein ist ein Zustand des Seins, sowohl des Geistes als auch des Körpers, aber kein Ding an sich. Es ist eine charakteristische Eigenschaft eines lebendigen Beobachters. Ich definiere Bewusstsein als den Zustand der (biochemischen) Informationsverarbeitung (Geist) innerhalb des Organismus, der den Beobachter verkörpert. Dieser Bewusstseinsbegriff geht über das allgemein übliche psychologische Verständnis hinaus, indem auch Zellen Bewusstsein zugesprochen wird, solange in ihnen informationsverarbeitende Prozesse ablaufen.
>
> Einem Lebewesen ist Bewusstsein inhärent. Mit der Aufnahme von Daten erzeugt es aus Erkenntnis Wissen.

Die Beobachtung ist für Physiker ein rein physikalischer Vorgang, und für Psychologen ein rein psychologischer Vorgang. Ein Beobachter in der Physik ist im Wesentlichen ein Messgerät. Ein Beobachter in der Psychologie ist ein Lebewesen. Johann von Neumann löste dieses Problem, indem er das Konzept des psychophysikalischen Parallelismus einführte. Demnach kann die Grenze (Von-Neumann-Erkenntnisfenster) zwischen dem physischen und dem psychischen Wesen des Beobachters willkürlich festgelegt und verschoben werden, ohne dass sich der Wahrheitsgehalt der Informationen im Datensatz ändert. Es ändert sich nur die durch die Beobachtung gewonnene Datenmenge.

Es gibt zwei Orte der Beobachtung: Wir können die Dinge außerhalb (Exterozeption) und innerhalb von uns (Interozeption) beobachten.

Bei derExterozeption beobachtet das Messgerät alles, was sich außerhalb des Körpers des Gerätes befindet. Diese Menge von Beobachtungen wird mit „x" benannt. Da das Messgerät bei der Exterozeption sich selbst nicht beobachtet, müssen wir hier ein bisschen genauer sein und sagen, dass x eine Menge von Beobachtungen ist, die sich selbst *nicht* einschließt.

In logischer Notation können wir schreiben:
Exterozeption = {x: x ist eine Menge von Beobachtungen, die sich selbst *nicht* einschließt}[34]
Die Beobachtung oder auch die Wahrnehmung der Dinge erfolgt bei Lebewesen einschließlich Pflanzen, Tieren und Mikroorganismen durch die ihrer Art entsprechenden Sinnesorgane. Heutzutage kann die Umwelt auch von technischen Apparaten wie Robotern beobachtet bzw. gemessen werden, sofern sie entsprechend eingestellt bzw. programmiert wurden.
Die Außenwelt als ein Film, dem wir nicht zugehören (eine Art von naivem Realismus): Nehmen wir an, dass es einen Beobachter gibt, der alles in der Welt um sich herum beobachten kann (nur Exterozeption), sich selbst aber nicht (keine Interozeption). So kann er sich seines eigenen Selbst nicht bewusst sein, und dieser Beobachter kann sich auch seiner körperlichen Zugehörigkeit zur Welt nicht bewusst sein, sonst könnte er sich selbst in der Welt beobachten und besäße Interozeption.

Bei der Interozeption beobachtet das Messgerät alles, was sich im Körper des Geräts befindet; die Menge der Beobachtungen, x, schließt den Akt der Beobachtung selbst ein.

In logischer Notation können wir schreiben:
Interozeption = {x: x ist eine Menge von Beobachtungen, die sich selbst einschließt}

Interozeption, so meine Verallgemeinerung der üblichen Definition von Propriozeption und Viszerozeption, schließt auch Intuition, Fühlen, Denken und Qualia ein und findet – soweit wir bisher wissen – nur in Lebewesen statt.[35]

Die Außenwelt als ein Film, dessen wir uns nicht bewusst sind (eine Art von Solipsismus): Nehmen wir an, dass es einen Beobachter gibt, der nur sich selbst beobachten – sich seiner selbst bewusst sein – kann (nur Interozeption), nicht aber die Welt um sich herum (keine Exterozeption). In diesem Fall kann sich dieser Beobachter nicht der körperlichen Zugehörigkeit zu dieser Welt bewusst sein, da er sonst Exterozeption besäße.

Betrachten wir ein Wesen B, das entweder ein technisches Gerät oder ein lebender Organismus sein kann.

[34] Mit dieser Art von Nomenklatur können wir z. B. schreiben: Die Menge aller Katzen = {x: x ist eine Katze}.

[35] Siehe unter Abschn. „Notwendige Kriterien für Bewusstsein: Intelligenz und Lernfähigkeit".

Die objektive Welt von B: $W^B{}_0$ ist eine Menge aller Beobachtungen von B, die durch die Exterozeption $x^B{}_e$ realisiert werden:

$W^B{}_0 = \{x^B{}_e: x^B{}_e$ ist eine Menge von Bs Beobachtungen, die sich selbst nicht einschließt$\}$ (I)
Jedes Messgerät B, lebendes oder nicht lebendes, führt zu einer Welt von Beobachtungen, die sich selbst nicht einschließt $W^B{}_0$.

Die subjektive Welt von B: $W^B{}_s$ ist die Menge aller Beobachtungen von B, die durch Interozeption $x^B{}_i$ realisiert werden:

$W^B{}_s = \{x^B{}_i: x^B{}_i$ ist eine Menge von Bs Beobachtungen, die sich selbst einschließt$\}$ (II)
Diese Selbstbeobachtung scheint ein notwendiges und hinreichendes Kriterium für ein Lebewesen zu sein.[36]

Wenn ein Wesen eine subjektive Welt besitzt, ist es ein Lebewesen und hat ein Bewusstsein im oben definierten Sinn[37]:

$W^B{}_s \rightarrow$ B ist ein Lebewesen.

Umgekehrt haben nur Lebewesen mithilfe ihres Bewusstseins eine subjektive Welt:

B ist ein Lebewesen $\rightarrow W^B{}_s$.

Ein lebendes Mess-„Gerät“ B führt zu einer Welt von Beobachtungen, die sich selbst einschließt $W^B{}_s$ und hat folglich Bewusstsein im oben definierten Sinne des Wortes.

Achtung! Sobald wir die Existenz einer objektiven Außenwelt $W^B{}_0$ zugeben, die von Lebewesen besetzt ist, haben wir ein *Paradoxon der gelebten Beobachtung*. Für ein Lebewesen gibt es keine objektive Welt, die es nicht selbst einschließt, denn in der mathematisch-physikalischen Logik von Johann von Neumann kann das Wahrnehmungsfenster innerhalb des physischen – objektiven – Körpers des *eigentlichen Beobachters* beliebig nach innen verschoben werden und auf diese Weise immer tiefer in die subjektive Welt eindringen und sich selbst einschließen: Die Teile der Realität, die vorher zur subjektiven Welt gehörten, können nach und nach in einer sich beliebig lange wiederholenden Regression von der objektiven Welt eingenom-

[36] Wenn eine Kamera auf einen Bildschirm gerichtet ist, der das Bild der Kamera zeigt, führt dies zu einem Fraktal- oder Tunnelbild, ein visuelles Phänomen, bei dem ein Bild innerhalb desselben Bildes in einer scheinbar unendlichen Rekursion wiederholt erscheint: auch eine Art von Menge von Beobachtungen, die sich selbst einschließen. Dieser sog. *Droste-Effekt* wird häufig verwendet, um selbstähnliche, sich unendlich wiederholende Strukturen darzustellen, die fraktalen Mustern ähneln. Rein theoretisch könnte dies ewig so weitergehen, wie es mathematisch bei Fraktalen der Fall ist; praktisch geht es nur so lange weiter, wie es die Auflösung des Bildes zulässt, was relativ kurz ist, da jede Iteration die Größe des Bildes geometrisch reduziert. Der Droste-Effekt, der rein technisch herbeigeführt werden kann, ist vergleichbar mit einem Kind, das sich selbst in einem Spiegel sieht, *bevor* es das Ich-Bewusstsein erreicht hat, ohne sich dessen bewusst zu sein, und sagen kann: *„Hey, das bin ich!“*

[37] Selbstverständlich ist diese Selbstbeobachtung ein gradueller Prozess: Die Selbstbeobachtung einer Amöbe kann nicht mit der Selbstbeobachtung einer Katze verglichen werden. (An dieser Stelle danke ich Prof. Dr. Rudolf Füchslin für diese Ergänzung).

men werden.[38] Auf diese Weise ist es für die Beobachtungen in der objektiven Welt prinzipiell möglich, sich selbst einzuschließen.

Mit anderen Worten: Wenn die objektive Welt wirklich eine Menge aller Beobachtungen ist, die sich selbst nicht einschließen, dann muss sie nach der Definition (Gleichung I) sich selbst enthalten. Wenn aber die objektive Welt sich selbst einschließt, dann ist sie laut Definition (Gleichung II) eine subjektive und keine objektive Welt, was bedeutet, dass – für Lebewesen – die Exterozeption paradoxerweise zur Interozeption gehört – Bertrand Russel und der Barbier von Sevilla lassen grüßen.[39] Dies ist eine andere Art zu sagen, dass unsere subjektiven Beobachtungen die objektive Welt – das Universum – in eine paradoxe Lage versetzen, sich selbst zu beobachten. Nach diesem logischen Widerspruch kann es keine objektive Welt im Sinne von Gleichung I geben, ohne dass ein Paradoxon entsteht.[40]

Dieses Paradoxon erleben wir immer wieder im Verlauf des Lebens. Nehmen wir z. B. den Schmerz. Körperliche Schmerzen können durch exterozeptive Reize und auch interozeptiv durch unsere inneren Organe und die Vorstellungskraft ausgelöst werden. Die Intensität eines Schmerzes, unter dem wir leiden, hängt stark davon ab, wie wir diese Schmerzen seelisch (interozeptiv) einordnen.

Letztlich gibt es für ein Lebewesen keine objektive Welt, die nicht auch zur subjektiven Welt des Lebewesens gehört und umgekehrt. So wie es keine Münze ohne zwei entgegengesetzte Seiten *Kopf* und *Zahl* gibt, hat z. B. jedes Schmerzempfinden zwei Komponenten: eine interozeptive bzw. eine exterozeptive, und wir können die

---

[38] Mathematisch gibt es hier eine Subtilität. Nehmen wir an, 0 sei ganz innen, dann kann man sich der 0 immer mehr annähern, erreicht sie aber nie. Das Innerste ist im topologischen Sinne der Abschluss einer offenen Menge, auf der Johann von Neumann sein Beobachtungsfenster verschiebt. Ganz strikt gesehen könnte man sagen, dass man etwas zwar stets weiter nach innen verschieben kann, es aber trotzdem immer einen unerreichbaren Bereich gibt. Nehmen wir das abgeschlossene Intervall [0,1]: Man kann sich von 1 her immer näher zur 0 hinbewegen, ohne sie je zu erreichen (Anm. Prof. Dr. Rudolf Füchslin).

[39] Der Barbier von Sevilla *„rasiert alle und nur die, die sich nicht selbst rasieren"*.

Rasiert sich der Barbier selbst?

Wenn er *„jemand ist, der sich nicht rasiert"*, dann muss er sich rasieren, denn laut Definition *„rasiert er alle und nur die, die sich selbst nicht rasieren"*.

Umgekehrt, wenn er sich rasiert, dann kann er nicht jemand sein, der *„alle und nur die rasiert, die sich nicht selbst rasierten"*.

Aufgrund dieses unendlichen Widerspruchs kann es keinen solchen Barbier geben.

Diese Art von Paradoxon wurde erstmals vom Mathematiker und Philosophen Bertrand Russel formuliert. Es hat drei Merkmale: Selbstreferenz, Widerspruch und Zirkularität. Betrachten wir z. B. ein Blatt Papier: Auf der einen Seite steht geschrieben: *„Die Aussage auf der anderen Seite dieses Blattes Papier ist wahr!"*; auf der anderen Seite steht geschrieben: *„Die Aussage auf der anderen Seite dieses Zettels ist falsch!"* Haben Sie es verstanden?

Wir können das Russel-Paradoxon auf eine formale Art und Weise ausdrücken: Sei S = {x: x ist eine Menge, die sich selbst nicht enthält}. Enthält S sich selbst?

Wenn S sich nicht selbst enthält, dann muss es zu S gehören und enthält sich daher selbst, aber wenn S sich selbst enthält, dann kann es nicht zu S gehören!

[40] Im Sinne von von Neumann stimmt das. Wäre das Subjektive aber das, welches nur einem bestimmten Subjekt zugänglich ist und damit eben nicht objektivierbar ist, könnte die objektive Welt, als die von allen geteilte Welt betrachtet werden (Anm. Prof. Dr. Rudolf Füchslin).

Grenze zwischen beiden beliebig orten. Im Gegensatz zu einer realen Münze, bei der die Lokalisierung dieser Grenze die jeweiligen Symbole nicht beeinflusst, kann der Mensch paradoxerweise das Symbol auf der interozeptiven Seite (*Kopf*) durch die Rekursivität der Psyche verändern und das Symbol auf der anderen, exterozeptiven Seite (*Zahl*) analog beeinflussen (psychogene Heilung). Vor diesem Hintergrund lässt sich auch argumentieren und verstehen, dass mutmaßlich rein seelisch verursachte (interozeptive) Schmerzen sich auch körperlich (exterozeptiv) manifestieren (psychogene Erkrankung), und umgekehrt auch körperlich verursachte Schmerzen immer einen psychischen Schmerz nach sich ziehen.

Die unbewusste Welt als ein Film, zu dem wir bewusst gehören: Jeder lebende Beobachter (*eigentlicher Beobachte*r gemäß Johann von Neumann) weiß von einer ihm eigenen Welt: Er teilt dieselbe objektive Welt mit seinen Artgenossen und bewahrt eine subjektive Welt für sich. Jeder der drei Begriffe ([eigentlicher] Beobachter, Bewusstsein, Welt) setzt die Existenz der beiden anderen voraus. Dies ist die *Zweieinigkeit der Beobachtung*.

Im Kontext dieser Zweieinigkeit der Beobachtung ist es keine Überraschung mehr, wenn wir einen Speichelfluss allein durch die Vorstellung, ins Fleisch einer saftigen Zitronenscheibe zu beißen, hervorrufen und den sauren Saft überall auf der Zunge und in der ganzen Mundhöhle schmecken. Hier wird die eigene Zunge durch eine erlebte Selbstsuggestion des In-eine-Scheibe-einer-sauren-Zitrone-Beißens „von innen" dissoziativ erlebt, indem man das Von-Neumann-Erkenntnisfenster an der Oberfläche der Zunge ortet. Diese Überlegungen führen mich zu einer allgemeinen *Hypothese zur Psychogenese*:

> Die Psychogenese findet biochemisch lokal im Körper am vorgestellten Ort des Von-Neumann-Erkenntnisfensters statt. Somit kommt der Vorstellung eine konstituierende Rolle zu. Bei abstrakteren und komplexeren Selbstsuggestionen als der Zitrone ist es schwieriger, diesen Ort zu lokalisieren.

Literatur

Adolphs R (2015) The unsolved problems of neuroscience. Trends Cogn Sci 19(4):173–175

Alemi AA, Bierbaum M, Myers CR, Sethna JP (2015) You can run, you can hide: the epidemiology and statistical mechanics of zombies. arXiv:150301104 [q-bioPE]

Alkire MT, Hudetz AG, Tononi G (2008) Consciousness and anesthesia. Science 322(5903):876–880

Baillargeon R, Scott RM, He Z (2010) False-belief understanding in infants. Trends Cogn Sci 14(3):110–118

Balduzzi D, Tononi G (2009) Qualia: the geometry of integrated information. PLoS Comput Biol 5(8):e1000462

Bardotti S (2008) The hard problem of conciousness and the clinical psychiatry. Vertex 19(78):29–34

Barrett AB, Dienes Z, Seth AK (2013) Measures of metacognition on signal-detection theoretic models. Psychol Methods 18(4):535–552

Barrett LF, Simmons WK (2015) Interoceptive predictions in the brain. Nat Rev Neurosci 16(7):419–429

Barth J, Muff S, Kern A, Zieger A, Keiser S, Zoller M, Rosemann T, Brinkhaus B, Held L, Witt CM (2021) Effect of briefing on acupuncture treatment outcome expectations, pain, and adverse side effects among patients with chronic low back pain: a randomized clinical trial. JAMA Netw Open 4(9):e2121418

Bennett CH (1995) Quantum information and computation. Phys Today 48 (10):24–30

Bennett CH, DiVincenzo DP (2000) Quantum Information and Computation. Nature 404(6775):247–255. https://doi.org/10.1038/35005001

Blakemore C (1991) Sir Douglas Robb lectures. University of Auckland, Auckland, New Zealand

Boly M, Massimini M, Tsuchiya N, Postle BR, Koch C, Tononi G (2017) Are the neural correlates of consciousness in the front or in the back of the cerebral cortex? Clinical and neuroimaging evidence. J Neurosci 37(40):9603–9613

Carnap R (1928) Der logische Aufbau der Welt. Meiner, Hamburg

Čejková J, Banno T, Hanczyc MM, Štěpánek F (2017) Droplets as liquid robots. Artif Life 23(4):528–549

Chalmers D (1995) Facing up to the problem of consciousness. J Conscious Stud 2(3):200–219

Chalmers DJ (1996) The conscious mind: in search of a fundamental theory. Oxford University Press, New York

Chalmers DJ, McQueen KJ (2022) Consciousness and the collapse of the wave function. In: Gao S (Hrsg) Consciousness and quantum mechanics. Oxford University Press, Oxford, S. 11f

Colloca L, Miller FG (2011) How placebo responses are formed: a learning perspective. Philos Trans R Soc Lond B Biol Sci 366(1572):1859–1869

Colloca L, Sigaudo M, Benedetti F (2008) The role of learning in nocebo and placebo effects. Pain 136(1–2):211–218

Corbin H (1981) Creative imagination in the Sufism of Ibn ‘Arabi (Manheim R, Übers. Vol. XCI). Princeton University Press, Princeton

Crick F, Koch C (1990) Towards a neurobiological theory of consciousness. Semin Neurosci 2:263–275

Crick F, Koch C (1992) The problem of consciousness. Sci Am September:111–117

Critchley HD, Wiens S, Rotshtein P, Ohman A, Dolan RJ (2004) Neural systems supporting interoceptive awareness. Nat Neurosci 7(2):189–195

Damasio AR (1996) The somatic marker hypothesis and the possible functions of the prefrontal cortex. Philos Trans R Soc Lond B Biol Sci 351(1346):1413–1420

Damasio AR (1999) How the brain creates the mind. Sci Am 281(6):112–117

Damasio AR (2000) Ich fühle, also bin ich: Die Entschlüsselung des Bewusstseins. List, München

Davisson C, Germer LH (1927) Diffraction of electrons by crystal of nickel. Phys Rev 30(6):705–741

De Benedettis G (2020) From quantum physics to quantum hypnosis: a quantum mind perspective. Int J Clin Exp Hypn 68(4)

Redaktion Nature Neuroscience (2003) Brain myths. Nat Neurosci 6(2):99

Redaktion Nature Neuroscience (2014) The mythical brain. Nat Neurosci 17(9):1137–1137

Everett H (1957) Relative state formulation of quantum mechanics: an abridged summary of the theory of the universal wavefunction. Rev Mod Phys 29:454–462

Falk G, Ruppel W (1976) Energie und Entropie. Springer, Berlin/Heidelberg/New York

Falk G, Herrmann F, Schmid GB (1983) Energy forms or energy carriers? Am J Physics 51(12):1074–1077

Feynman RP (1965) The character of physical law. Penguin Books, London

Fleming SM, Dolan RJ (2012) The neural basis of metacognitive ability. Philos Trans R Soc Lond B Biol Sci 367(1594):1338–1349

Frauchiger D, Renner R (2018) Quantum theory cannot consistently describe the use of itself. Nat Commun 9(1):3711

Frazer JG (1928) Der goldene Zweig: Das Geheimnis von Glauben und Sitten der Völker. Translated by Dr. phil. Helen von Bauer / Berlin. Leipzig: C.L. Hirschfeld-Verlag, 1928

French RM (2000) The turing test: the first 50 years. Trends Cogn Sci 4(3):115–122

Frohlich S, Franco CA (2010) The consciousness circuit – an approach to the hard problem. Adv Exp Med Biol 657:285–301

Gallup GGJ (1970) Chimpanzees: self-recognition. Science 167:86–87

Gibbs, J.W. „On the Equilibrium of Heterogeneous Substances." Transactions of the Connecticut Academy III (Oct. 1875 – May, 1876 1875):108–248

Gibbs, J.W. „On the Equilibrium of Heterogeneous Substances." Transactions of the Connecticut Academy III (May, 1877 – July, 1878 1877):343–524

Goff P (2023) Why? The purpose of the universe. Oxford University Press, New York, NY, USA

Graziano MS (2013) Consciousness is the „hard problem", the one that confounds science and philosophy. Has a new theory cracked it? (21 August 2013 edn). Aeon Media Ltd. https://aeon.co/essays/how-consciousness-works-and-why-we-believe-in-ghosts. Zugegriffen am 10.08.2025

Greenberger D, Horne M, Shimony A, Zeilinger A (1990) Bell's theorem without inequalities. Am J Phys Anthropol 58:1131–1143

Greenberger DM, Horne M, Zeilinger A (1989) Going beyond Bell's theorem. In: Kafatos M (Hrsg) Bell's theorem, quantum theory, and conceptions of the universe. Kluwer Academic Press, Dordrecht, S 69–72

Hameroff S, Penrose R (2014) Consciousness in the universe: a review of the „Orch OR" theory. Phys Life Rev 11(1):39–78

Harnad S (1998) Explaining consciousness: the hard problem. Trends Cogn Sci 2(6):234–235

Heisenberg W (1958) Physics and philosophy: the revolution in modern science. Penguin Books, London

Held C (2022) The Kochen-Specker Theorem. In The Stanford Encyclopedia of Philosophy. Edited by Edward N. Zalta and Uri Nodelman. Stanford, CA: Metaphysics Research Lab, Stanford University, 2022

Herrmann F, Schmälzle P, Schmid GB (1985) Information and its carriers. Phys Educ 20:206–210

Huxley TH (1882) On the hypothesis that animals are automata, and its history. In: Huxley TH (Hrsg) Science and culture, and other essays. Appleton, New York, S 206–252

Huxley TH (1898) On the hypothesis that animals are automata, and its history. Collected essays (Bd 1). Macmillan, London

Jamali M, Grannan BL, Fedorenko E, Saxe R, Báez-Mendoza R, Williams ZM (2021) Single-neuronal predictions of others' beliefs in humans. Nature 591(7851):610–614

Kaptchuk TJ (2023) No better than a placebo: guest essay. The New York Times 2, 10 Oct 2023. https://www.nytimes.com/2023/10/10/opinion/decongestant-placebo-medicine.html. Zugegriffen am 10.10.2023

Kaptchuk TJ, Hemond CC, Miller FG (2020) Placebos in chronic pain: evidence, theory, ethics, and use in clinical practice. BMJ 370:m1668

Katz D (1951) Gestalt psychology: Its nature and significance. Methuen, London

King C (1996) Fractal neurodynamics and quantum chaos: resolving the mind-brain paradox through novel biophysics. In: MacCormac E, Stamenov MI (Hrsg) Fractals of brain, fractals of mind: in search of a symmetry bond (Bd 7, S 179–233). John Benjamins Publishing Company, Amsterdam, Netherlands

Kirk R (2007) Zombies and consciousness. Oxford University Press, Oxford

Kleiner J (2020a) Brain states matter. A reply to the unfolding argument. Conscious Cogn 85:102981

Kleiner J (2020b) Mathematical models of consciousness. Entropy (Basel) 22(6):609. https://doi.org/10.3390/e22060609

Kleiner J (2024) Towards a structural turn in consciousness science. Conscious Cogn 119:103653

Kleiner J, Hoel E (2021) Falsification and consciousness. Neurosci Conscious 2021(1):niab001

Koch C (2012) Neuroscience: a quest for consciousness. Nature 488:29–30

Koch C, Reid RC (2012) Neuroscience: observatories of the mind. Nature 483(7390):397–398

Koch C, Massimini M, Boly M, Tononi G (2016a) Neural correlates of consciousness: progress and problems. Nat Rev Neurosci 17(5):307–321

Koch C, Massimini M, Boly M, Tononi G (2016b) Posterior and anterior cortex – where is the difference that makes the difference? Nat Rev Neurosci 17(10):666

Koné I, Rumetsch V, Eiger B, Gaab J (2022) Einsatz von Placebos im ärztlichen Alltag. Swiss Medical Forum 22(40):660–663

Korf J (2014) Emergence of consciousness and qualia from a complex brain. Folia Med (Plovdiv) 56(4):289–296

Lagercrantz H (2008) The hard problem. Acta Paediatr 97(2):142–143

Lenaerts T, Saponara M, Pacheco JM, Santos FC (2024) Evolution of a theory of mind. iScience 27(2):108862

Linde K, Witt CM, Streng A, Weidenhammer W, Wagenpfeil S, Brinkhaus B, Willich SN, Melchart D (2007) The impact of patient expectations on outcomes in four randomized controlled trials of acupuncture in patients with chronic pain. Pain 128(3):264–271

Lipkind M (2008) Consciousness enigma: the „hard problem" – binding problem entanglement, „extra ingredient" and field principle. Indian J Exp Biol 46(5):395–402

Liu T, Pelowski M (2014) Clarifying the interaction types in two-person neuroscience research. Front Hum Neurosci 8:276

Loorits K (2014) Structural qualia: a solution to the hard problem of consciousness. Front Psychol 5:237

Mashour GA, LaRock E (2008) Inverse zombies, anesthesia awareness, and the hard problem of unconsciousness. Conscious Cogn 17(4):1163–1168

Misselbrook D (2014) Q is for Qualia. Br J Gen Pract 64(622):248

Moser HR, Otte R (2017) Emergence and electrophysiological analogies in jelium models for cortical brain matter. Complex Syst 26(1):71–91

Mudrik L (2023) Consciousness: what it is, where it comes from – and whether machines can have it. Nature 623(7985):25–26

Müller VC, Hoffmann M (2017) What Is Morphological Computation? On How the Body Contributes to Cognition and Control. Artificial Life 23(1):1–24. https://doi.org/10.1162/ARTL_a_00219

Neafsey EJ (2009) The hard problem. Science 324(5926):463

von Neumann J (1932) Mathematische Grundlagen der Quantenmechanik. Springer, Berlin

Neven H, Zalcman A, Read P, Kosik KS, van der Molen T, Bouwmeester D, Bodnia E, Turin L, Koch C (2024) Testing the conjecture that quantum processes create conscious experience. Entropy 26(6):460

Oizumi M, Albantakis L, Tononi G (2014) From the phenomenology to the mechanisms of consciousness: Integrated Information Theory 3.0. PLoS Comput Biol 10(5):e1003588

Pauli W (1954) Naturwissenschaftliche und erkenntnistheoretische Aspekte der Ideen vom Unbewussten. Dialectica 8(4):283–301

Penrose R (1995) Shadows of the mind. Vintage, London

Penrose R, Hameroff S (2011) Consciousness in the universe: neuroscience, quantum space-time geometry and Orch OR theory brain and mind. In: Penrose R, Hameroff S, Kak S (Hrsg) Consciousness and the universe. Cosmology Science Publishers, United States, S 3–42

Petit, Nicolas, Ira Noveck, Matias Baltazar, Jérôme Prado. „Assessing Theory of Mind in Children: A Tablet-Based Adaptation of a Classic Picture Sequencing Task." Child Psychiatry & Human Development (Jan 2 2024). https://doi.org/10.1007/s10578-023-01648-0

Pfeiffer R, Bongard J (2007) How the Body Shapes the Way We Think: A New View of Intelligence. MIT Press, MIT

Pfeifer R, Lungarella M, Iida F (2007) Self-organization, embodiment, and biologically inspired robotics. Science 318(5853):1088–1093

Planck M (1931) I regard consciousness as fundamental. I regard matter as derivative from consciousness. We cannot get behind consciousness. Everything that we talk about, everything that we regard as existing, postulates consciousness. In: Observer' T (ed) (pp. 17, column 13). https://beruhmte-zitate.de/autoren/max-planck/. Zugegriffen am 10.08.2025

Popper KR, Eccles JC (1977) The self and its brain. Springer International, Berlin

Premack D, Woodruff G (1978) Does the chimpanzee have a theory of mind? Behav Brain Sci 4:515–526

Reid C (1960) Quantum phenomena in biology. Science 131(3407):1078–1084

Revonsuo A (1999) Binding and the phenomenal unity of consciousness. Conscious Cogn 8(2):173–185
Revonsuo A, Newman J (1999) Binding and consciousness. Conscious Cogn 8(2):123–127
Rief W, Shedden-Mora MC, Laferton JA, Auer C, Petrie KJ, Salzmann S, Schedlowski M, Moosdorf R (2017) Preoperative optimization of patient expectations improves long-term outcome in heart surgery patients: results of the randomized controlled PSY-HEART trial. BMC Med 15(1):4
Schilbach L, Timmermans B, Reddy V, Costall A, Bente G, Schlicht T, Vogeley K (2013) Toward a second-person neuroscience. Behav Brain Sci 36(4):393–414
Schmid GB (1981) Energy: the cornerstone of a unified approach to the physical sciences. Vortrag bei der International Conference on Energy Education am 04.08.1981 in Providence, Rhode Island
Schmid GB (1982) Energy and its carriers. Phys Educ 17:212–218
Schmid GB (1983) A new approach to physics based upon substance-like quantities and their currents. Vortrag beim 7. International Congress of Logic, Methology and Philosophy of Science vom 11.–16.07.1983 in Salzburg, Österreich
Schmid GB (1984) An up-to-date approach to physics. Am J Phys 52(9):794–799
Schmid GB (1986) A new approach to traditional physics. Phys Teach 24(6):349–352
Schmid GB (1988) Response to „Remarks on a proposed up-to-date approach to physics“ [Am J Phys 56, 853 (1988)]. Am J Phys 56(9):855
Schmid GB (2005) Phantasy therapy: a novel theoretic and therapeutic approach for the special treatment of psychotic patients in general psychiatry. In: Abelian ME (Hrsg) Focus on psychotherapy research, Bd 2005. Nova Science, New York, S 1–50
Schmid GB (2006) Substance-like quantitites and their primary role in physics. Minhua Chen – Vortrag bei der Chinese Conference on Physics Education at theTeacher Education Center am 16.09.2006 in Shaoxing County, Shaoxing, China
Schmid GB (2009) Tod durch Vorstellungskraft: Das Geheimnis psychogener Todesfälle, 2. Aufl. Springer, Wien
Schmid GB (2015) Klick! Warum wir manchmal etwas wissen, das wir eigentlich nicht wissen können. Orell-Füssli, Zürich
Schmid GB (2025) Selbstheilung durch Vorstellungskraft, 2. Aufl. Springer, Wien
Schmid GB, Koukkou M (1997) Die Dimensionale Komplexität des EEG in psychotischen und remittierten Zuständen. In: Schiepek G, Tschacher W (Hrsg) Selbstorganisation in Psychologie und Psychiatrie. Vieweg, Braunschweig, S 151–170
Schmid GB, Eisenhut R, Dämpfle S, Frei K, Ito K (1997) Phantasietherapie: In der Phantasie die Realität wiederfinden. Tandem 2:21–23
Schrödinger E (1967) What is life? Cambridge University Press, Cambridge
Scott RM, Baillargeon R, Song HJ, Leslie AM (2010) Attributing false beliefs about non-obvious properties at 18 months. Cogn Psychol 61(4):366–395
Searle JR (2014) Introduction: addressing the hard problem. J Integr Neurosci 13(2):vii–xi
Seth AK (2018) Consciousness: the last 50 years (and the next). Brain Neurosci Adv 2:2398212818816019
Shear J (Hrsg) (1997) Explaining consciousness. The hard problem. MIT Press, Massachusetts
Sheffield MEJ, Dombeck DA (2015) The binding solution? Nat Neurosci 18(8):1060–1062
Simons DJ, Chabris CF (1999) Gorillas in our midst: sustained inattentional blindness for dynamic events. Perception 28(9):1059–1074
Solms M (2014) A neuropsychoanalytical approach to the hard problem of consciousness. J Integr Neurosci 13(2):173–185
Sporns O, Tononi G, Edelman GM (2000a) Connectivity and complexity: the relationship between neuroanatomy and brain dynamics. Neural Netw 13(8–9):909–922
Sporns O, Tononi G, Edelman GM (2000b) Theoretical neuroanatomy: relating anatomical and functional connectivity in graphs and cortical connection matrices. Cereb Cortex 10(2):127–141
Talbot B (2012) The irrelevance of folk intuitions to the „hard problem“ of consciousness. Conscious Cogn 21(2):644–650

Tegmark M (1998) The interpretation of quantum mechanics: many worlds or many words? Fortschr Phys 46(6–8):855–862

Thomas NJ (2001) Color realism: toward a solution to the „hard problem". Conscious Cogn 10(1):140–145, discussion 146–156

Tononi G (2008) Consciousness as integrated information: a provisional manifesto. Biol Bull 215(3):216–242

Tononi G, Edelman GM (1998a) Consciousness and complexity. Science 282(5395):1846–1851

Tononi G, Edelman GM (1998b) Consciousness and the integration of information in the brain. Adv Neurol 77:245–279, discussion 279–280

Tononi G, Koch C (2008) The neural correlates of consciousness: an update. Ann N Y Acad Sci 1124:239–261

Tononi G, Koch C (2015) Consciousness: here, there and everywhere? Philos Trans R Soc Lond B Biol Sci 370(1668):20140167

Tononi G, Massimini M (2008) Why does consciousness fade in early sleep? Ann N Y Acad Sci 1129:330–334

Tononi G, Sporns O (2003) Measuring information integration. BMC Neurosci 4:31

Tononi G, Sporns O, Edelman GM (1996) A complexity measure for selective matching of signals by the brain. Proc Natl Acad Sci U S A 93(8):3422–3427

Tononi G, Boly M, Massimini M, Koch C (2016) Integrated information theory: from consciousness to its physical substrate. Nat Rev Neurosci 17(7):450–461

Weisberg DS, Keil FC, Goodstein J, Rawson E, Gray JR (2008) The seductive allure of neuroscience explanations. J Cogn Neurosci 20(3):470–477

Wheeler JA (1990) Information, physics, quantum: the search for links. In: Zurek WH (Hrsg) Complexity, entropy, and the physics of information. Addison-Wesley, Redwood City, California

Wigner EP (1965) Bemerkungen zum Leib-Seele-Problem. In: Gerd IJ (Hrsg) Phantasie in der Wissenschaft, Bd 97. Econ, Düsseldorf, S 273–289

Wimmer H, Perner J (1983) Beliefs about beliefs: representation and constraining function of wrong beliefs in young children's understanding of deception. Cognition 13(1):103–128

Xu G, Mihaylova T, Li D, Tian F, Farrehi PM, Parent JM, Mashour GA, Wang MM, Borjigin J (2023) Surge of neurophysiological coupling and connectivity of gamma oscillations in the dying human brain. Proc Natl Acad Sci U S A 120(19):e2216268120

Yeung EKL, Apperly IA, Devine RT (2024) Measures of individual differences in adult theory of mind: a systematic review. Neurosci Biobehav Rev 157:105481

Young T (1803) The Bakerian lecture. Experiments and calculation relative to physical optics. Philos Trans R Soc London 94:1–16

3 Quantum-Mind-Hypothese: Der Ursprung des Bewusstseins in den Gliazellen

„Wo Dissertationen sich hingegen in exzessiven Qualifikationsnachweisen erschöpfen, ist ihre Unangreifbarkeit nicht selten mit Substanzlosigkeit erkauft. Sich zu versichern mag nützlich sein, doch wer über der Versicherung den Wert des Versicherten vergisst, bezahlt am Ende zu viel!"

*– Magnus Klaue (*1974), (persönliche Mitteilung 2013)*

Hier möchte ich eine Quantum-Mind-Hypothese zur Entstehung des Bewusstseins einführen. Nach dieser Hypothese ermöglichen

- die Verzweigungen am Ende eines Axons in die verschiedenen präsynaptischen Endigungen (Endknöpfchen) und
- die mannigfachen Synapsen zwischen diesen Nervenendknöpfchen („axon terminals") und den Dendriten des nächsten Neurons

mithilfe der Rekursivität von *In-vivo-Doppelspalt-Transportvorgängen* das menschliche Bewusstsein.

Laut dieser Hypothese zur Entstehung des menschlichen Bewusstseins könnte die empirisch feststellbare Ich-Bildung beim Menschen stark mit der Entwicklung der Gliazellen im Gehirn des Kleinkinds korrelieren – s. Kap. 5, Abschn. „Die Welt des Kleinkinds ist eine Quantenwelt: Fünf logische Analogien". Wir werden sehen, dass quantenphysikalische Phänomene wie die *Welle-Teilchen-Zweieinigkeit* – s. unter Abschn. „De-Broglie-Wellenlänge" – nicht nur im Labor des Physikers, sondern auch tief im Parenchym des eigenen Gehirns auftauchen. Diese legen Überlegungen zur Entstehung des menschlichen Bewusstseins im Gehirn nahe (Schmid 2015c).

G. B. Schmid, *Quantum-Mind-Hypothese*,
https://doi.org/10.1007/978-3-662-70831-6_3

Warum gibt es im Gehirn Synapsen? Damit das Gehirn mit sich kommunizieren, lernen und sich entwickeln kann (Neuroplastizität). Und wenn ein Computer lernen können soll, dann braucht er elektronische „Synapsen". Solche – lernenden – Computer gibt es bereits, wie wir schon im Kap. 2 gesehen haben. Spätestens seit dem Sieg des IBM-Computers „Deep Blue" über den Schachweltmeister Garry Kasparov am 12. Februar 1996 scheint klar zu sein, dass Maschinen – sprich Computer – lernen können. Dies wurde mit „AlphaGo" noch deutlicher, da Schachstellungen viel einfacher zu qualifizieren sind als Go-Positionen – siehe https://en.wikipedia.org/wiki/AlphaGo_versus_Lee_Sedol. Zugegriffen: 08.09.2024.

Wie beschrieben, braucht es zum intelligenten Lernen Bewusstsein. Wenn nun Computer lernen und somit offensichtlich die elektrische Reizleitung imitieren und Synapsen bilden können, stellt sich die Frage, wo das Bewusstsein verborgen ist.

An dieser Stelle ein paar Informationen zur Anatomie des Gehirns: Das Gehirn besteht aus verschiedenen Bauelementen: Nervenzellen (Neuronen), Gliazellen und Mikrotubuli (Mitterauer und Kopp 2003). Eine Nervenzelle besteht aus Körper mit einem Kern und einem Nervenfortsatz, dem Axon. Die vom Zellkörper ausgehenden Verzweigungen – die Dendriten – dienen dem Empfang von Signalen von vorhergehenden Zellen; über das Axon gelangen die von einer Zelle ausgehenden Nervenimpulse in die terminalen Endknöpfchen, um über den synaptischen Spalt zu den Dendriten der umgebenden bzw. nachfolgenden Zellen weitergeleitet zu werden. Als Synapsen werden die der Leitung von Reizen dienenden Verbindungen zwischen Nerven- oder Sinneszellen und anderen Nervenzellen oder Muskelzellen bezeichnet.

Gliazellen und Mikrotubuli,[1]kleiner als die Nervenzellen, wurden lange Zeit als das Stützgerüst der Nervenzellen betrachtet und machen etwa die Hälfte der Gesamthirnmasse aus. Inzwischen hat sich herausgestellt, dass die Gliazellen maßgeblich am Stoff- und Flüssigkeitstransport, an der Aufrechterhaltung der Homöostase im Gehirn und an Informationsverarbeitungs-, -speicherungs- und -weiterleitungsprozessen beteiligt sind. Von den Gliazellen bilden die Astrozyten mit ihren stern- und spindelförmigen Fortsätzen als Grenzmembranen zu den Blutgefäßen und zur Gehirnoberfläche die Mehrheit im zentralen Nervensystem.

Warum gibt es zusätzlich zu den Synapsen noch Glia im Gehirn? Damit das Gehirn Bewusstsein erlangen kann! Wenn ein Computer in der Lage sein sollte, Bewusstsein zu erlangen, bräuchte er zusätzlich zu den elektronischen Dendriten und Nervenendknöpfchen auch Gliazellen.

Ist die Übertragung von neuronalen Signalen im Gehirn ein Quantenphänomen?

> Wenn „Ja!", dann würde sich ein solcher Signalträger entweder wie ein Teilchen oder wie eine Welle verhalten, je nachdem, ob ein (verborgener) Beobachter die Signalübertragung verfolgen könnte.

Wo würde sich dieser verborgene Beobachter im Parenchym des Gehirns verstecken?

---

[1] Mikrotubuli bestehen aus Proteinkomplexen, sind röhrenförmig aufgebaut und dienen als Teil des Zytoskeletts der Stabilisierung der Zellen. Zu den besonderen Merkmalen der Mikrotubuli, die sich für Quanteneffekte eignen, gehören ihre kristallartige Gitterstruktur, ihr hohler innerer Kern, die Organisation der Zellfunktionen und ihre Fähigkeit zur Informationsverarbeitung.

> Zur Beantwortung dieser Fragen stütze ich mich auf die heute verfügbaren epistemologischen und phänomenologischen Fakten der Physiologie, die immer noch experimentell zu überprüfen und zu bestätigen sind (Ontologie).

Eckstein meines Arguments ist der Beobachter, der wesentlich zu den mathematischen und experimentellen Grundlagen der Quantenphysik gehört und in der Hypnotherapie als „verborgener Beobachter" bekannt ist. Es wird nachfolgend gezeigt: *Der verborgene Beobachter verbirgt sich höchstwahrscheinlich in den astrozytären Rezeptoren im Informationsverarbeitungsnetzwerk des Organismus.*

Die umstrittenste Auffassung eines Zusammenhangs zwischen der Quantentheorie, der *Körper-Geist-Zweieinigkeit* und der Vorstellungskraft ist die, dass das Gehirn Quantenrechnungen direkt unterstützt.[2] Damit Quantenrechnungen auftreten können, muss ein System von der thermodynamischen Umgebung zeitweise isoliert werden, da sonst Wechselwirkungen mit der Umwelt Quantensuperpositionen sofort in klassische Zustände überführen (sog. *Kollaps/Dekohärenz der Wellenfunktion* – s. Kap. 5, Abschn. „Fünf besondere Eigenschaften der Materie in der Mikrowelt"). Wie könnte das Gehirn diese ermöglichen (Thaheld 2005)?

Bis ein Physiker ein System dazu bringen kann, sich quantenphysikalisch zu verhalten, muss er es von Wechselwirkungen mit der Umwelt so gut wie möglich abschirmen. Das Gehirn als Ganzes ist eine große warme Masse von Gewebe in einem Schädel in einem Körper. Es ist alles andere als physikalisch abgeschirmt und thermodynamisch, d. h. von der Umwelt nur bedingt isoliert. Wie sieht es im Kleinen aus, d. h. auf der Ebene der kleinsten biologischen Einheiten: in den Gliazellen, Mikrotubuli usw.? Empirische Erkenntnisse deuten auf eine untere Temperaturgrenze (−10°C bis −26°C) für Lebewesen auf der Erde hin (Clarke et al. 2013). Schon diese Temperatur ist für die Entstehung und Aufrechterhaltung der meisten quantenphysikalischen Prozesse eigentlich viel zu hoch; so sind der menschliche Körper und damit auch das Gehirn viel zu warm. Die Quanteneffektgröße ($QEG^X{}_S$) hingegen basiert auf der De-Broglie-Wellenlänge $\lambda_{deB}{}^X$ – siehe unten Abschn. „Quanteneffektgröße" – und ist nur indirekt in Bezug auf die Transportgeschwindigkeit eines Signals von der Temperatur abhängig. Mittels der Quanteneffektgröße $QEG^X{}_S = \lambda_{deB}{}^X/\partial_S$ in einem System S mit Maßstab ∂_S kann eine Art Grenze zwischen klassischer und Quantenphysik markiert werden. So wird empirisch gezeigt, dass eine Quantum-Mind-Hypothese zum Ursprung des Bewusstseins aus einem verborgenen Beobachter heraus, situiert in den neuroglialen Netzwerken, auch bei Körpertemperatur wissenschaftlich durchaus vertretbar ist.

Hypothese zum Ursprung des Bewusstseins

Nicht nur menschliche, sondern alle Lebewesen sind biologische Systeme, die stark mit der Umwelt interagieren. Da quantenphysikalische Zustände labil sind, ist es höchst unwahrscheinlich, dass diese in irgendwelchen Lebewesen je aufgebaut werden und, wenn überhaupt, dann kaum für mehr als einen Bruchteil eines Augenblicks

[2] Atmanspacher (2004); Hammeroff (2007); Litt (2006); Penrose (1989); Schmid und Dünki (2012).

aufrechterhalten werden könnten. Aber nur solche flüchtigen Zustände könnten eigenartige Quantenphänomene ermöglichen, die unserer klassischen Vorstellungskraft zu trotzen scheinen, wie z. B.Überlagerungszustände, Kohärenz/Dekohärenz[3](„coherence/decoherence"), Tunneln („tunnelling") und Verschränkung („entanglement").

Basierend auf einer Berechnung der neuronalen Dekohärenz- bzw. Erholungsrate der Natrium- und Kaliumkanäle ist das menschliche Gehirn eher als klassisches denn als Quantensystem zu betrachten. Die Freiheitsgrade des menschlichen Gehirns, die sich auf kognitive Prozesse beziehen, können mit dem derzeitigen klassischen Ansatz zur Simulation neuronaler Netzwerke hinreichend erklärt werden (Tegmark 2000). Diese Schlussfolgerung widerspricht den Ansichten von Roger Penrose und anderen, dass das Gehirn wie ein Quantencomputer funktioniert und dass die Quantenkohärenz auf fundamentale Weise mit dem Bewusstsein verbunden ist (Hameroff und Penrose 1996; Jibu et al. 1994; Penrose und Hameroff 2011).

Welche Hinweise haben wir, dass 1. quantenphysikalische Prozesse möglich sind, wenn der Körper offensichtlich wie ein klassisches mechanisches System funktioniert, und 2. wie diese im menschlichen Lebewesen ablaufen?[4] 3. Inwiefern kann man den menschlichen Körper als ein quantenneurobiologisches System verstehen, das u. a. Qubits ermöglicht?

Es gibt verschiedene Vorschläge, wo und wie neurobiologische Qubits zu finden sind, wie z. B. Kernspins (Fisher 2015), orchestrierte Zustände von Mikrotubuli-Untereinheiten (Tubulinen) (Hameroff und Penrose 1996) oder aromatische Ringe (Hameroff und Penrose 2014); in dieser Arbeit wird der Fokus auf kollektive Zustände in den Gliazellen gesetzt.

Eine Hypothese für die anatomisch-biochemischen Gegebenheiten des Bewusstseins im Zusammenhang mit der Quantentheorie und der Bewusstseinswissenschaft lässt sich so formulieren:

> Unbewusst vorhandene, autonome Vorstellungen[5]sind quantenphysikalische Zustände mit Ursprung in Strukturen wie z. B. den Gliazellen, Mikrotubuli, … Diese Strukturen können die Dekohärenz der Wellenfunktion Ψ des Gehirns genügend lange verhindern (bzw. die Kohärenz der Quantenzustände genügend lange aufrechterhalten – das sog. Bewusstsein an sich), um mental und physiologisch realisierbare Quantenberechnungen zu ermöglichen, die rekursiv spiralartig in das sich selbst erkennende Phänomen „Bewusstsein" asymptotisch konvergieren bzw. kollabieren (das sog. Bewusstsein von).[6]

[3] Die Quantenkohärenz hält diese Beziehung von Zuständen in einer Superposition aufrecht. Und ihr Gegenstück, die Dekohärenz, beschreibt den Verlust solcher Quanteneffekte.

[4] Ein interessantes Gedankenexperiment, um zu testen, ob Quantenprozesse bewusste Erfahrungen in einem biologischen Substrat erzeugen und ob es möglich ist, ein Gehirn mit einem Quantencomputer zu koppeln, findet man in (Neven et al. 2024) – siehe auch (Li et al. 2018).

[5] Hierbei steht *unbewusste Vorstellung* für ein primitiv psychobiologisches, erlebbares Objekt, das zur Theoriebildung wie eine „constructor function" (z. B. 0 in der Mathematik) einfach aufgestellt, aber nicht definiert wird, wie es bei der Beweisführung von Theoremen unter Anwendung von Methoden der Rekursion und Induktion gang und gäbe ist – siehe z. B. (Dummit und Foote 2003).

[6] Die „Dekohärenz verhindern" bedeutet, das teilchenartige Verhalten von Signalen zu unterdrücken. Die „Kohärenz aufrechterhalten" bedeutet, das wellenartige Verhalten von Signalen zu fördern. Die Aufrechterhaltung der Kohärenz geschieht im Parenchym des Gehirns für Zeiträume durch Anpassung der Dimensionen ∂ und der Geschwindigkeiten, die die Signalübertragung mit Ionen bestimmter Molekülgrößen und -gewichte bestimmen – s. unter Abschn. „Quanteneffektgröße".

Laut dieser Hypothese ist der Zusammenbruch von Quantenüberlagerungszuständen mit dem Auftreten eines *sich selbst wahrnehmenden Bewusstseins* verbunden. Wir brauchen psychologisch eine gewisse, unbestimmte Zeit in Meditation oder Trance – ohne Absicht oder Entscheidung –, um die Umwelt und alles um uns herum „richtig loszulassen", Abstand zu nehmen. In einem derartigen Zustand nehmen wir uns und unsere Welt anders wahr als sonst – im Alltag, bei der Arbeit, beim Lernen usw. Es ist wahrscheinlich, dass bei diesem veränderten subjektiven Erleben (Qualia) auch die Verarbeitung im Gehirn anders abläuft. So könnte es sein, dass in einem solchen Zustand gewisse Makromoleküle im Gehirn von der thermodynamischen Umgebung irgendwie isoliert werden und somit quantenphysikalische Prozesse der Informationsverarbeitung ins Spiel kommen.

Die Idee, dass die Gliazellen, insbesondere die Astrozyten, maßgeblich an der Intuition und dem intuitiven Denken beteiligt sein könnten, haben im Übrigen bereits weitere Autoren gehabt (Mitterauer 2013a, b; Werner und Mitterauer 2013).

Quantenphänomene im Gehirn: Psychogene In-vivo-Doppelspaltphänomene innerhalb einer Nervenzelle und zwischen zwei oder mehr Nervenzellen

Wenn ein Axon einen Impuls durchgibt, wird er über die Axonterminale (präsynaptische Endknöpfchen) aufgeteilt und weitergeleitet. Es stellt sich die Frage, in welchem Umfang die Selbstbeobachtung der sensorischen Wahrnehmungen, des Denkens, des Fühlens und der Intuition den zellulären Transport eines Signals – von den Dendriten durch den Zellkörper über das Axon in die komplex verzweigten präsynaptischen Endknöpfchen – physiologisch beeinflussen könnte; und zwar in der gleichen Art und Weise, in der die Anordnung eines Doppelspaltexperiments bedingt, dass ein bewusster Beobachter[7] den ankommenden Photonenstrahl jenseits des Doppelspalts als Teilchen (analog einer Entscheidung bzw. Bestimmtheit) oder als Welle (analog Unentschiedenheit bzw. Ambivalenz) registriert.

Ein Nervensignal manifestiert sich also entweder als Teilchen oder als Welle, je nachdem, ob ein verborgener (interner) Beobachter feststellen kann, welchen „Spalt" es passiert hat, d. h. von welcher präsynaptischen Endigung (auch Axonterminale genannt) eines bestimmten Neurons zu welchem Dendriten des nächsten Neurons das Signal geht oder eben nicht und damit die Wellennatur bzw. Möglichkeit der Superposition erhalten bleibt.

Fazit: Unter der Annahme, dass der Beobachter in den Gliazellen verborgen ist, kann die Selbstbeobachtung die neuronale Signalübertragung beeinflussen:

> Jedes Bit präsynaptischer Information (Nervenimpuls bzw. Spike), das durch das Axon geleitet wird, muss sich präsynaptisch für eine oder eine Kombination von mehreren, verzweigten Nervenendigungen des Axons „entscheiden", bevor es in den synaptischen Spalt austritt und sich wieder „festlegt", durch welchen oder welche Kombination von Dendriten es in das nächste Neuron eintreten wird.

[7] Streng genommen ist es nicht der Beobachter per se, sondern die physikalische Anordnung, welche die bewusste Beobachtung der Trajektorien während des experimentellen Ablaufs im Prinzip ermöglicht.

Es lässt sich fragen: *Nach welchen Prinzipien wird diese Verteilung der Moleküle vorgenommen?*

Ob das Signal beim neuronalen Transfer irgendwie irgendwo mit sich selbst interferiert,[8] ist davon abhängig, ob der *verborgene Beobachter* als ein drittes zelluläres Element, z. B. als Astrozyt (Gliazelle) oder Mikrotubulus, an der Neurotransmission involviert ist.

Neurogliale Netzwerke

Glia ist an der aktiven Kontrolle der neuronalen Aktivität und der synaptischen Neurotransmission (Gliotransmission) beteiligt. Gliazellen, der häufigste Zelltyp im Gehirn, hören sozusagen die synaptische Kommunikation zwischen den Nervenzellen ab und erteilen den Neuronen Anweisungen (Haydon 2000, 2001). Sie reagieren auf neuronale Aktivität mit der Freisetzung von Neurotransmittern, die wiederum eine Rückkopplung der neuronalen Aktivität und der synaptischen Stärke bewirken („axon pruning" und Synapsenelimination, d. h. überflüssige Synapsen werden eliminiert). Die Astrozyten, eine hoch entwickelte integrative Schnittstelle in der Hirnkommunikation, verbinden die langsame modulatorische Signalgebung aus vielen verschiedenen Quellen mit schneller synaptischer Übertragung (Araque et al. 2014, 1999).

Tatsächlich greifen Gliazellen, insbesondere die Astrozyten, direkt in die synaptische Informationsübertragung ein (Pascual und Haydon 2003); sie beteiligen sich an höheren Denkprozessen und koordinieren sie. Festzuhalten ist, dass astrozytäre Rezeptoren bereits für alle Neurotransmittertypen experimentell nachgewiesen werden konnten (Verkhratsky und Butt 2007).

Das Glia-Netzwerk übernimmt quasi die Rolle des Dirigenten bei der Synchronisation ganzer Ensembles von Nervenzellen (Mitterauer und Kopp 2003; Zorec et al. 2012) – Schlüsselwort: Konnektivität.

Dieses modulatorische Zusammenspiel ist wahrscheinlich dafür verantwortlich, dass wir aus der Vielfalt an unbewussten Sinneseindrücken und Denkprozessen in den unterschiedlichsten Gehirnarealen – s. Kap. 2, Abschn. „Das Verhältnis von bewusster zu unbewusster Informationsverarbeitung im Gehirn" – einen einzigen bewussten Gesamteindruck erfassen und subjektiv (als Qualia) erleben können, wie z. B. den Genuss eines Sonnenaufgangs am Meeresstrand (das farbige Lichtspiel, die bewegte und temperierte Luft, das Salz auf der Zunge, das Rauschen der Meereswellen, das Sich-stemmen-gegen-den-Wind u. a. m.).

Ist hier ein Dirigent – *der verborgene Beobachter* – in den Astrozyten versteckt?

Psychogene In-vivo-Doppelspaltphänomene sehen so aus:

Ein Axon stellt keine Äquipotenzialfläche oder -volumen dar. Ein Signal (Aktionspotenzial), das durch ein Axon übertragen wird, wird „gezwungen", sich für den einen oder anderen von zwei oder mehr möglichen Signalkanälen zu „entscheiden":

[8] … wie ein Photon mit sich selbst in einem Doppelspaltexperiment interferieren kann.

- präsynaptisch innerhalb des Axons vor der Verzweigung in die Axonterminale und
- im Synapsenspalt zwischen der Axonterminale und den mannigfachen Dendriten des nächsten Neurons und
- postsynaptisch innerhalb des Zellkörpers des nächsten Neurons jenseits seiner Dendriten.

Ein am Axonende eintreffendes Aktionspotenzial könnte sich vor den Verzweigungen in die präsynaptischen Endigungen im Sinne des verborgenen Beobachters „entscheiden", nur an *einer* Nervenendung (Axonterminale) und danach in der Synapse nur an einer Dendritenendigung des nächsten Neurons anzukommen; oder der Impuls könnte sich „entscheiden", sich irgendwie über das gesamte Nervenendungs- bzw. Dendritenareal zu verteilen.

Solch ein Signal manifestiert sich entweder als ein „Teilchen" (analog zu Entscheidung bzw. Gewissheit) oder als eine „Welle" (analog zu Unentschlossenheit bzw. Ambivalenz), jeweils davon abhängig, ob und wie ein (verborgener) Beobachter (eine oder mehrere Gliazellen?) diesen Prozess begleiten kann. So lässt sich vermuten, dass der aus der Hypnotherapie wohlbekannte *verborgene Beobachter* letztendlich an jeder neuronalen Verzweigung, z. B. in den Astrozyten, versteckt und somit an psychogenen Phänomenen beteiligt ist.

So wie die Synapsen die Neuroplastizität des Gehirns und somit das Lernen wesentlich mitbestimmen, könnten

- die Nervenendungen jedes einzelnen Axons und
- die mannigfachen Synapsen zwischen ihnen und den Dendriten des nächsten Neurons

mittels der im nächsten Absatz erklärten Rekursivität von *In-vivo-Doppelspalt-Transportvorgängen* Bewusstsein ermöglichen.

Diese Rekursivität läuft über Strukturen wie die Gliazellen, insbesondere die Astrozyten, und ermöglicht ihnen, direkt und objektiv körperlich in die neuronale Informationsübertragung einzugreifen; ein Vorgang, der subjektiv im Sinne des *verborgenen Beobachters* erlebt wird, und der dem unbewussten *Da*-Sein dank des gliären (astrozytären) Netzwerks *Bewusst*-Sein verleiht (Schmid 2015b, f).

Zusammengefasst lässt sich diese Quantum-Mind-Hypothese nun etwas prägnanter formulieren:

> Durch ein quantenphysikalisches Zusammenspiel von komplexen dichotomen Entscheidungsprozessen („bits") taucht das Bewusstsein asymptotisch aus einer rekursiv konvergierenden Reihe von (unendlich vielen?) „verborgenen Beobachtern" innerhalb der physikalischen Struktur („it")[9] des Organismus[10] auf, währendem der Organismus gleichzeitig zum bewussten Erleben erweckt wird.

[9] Diese physikalische Struktur kann von Natur aus rein technisch oder anderweitig unbelebt sein, muss aber so innig mit der Informationsverarbeitung verbunden werden, dass sie gleichzeitig mit dem Aufhören der Informationsverarbeitungsprozesse sich aufzulösen beginnt (Verwesung).

[10] Auch als verkörperte Intelligenz zu verstehen.

Diese Hypothese wird mathematisch im Sinne des quantenphysikalischen „Prinzips vom psychophysikalischen Parallelismus“ und anatomisch anhand der Verteilung und Steuerung der Signalübertragung[11] im Gehirn aufgestellt unter Berücksichtigung der Größenordnung, ab wann Quanteneffekte bei der Signalübertragung in, durch und zwischen den Strukturen[12] der Signalkanäle zwangsläufig geschehen (Schlüsselbegriffe: *De-Broglie-Wellenlänge* und *Welle-Teilchen-Zweieinigkeit*).

Der aus der Hypnotherapie bekannte „verborgene Beobachter“ wäre also letztendlich in zellulären Strukturen wie z. B. den gliären (astrozytären) Rezeptoren versteckt, und wir hätten eine schlüssige Erklärung für die empirische Tatsache, dass *die Selbstbeobachtung psychogene Phänomene wie die Selbstheilung und den plötzlichen, unerwarteten Tod beeinflussen kann.*

Nun stellt sich die Frage, inwiefern Quantenprozesse im *menschlichen Organismus* überhaupt eine Rolle spielen bzw. *ob die Signalübertragung mithilfe quantenphysikalischer Wechselwirkungen verstanden werden kann.*

De-Broglie-Wellenlänge

Um die Frage *„Inwiefern sind quantenphysikalische Prozesse an der Signalübertragung im menschlichen Gehirn beteiligt?“* zu beantworten, müssen wir uns eingehend mit der Idee der De-Broglie-Wellenlänge befassen (Broglie 1924).

Wie wir aus der Quantenphysik wissen, können sich Elementardinge wie z. B. Photonen oder Atome entweder fluid wie Wellen oder kompakt wie Teilchen verhalten (Schlüsselbegriff: *Welle-Teilchen-Zweieinigkeit*). Im ersten Fall können sie mit sich selbst interferieren, im letzteren Fall eben nicht; je nachdem wie das Experiment aufgestellt wurde, d. h. ob die Trajektorie (Laufbahn) der Quantenentität *nicht* bzw. *doch* beobachtbar ist. Laut der klassischen Physik verhält sich ein materielles Ding entweder kompakt als ein Teilchen oder fluid als eine Welle, aber nicht „mal so“ oder „mal so“.

Die grundlegende Frage bei der Signalübertragung im Gehirn ist, ob sich die Ionen, die an der Bildung der schon im Kap. 1, Abschn. „Im Unterricht“ erwähnten *Spikes* beteiligt sind, innerhalb der engen parenchymatösen Dimensionen eines Axons, einer Synapse, einer Gliazelle oder eines Mikrotubulus eher quantenphysikalisch oder eher klassisch verhalten – egal, ob wir hier von Na^+-, K^+-, Ca^{2+}- oder von anderen an der Signalübertragung beteiligten Ionen oder Neurotransmittern reden. Erst wenn gezeigt werden kann, dass diese Ionen sich quantenphysikalisch verhalten können, hat die Existenz eines Beobachters eine Bedeutung für das Verständnis von im Gehirn ablaufenden Prozessen. In diesem Fall bräuchte es einen Beobachter irgendwo verborgen im Parenchym des Gehirns, um die Funktionsweise des Gehirns mithilfe der Quantenphysik genauer zu beschreiben. Nun stellt sich die Frage: Wo im Parenchym könnte der Beobachter verborgen sein? (Siehe oben im Kap. 1).

[11] … z. B. der bioelektrischen Spannungen von Aktionspotenzialen.

[12] Zum Beispiel Neuronen, Synapsen, Gliazellen und Mikrotubuli.

Materie in Bewegung

Materie in Bewegung kann sich einzeln oder als Gruppe (statistisch gesehen) sowohl als Teilchen wie auch als Welle verhalten. Kollision und Aufprall sind zwei klassische Beispiele für Teilchenverhalten, Beugung und Interferenz für Wellenverhalten. Der französische Physiker Louis-Victor de Broglie (1892–1987) hat 1924 einen physikalischen Zusammenhang zwischen der wellenartigen und der teilchenartigen Natur eines sich bewegenden materiellen Elementardinges postuliert. Zur Schätzung der Wellenartigkeit eines Teilchens hat er die sog. *De-Broglie-Wellenlänge* λ_{deB} des Teilchens definiert. Sie gibt eine Art Grenze für Dimensionen an, unterhalb derer die Quantenphysik nicht mehr ignoriert werden kann und unbedingt einbezogen werden muss.

Grob gesagt kann man ein Objekt bis zur Größenordnung seiner De-Broglie-Wellenlänge λ_{deB} lokalisieren, bevor die Quanteneigenschaften des Objekts maßgeblich ins Spiel kommen. Beobachtungen und Messungen, die versuchen, den Ort eines Teilchens X in einem System S mit einer bestimmten Genauigkeit ∂_S mit noch höherer Genauigkeit als seiner De-Broglie-Wellenlänge $\lambda_{deB}{}^X$ zu lokalisieren, rufen naturgemäß die wellenartigen Eigenschaften des Teilchens auf.

Bei Wechselwirkungen, die in Maßeinheiten ∂_S größer als die De-Broglie-Wellenläge $\lambda_{deB}{}^X$ stattfinden, d. h. bei

$$\lambda_{deB}{}^X << \partial_S \text{ bzw. } \lambda_{deB}{}^X / \partial_S << 1$$

darf man klassisch vorgehen, d. h. das Verhalten von X in S ohne Quantenphysik betrachten.

Bei Wechselwirkungen, die in Maßeinheiten ∂_S in der Größenordnung oder kleiner als die De-Broglie-Wellenläge $\lambda_{deB}{}^X$ stattfinden, d. h. bei

$$\partial_S \leq \lambda_{deB}{}^X \text{ bzw. } 1 \leq \lambda_{deB}{}^X / \partial_S$$

muss man die Quantenphysik einbeziehen.

Wenn man von der De-Broglie-Wellenlänge λ_{deB} eines Teilchens X spricht, stellt sich die Frage: „*Welche Welle ist hier gemeint?*" Bei der hier gemeinten Welle handelt es sich um eine wellenförmige (mathematische) Wahrscheinlichkeitsverteilung des Ortes des sich mit der Geschwindigkeit v bewegenden Teilchens X in einem abstrakten, mehrdimensionalen Hilbert-Raum – sie ist also keine schwingende Bewegung von fluider Materie in der realen, vierdimensionalen Raumzeit wie z. B. eine Wasserwelle an der Oberfläche eines Sees. Der Hilbert-Raum ist nach dem deutschen Mathematiker David Hilbert (1862–1943) benannt. (Näheres zum Hilbert-Raum findet sich im Kap. 8, Abschn. „Quantenstatistik (Geometrie)").

Louis-Victor de Broglie postulierte, dass Teilchen von intrinsischen „Pilotwellen" begleitet sind, sodass die Dinge der Realität eigentlich aus Welle-Teilchen-Zweieinigkeiten („wavicles") bestehen, die kollektiv den Gesetzen der Quantenstatistik gehorchen. Anhand dieser *Theorie der Pilotwellen* erklärte er den sogenannten Welle-Teilchen-Dualismus. In philosophischer Terminologie wird aus dieser ontischen Unbestimmtheit der üblichen (Kopenhagener) Deutung der Quantenphysik eine „epistemische" Unbestimmtheit in der De-Broglie-Theorie, da hier an die Stelle des Dualismus eine prinzipielle Unkenntnis über die Anfangsbedingungen der Bewegungsgleichungen tritt. So oder so bleibt eine gewisse Unbestimmtheit übrig in der quantenphysikalischen Beschreibung der Welt.

Je größer Masse und Geschwindigkeit eines Objekts X, desto kleiner ist seine De-Broglie-Wellenlänge ${\lambda_{deB}}^{X}$. Ein konkretes Verständnis von der Wellennatur der Materie kann man am Beispiel eines Dachziegels gewinnen.

Wie die gesamte Materie haben auch Dachziegel Eigenschaften sowohl von Teilchen als auch von Wellen. Die Welleneigenschaft der Materie wird auch hier durch die *De-Broglie-Wellenlänge* berechnet:

$$\lambda_{deB}{}^{X} = h / P^{X}$$

(h = Planck-Konstante, P^X = Impuls des Teilchens X; ${\lambda_{deB}}^{X}$ ist gemessen in Metern).

Die Planck-Konstante h hat den Wert von ungefähr $6{,}63 \times 10^{-34}$ J-Sek und stellt den Wert einer Quantenwirkung dar. Das Symbol „J" steht für die Energieeinheit Joule. Ein Joule ist die Energie, die in einem Objekt enthalten ist, wenn das Objekt eine Masse von einem Kilogramm hat und sich mit einer Geschwindigkeit von einem Meter (m) pro Sekunde (s) bewegt: $1\,J = kg \times (m/s)^2$.[13]

Der Impuls P^X wird durch die Masse m^X mal die Geschwindigkeit v^X des Objekts X gegeben: $P^X = m^X \times v^X$. [Einheit von P ist kg × (m/s).]

Für einen Dachziegel, der mit einem Gewicht von 1 kg und einer Geschwindigkeit von 1 m/s durch die Luft fällt, haben wir eine De-Broglie-Wellenlänge von

$$\begin{aligned}\lambda_{deB}{}^{Dachziegel} &= 6{,}63 \times 10^{-34}\,J \quad s/p \\ &= 6{,}63 \times 10^{-34}\,kg \times m^2/s/\left[1\,kg \times (1\,m/s)\right] \\ &= 6{,}63 \times 10^{-34}\,m\end{aligned}$$

Ein Physiker würde hier sagen, dass die De-Broglie-Wellenlänge des Dachziegels viel zu klein ist, als dass er sich bei alltäglichen Beobachtungen als Welle verhalten könnte. Für einen Zusammenstoß mit Ihrem Kopf reichen schon Genauigkeiten ∂ im Zentimeterbereich aus, d. h. extrem viel größer als die De-Broglie-Wellenläge eines Dachziegels,

$$\begin{aligned}\lambda_{deB}{}^{Dachziegel} / \partial &= 6{,}63 \times 10^{-34}\,m / 10^{-2}\,m \\ &\approx 1 \times 10^{-31} << 1\end{aligned}$$

ein Resultat, das sehr viel kleiner als 1 ist. Mit anderen Worten: Ein auf den Kopf eines Menschen fallender Dachziegel ist gar kein Quantenphänomen![14]

[13] Aus der Gleichung sehen wir, dass die Energie im Quadrat der Geschwindigkeit wächst: Wenn dasselbe Objekt mit einer Geschwindigkeit von 2 m/s durch die Luft fliegt, trägt es eine Energie von 4 J.

[14] Ein potenzieller Beobachter wäre wohl jederzeit in der Lage, den Dachziegel wahrzunehmen, d. h. die Quantenwellenfunktion Ψ, die einen solchen durch die Luft sausenden Dachziegel repräsentiert, ist von Natur aus schon längst durch die Abermilliarden von Wechselwirkungen mit der Umwelt kollabiert. Das Ding ist ganz bestimmt ein Teilchen, aber kein unbeobachtbares, das sich auch wie eine Welle verhalten kann.

Um besser verstehen zu können, inwiefern die mögliche Wellenartigkeit eines Teilchens eine Rolle bei der Entstehung des Bewusstseins spielt, ist es hilfreich, die chemischen Prozesse im Gehirn genauer anzuschauen.

Obwohl die chemischen Reaktionen zwischen den Atomen, Ionen und Molekülen jedes chemischen Prozesses letztendlich quantenphysikalischer Natur sind, lassen sich die meisten in der Natur und Industrie vorkommenden relevanten chemischen Prozesse und Reaktionen mit den Begrifflichkeiten der klassischen Physik – ohne Inanspruchnahme von irgendeinem verborgenen oder nicht verborgenen Beobachter – formulieren. Hier denke ich an die sog. Kugel-Stab-Modelle („ball-and-stick models") des molekularen Aufbaus von chemischen Strukturen, wobei die dreidimensionalen Positionen der Atome typischerweise durch Kugeln dargestellt werden, die durch Stäbe – die Bindungen – verbunden sind. Auch wenn es sich bei chemischen Reaktionen, wie z. B. beim Brotbacken oder Geflügelbraten immer um Wechselwirkungen zwischen Atomen und Molekülen handelt, lassen sich die meisten chemischen Reaktionen so beschreiben, dass – bis auf gequantelte Energie-Zustand-Übergänge – die Quantennatur der chemischen Prozesse keine Rolle spielt, d. h. sie erzeugt keine „geheimnisvollen" Quantenphänomene, wie Verschränkung, Tunneling, Unbestimmtheit, Welle-Teilchen-Zweieinigkeit u. a. Also, es ist egal, ob es Teilchen oder Wellen sind; ob wir zugucken oder nicht, die Kartoffeln im Kochtopf werden in jedem Fall gar. Und chemische Reaktionen beim Kochen lassen sich durchaus mit chemischen Reaktionen im Gehirn vergleichen.

Bei der Quantum-Mind-Hypothese geht es nicht um die chemischen Reaktionen im Gehirn, sondern um die Eigenschaften (v. a. Masse und Größe) und das Verhalten (v. a. Geschwindigkeit) der maßgebend an der Signalübertragung im Gehirn beteiligten Ionen sowie auch um die Dimensionen der Kanäle (v. a. Astrozyten, Gliazellen, Mikrotubuli, Neuronen, Synapsen) durch die diese Ionen übertragen werden. Und hier können quantenphysikalische Prozesse durchaus eine wichtige Rolle spielen, wenn auch nur unter stark eingeschränkten Bedingungen. Um dies alles theoretisch und auf einer soliden empirischen Basis verstehen zu können, muss man die Eigenschaften der Signalleitung im Gehirn grundlegend untersuchen (Schmid 2016).

Signalübertragung im Nervensystem

Der Mensch empfängt Signale aus der Umwelt (Schlüsselbegriff: *Bits*), die er als Information für sich bzw. für sein Überleben sinnvoll deutet (Schlüsselbegriff: *Qualia*) und nutzt. Es ist aber völlig schleierhaft, wie das genau funktioniert (Schlüsselbegriff: „hard problem"). Ein solches Signal (Erregung) besteht aus einer Potenzialdifferenz (Aktionspotenzial) quer zur Membran des – häufig von Schwann-Zellen umhüllten – Axons. Dadurch wird ein Prozess eingeleitet, bei dem positiv geladene Natriumionen in das Axon eindringen und dort positiv geladene Kaliumionen dazu bringen, das Axon zu verlassen, wodurch ein Energiefluss am Axon entlang hin zur Synapse entsteht und sich entlang der Membran fortpflanzt (Debanne 2004). Diese Ionenströme erzeugen eine Depolarisation des Ruhemembranpotenzials, durch die das Aktionspotenzial aufgebaut wird. Dieser Prozess wird grafisch als eine dornenartige Spitze der elektrischen Spannung (sog. Spike) mithilfe eines Diagramms dargestellt, das die elektrische Spannung auf der y-Achse und die Zeit auf der x-Achse abbildet.[15] Und wie schon oben erwähnt wurde: Die Signalleitung im Gehirn erfolgt innerhalb der Neurone durch die Fortpflanzung von Spannungsänderungen in Form von eben diesen Aktionspotenzialen, den *Spikes*.

Ob wir Musik hören oder fernsehen, die *Spikes* sind alle gleich beschaffen: Die physikalischen Eigenschaften der Aktionspotenziale verraten nicht, wie die Reize, die sie ausgelöst haben, gestaltet sind. Erst die Eintrittspforten bzw. die Aufnahme der Signale, die räumliche Verteilung im Gehirn, die Kombination verschiedener Signale und ihre Einbettung in die vorhandenen Strukturen und Informationen bilden den neuronalen Code (Schlüsselbegriff: *Konnektivität*), sodass sie vom Subjekt irgendwie verstanden, eingeordnet und benutzt werden können (Schlüsselbegriff: *verkörperte Intelligenz*). Dennoch bleibt die bis heute unbeantwortete Frage – das „hard problem" –, wie das subjektive Verständnis eines neuronalen Signals genau zustande kommt und insbesondere: *Sind quantenphysikalische Prozesse an dieser Funktionsweise des Gehirns beteiligt und wenn ja, wie und in welchem Ausmaß?*

Funktioniert das Nervensystem vielleicht wie ein Flipperautomat, bei dem der Spieler (verborgener Beobachter) mit den Flippern die Spikes kontrolliert bzw. steuert? Solange die Spikes sich als Teilchen verhalten, sind sie als Bälle gut steuerbar. Wenn sich aber die Spikes als Welle verhalten, müssen wir den Flipperautomaten etwas umbauen: In diesem Fall ist der Flipperautomat zwischen dem Boden und dem Glas zur Hälfte mit Wasser gefüllt; statt den Ball mit den Flipperhebeln zu bedienen, lässt der Spieler den Flipperball einfach am Rand des Apparats, dort, wo der Ball zu Beginn vor dem Plunger wartet, durch ein Loch im Glasdeckel ins Wasser fallen; dieser Ball erzeugt eine Welle, die sich weiter ins Spielfeld des Flipperautomaten ausbreitet; die Flipper im Automaten werden in diesem Fall wie bei einem Klavier durch Hammer ersetzt, die hier von oben auf das Wasser treffen und zusätzliche Interferenzmuster mit der ursprünglichen Welle erzeugen. Das Geschick des Spielers liegt darin, eine allerletzte überlappende Welle (Interferenzmuster) so zu erzeugen, dass sie in die richtige Richtung mit genügend Amplitude und Geschwindigkeit fließt, um eine Zielscheibe am anderen Ende des Spielfelds umzukippen.

Die Verteilung der Spikes nach Durchlaufen eines Axons kann Eigenschaften aufweisen, die nur quantenphysikalisch erklärbar sind, wenn die parenchymatösen Dimensionen eines Axons, einer Synapse, einer Gliazelle oder eines Mikrotubulus für die an der Depolarisation beteiligten Ionen *genügend klein* sind.

[15] Siehe auch: https://de.wikipedia.org/wiki/Aktionspotential. Zugegriffen: 02.03.2024.

Quanteneffektgröße

Was *genügend klein* heißt, kann mithilfe der *Quanteneffektgröße* erklärt werden, die von mir auf der Basis der *De-Broglie-Wellenlänge* $\lambda_{deB}{}^{X}$ definiert wird (Schmid 2016).[16]

Wie sieht es nun mit der Informationsverarbeitung im Körper aus?

- Das geschätzte durchschnittliche Gewicht („relative atomic mass") eines Calciumions (Ca^{2+}), das sich maßgeblich an der Leitung eines Signals zwischen Nervenzellen beteiligt, ist 6,66 × 10^{-26} kg [= (40,09 g/mol) × (1 mol/(6,02 × 10^{23} Atome))]. (Hier, wie auch in den weiteren Schätzungen, habe ich das Gewicht des fehlenden Elektrons: 9,10938291 × 10^{-31} kg – mehr als 1000-mal leichter als das eines Protons! – vernachlässigt.)
- Das geschätzte durchschnittliche Gewicht („relative atomic mass") eines Kaliumions (K^{+}), das sich maßgeblich an der Leitung eines Signals in den Nervenzellen beteiligt, ist 6,50 × 10^{-26} kg [= (39,10 g/mol) × (1 mol/(6,02 × 10^{23} Atome))].
- Das geschätzte durchschnittliche Gewicht („relative atomic mass") eines Natriumions (Na^{+}), das sich auch maßgeblich an der Leitung eines Signals in den Nervenzellen beteiligt, ist 3,82 × 10^{-26} kg [= (22,99 g/mol) × (1 mol/(6,02 × 10^{23} Atome))].
- Die geschätzte Transportgeschwindigkeit eines Signals innerhalb eines myelinierten Axons hängt stark vom Durchmesser des Axons sowie der Neuron-Glia-Wechselwirkungen ab (Debanne et al. 2011, S. 571). Der schnellste Impulstransport im Tierreich liegt bei über 200 m/s in der Garnele, zwischen 70–90 m/s im Rückgrat (Gruppe-I-Afferenzen) bei der Katze und in der Größenordnung von ca. 1 m/s bei der Ratte. Es wird allgemein geschätzt, dass die Leitgeschwindigkeiten biologischer Systeme im Bereich von 0,5–120 m/s liegen (siehe z. B. https://flexikon.doccheck.com/de/Nervenleitgeschwindigkeit. Zugegriffen: 02.03.2024).

Das bedeutet:

Die *De-Broglie-Wellenläge* $\lambda_{deB}{}^{X}$ *eines Calciumions* in einer Nervenzelle beträgt ca.

$$\begin{aligned}\lambda_{deB}{}^{Ca2+-Ion} &= 6{,}63\times10^{-34}\,\mathrm{J\ s/p}\\ &= 6{,}63\times10^{-34}\,\mathrm{kg}\times\mathrm{m}^2/\mathrm{s}/\left[6{,}66\times10^{-26}\,\mathrm{kg}\times(1\,\mathrm{m/s})\right]\\ &\approx 1\times10^{-8}\,\mathrm{m\ oder}\ 10^{4}\,\mathrm{pm}\ \left(1\,\mathrm{Picometer}=10^{-12}\,\mathrm{m}\right)\end{aligned}$$

Die *De-Broglie-Wellenläge* $\lambda_{deB}{}^{X}$ *eines Kaliumions* in einer Nervenzelle beträgt ca.

[16] Streng genommen können übrigens auch gewisse „große" Systeme Quantenverhalten zeigen, z. B Supraflüssigkeiten.

$$\lambda_{deB}^{K+-Ion} = 6{,}63 \times 10^{-34}\,J\ \ s/p$$
$$= 6{,}63 \times 10^{-34}\,kg \times m^2\,/\,s\,/\left[6{,}50 \times 10^{-26}\,kg \times (1\,m/s)\right]$$
$$\approx 1 \times 10^{-8}\,m\ \text{oder}\ 10^4\,pm\left(1\,\text{Picometer} = 10^{-12}\,m\right)$$

und die *eines Natriumions* in einer Nervenzelle beträgt ca.

$$\lambda_{deB}^{Na+Ion} = 6{,}63 \times 10^{-34}\,J\ \ s/p$$
$$= 6{,}63 \times 10^{-34}\,kg \times m^2\,/s/\left[3{,}82 \times 10^{-26}\,kg \times (1\,m/s)\right]$$
$$\approx 2 \times 10^{-8}\,m\ \text{oder}\ 2 \times 10^4\,pm\ \left(1\,\text{Picometer} = 10^{-12}\,m\right)$$

Den Bruch für ein Teilchen X mit einer De-Broglie-Wellenlänge λ_{deB}^{X} in einem System S mit Maßstab ∂_S:

$$\lambda_{deB}^{X}\,/\,\partial_S$$

nenne ich die *Quanteneffektgröße (QEG$^{X}{}_{S}$)* für Teilchen X im System S.

Fazit Mittels der Quanteneffektgröße $QEG^{X}{}_{S} = \lambda_{deB}^{X}/\partial_S$ kann eine Art Grenze zwischen klassischer und Quantenphysik markiert werden.

Je größer die *Quanteneffektgröße* $\lambda_{deB}^{X}/\partial_S$ ist, desto eher werden Quanteneffekte im Verhalten des Systems zum Vorschein kommen.

Bei Quanteneffektgrößen $\lambda_{deB}^{X}/\partial_S \geq 1$ muss man auf jeden Fall die Quantenphysik einbeziehen.

Wenn eine oder mehrere maßgebende Dimensionen ∂_S eines Systems S kleiner sind als die De-Broglie-Wellenlänge $\boldsymbol{\lambda_{deB}^{Objekte}}$ für die Dinge, die sich innerhalb dieses Systems bewegen, ist die Quanteneffektgröße $\boldsymbol{\lambda_{deB}^{Objekte}}/\partial_S$ gleich groß oder größer als eins: $\boldsymbol{\lambda_{deB}^{Objekte}}/\partial_S \geq 1$. In diesem Fall darf die Quantenphysik samt Beobachter nicht mehr ignoriert werden und muss in jedem Fall einbezogen werden.

Erst wenn Teilchen, z. B. Kaliumionen, in Wechselwirkung kommen, die auf Maßstäbe ∂ in der Größenordnung von kleiner oder gleich seiner De-Broglie-Wellenlänge λ_{deB} stattfinden, muss man die Quantenphysik einbeziehen. Mit anderen Worten muss gelten: $\partial \leq \lambda_{deB}$, sodass Quanteneffekte zu erwarten sind.

Die Quanteneffektgrößen, die mit der Informationsverarbeitung im menschlichen Körper zu tun haben, bewegen sich in der Größenordnung von 0,01 bis 1,00 (Tab. 3.1). Zum Beispiel liegt der Durchmesser ∂ eines kortikalen Axons ohne

Tab. 3.1 Quanteneffektgrößen

Schätzung der Quanteneffektgröße für das Ca^{2+}-, K^{+}- und Na^{+}-Ion $\lambda_{deB}^{X\text{-}Ion} \approx 10^4$ pm	Mikrotubulus-Durchmesser $\partial_S = 12–24 \times 10^3$ pm	Synaptische Spaltbreite $\partial_S = 20 \times 10^3$ pm	Axon-Durchmesser $\partial_S =$ ca. 1×10^6 pm
$\lambda_{deB}^{Ca2+\text{-}/K+\text{-}\ o.\ Na+\text{-}\ Ion}/\partial_S \approx$	1 bzw. 2	1/2 bzw. 1	1/100 bzw. 1/50

Myelinschicht zwischen ca. $0{,}08 \times 10^6$ und $0{,}4 \times 10^6$ pm und mit Myelinschicht bei ca. 1×10^6 pm (Caminiti et al. 2013, Tab. 2; Innocenti et al. 2014); ein synaptischer Spalt hat eine Größe ∂ von ca. 20×10^3 pm und ein Mikrotubulus einen inneren oder äußeren Durchmesser ∂ von 12×10^3 bzw. 24×10^3 pm.

Wird ein Teilchen X lokalisiert in einem System S mit der Dimension ∂_S gleich groß oder kleiner als seine De-Broglie-Wellenlänge $\lambda_{deB}{}^X$, so werden naturgemäß die wellenartigen Eigenschaften des Teilchens und somit auch Quantenphänomene samt der Beteiligung eines Beobachters manifest: Bei Quanteneffektgrößen $\lambda_{deB}{}^X/\partial_S \geq 1$ muss man die Quantenphysik samt Beobachter einbeziehen. Dies ist der Bereich der Quantenwelt. Quanteneffektgrößen zwischen ca. 0,01 und 1 bezeichnen nach meiner Definition die mesoskopische Welt.[17]

Für Quanteneffektgrößen kleiner als 0,01 haben wir es vorwiegend mit Phänomenen der Alltagswelt bzw. der klassischen Welt zu tun. Diese Schätzung beruht auf rationalen, empirisch nachprüfbaren zellanatomischen Gegebenheiten und Messungen.

Die geschätzten Quanteneffektgrößen der Ionen (Ca^{2+}-, K^+- oder Na^+-Ionen), die an der Bildung und Fortpflanzung der o. g. Spikes beteiligt sind, zeigen, dass mindestens ein Teil der Informationsverarbeitung in den verschiedenen anatomischen Strukturen (Mikrotubuli, Gliazellen, Synapsen, Axone …), die an der Signalleitung beteiligt sind, auf quantenphysikalischen Prozessen basiert (Schmid 2016). In der Konsequenz können Denkprozesse zumindest teilweise auf Quanteneffekte zurückgeführt werden, und ein verborgener Beobachter muss irgendwo anatomisch lokalisiert werden können.

In Tab. 3.1 sehen wir deutlich, dass es physikalisch begründet ist, die Informationsverarbeitung im Gehirn anhand quantenphysikalischer Argumente zu diskutieren und zu analysieren. Basierend auf der Quanteneffektgröße von 1/100 im Axon könnte man grob sagen, dass ca. 1 % unseres Denkens sich auf Quanteneffekte zurückführen lässt. Plausibel ist es, aber ob es wirklich stimmt, wird schwierig zu beweisen sein.

Eine höhere Quanteneffektgröße in der Nervenleitung kann und sollte aufgrund unserer alltäglichen Erfahrung nicht erwartet werden. Eine vorwiegend quantenphysikalische Verarbeitung der Ionen und Botenstoffe, die maßgeblich für die Leitung eines Signals *innerhalb oder zwischen* Zellen zuständig sind, wäre psychologisch sehr problematisch. In dem Fall würden wir subjektiv vorwiegend in einer

[17] Meine Definition der „mesoskopischen Welt“ unterscheidet sich prinzipiell von der Definition der „mesoskopischen Dimensionen“. Gemäß Wikipedia (https://de.wikipedia.org/wiki/Mikroskopisch_und_makroskopisch. Zugegriffen: 02.03.2024) z. B. erstreckt sich vereinfachend gesagt der mesoskopische Bereich auf einer Längenskala von etwa einem Nanometer ($1 \text{ nm} = 10^{-9}$ m) bis etwa einem Mikrometer ($1 \text{ µm} = 10^{-6}$ m). Meinerseits betrachte ich das Verhältnis zwischen der De-Broglie-Wellenlänge und den Dimensionen des Systems. Ansonsten stimme ich mit Wikipedia überein, wo es heißt: *„In der Physik meint man jedoch mit mikroskopisch meist eine Betrachtung auf der Ebene von Teilchen (etwa Atomen oder deren Bestandteilen), bei der typische Quanteneffekte wie Interferenz der Wellenfunktion berücksichtigt werden. Mit makroskopisch meint man dagegen die Betrachtung statistischer Größen gemäß dem Gesetz der großen Zahl. Ein Gas ist beispielsweise makroskopisch homogen, mikroskopisch besteht es aus einzelnen Molekülen mit viel leerem Raum dazwischen.“* Dieser sogenannte leere Raum ist in der Realität gar nicht leer, sondern mit einem quantenphysikalischen Wechselwirkungsfeld aufgefüllt.

Quantenwelt statt in einer klassischen Welt leben. Immer wieder wären wir mental einer Vielzahl von Möglichkeiten geradezu ausgeliefert und in unserer Entscheidungsfähigkeit erheblich beeinträchtigt (s. Kap. 8, Abschn. „Ein quantenphysikalisches Märchen: Fünf Anekdoten aus der Welt des paranoiden Armbrustschützen Quantus Mechanicus").

Das Erlangen von Bewusstsein ist ein Prozess in der psychophysiologischen Entwicklung des Kleinkinds und empirisch feststellbar. Anhand der Entwicklung der Gliazellen im Gehirn des Kleinkinds bis zum Alter von circa 18 Monaten lässt sich argumentieren, dass die subjektive Welt des Kleinkinds eine Quantenwelt ist (Schmid 2015a). Interessant ist in diesem Zusammenhang die Tatsache, dass das Kleinkind sich bis zu ungefähr diesem Alter im Spiegel nicht selbst erkennt (Ich-Bildung) (s. Kap. 5, Abschn. „Das Erlangen von Bewusstsein ist in der psychophysiologischen Entwicklung des Kleinkinds experimentell überprüfbar").

Wahrscheinlich kann ein Lebewesen L die maßgebenden Dimensionen ∂_L in den signalübertragenden Kanälen seines Organismus, z. B. beim Menschen die Gliazellen, irgendwie unbewusst über die rekursive Wirkung des verborgenen Beobachters regulieren, sodass die Informationsverarbeitung sich mehr oder weniger in einem dynamischen Fenster zwischen der unteren Grenze des mesoskopischen Bereichs ($QEG^X_S \approx$ 0,01) und dem klassischen makroskopischen Bereich bewegt. Insbesondere wäre es auch möglich durch Hypnose, Meditation u. dgl. diese Regulierung zu steuern.

Ich schätze, dass Systeme, in denen die maßgebenden Prozesse durchschnittliche Quanteneffektgrößen von mehr als eins haben, weder lebens- noch bewusstseinsfähig sind. Obwohl die Quantenphysik – richtig dosiert – die Basis allen Lebens ist, wirkte zu viel Quantenphysik für das Leben wie Gift. Für eine Definition von „richtig dosiert" s. unter Abschn. „Das Körper-Geist-Problem in der Quantenphysik".

Als Wissenschaftler ist es für mich selbstverständlich, dass die Evolution des Universums und die des Bewusstseins aus einer *Quanten-Ursuppe* hervorgegangen ist, in der prinzipiell alles quantenphysikalisch und gar nichts klassisch ablief, bis hin zu einer viel differenzierteren und zugleich immer teilchenartigeren Welt mit mehr Himmels- und anderen Körpern – sprich Sonnen, Planeten, Kometen … bis zur Mücke auf der Nase eines Menschen. Mit der Ausdehnung des Universums, z. B. im Rahmen der Urknalltheorie, entwickelte sich parallel zur Teilchenartigkeit Leben, und aus dem Leben das Bewusstsein, vor allem das Bewusstsein des Menschen, das ihm im Gegensatz zu den anderen Tieren mittels kultureller Entwicklung die Erschließung und Gestaltung weiterer Lebensräume ermöglicht. Damit einher geht die Fähigkeit des Universums, sich selbst einschließlich seiner Beschaffenheit via Bewusstsein durch das Von-Neumann-Erkenntnisfenster zu beobachten – siehe z. B. (Schmid 1981).

Die Quantum-Mind-Hypothese

Die vorgenannten anatomisch-biochemischen Gegebenheiten betrachte ich hinreichend für die folgende Quantum-Mind-Hypothese zur Entstehung des Bewusstseins im menschlichen Organismus (Schmid 2015c):

Der verborgene Beobachter, der in den Astrozyten oder anderswo auf der mesoskopischen Ebene im Informationsverarbeitungsnetzwerk des Organismus versteckt ist, initiiert und erhält das Bewusstsein aufrecht durch die psychophysiologische Regulierung eines dynamischen Gleichgewichts zwischen Interferenz ($\lambda_{deB}/\partial_S \geq 1$) und Dekohärenz ($\lambda_{deB}/\partial_S < 0{,}01$) während der intra- und interzellulären Übertragung von dichotomen („Bits") quantenphysikalischen Signalen im mesoskopischen neurophysiologischen Bereich: ($0{,}01 \leq \lambda_{deB}/\partial_S \leq 1$)."

Die *Quantum-Mind-Hypothese* versteht die anatomisch-physiologischen Gegebenheiten als hinreichend für

(I) das Hervorrufen von Interferenz oder Nicht-Interferenz-Effekten, d. h. das wellenartige oder teilchenartige Verhalten der Signalübertragung über In-vivo-Doppelspaltphänomene, die in dynamisch interaktiven physikalischen Strukturen („it") des Organismus[18] auf der mesoskopischen Ebene, z. B. in den Astrozyten (Gliazellen)/Mikrotubuli/…, stattfinden;
(II) die Verhinderung der Dekohärenz der Wellenfunktion Ψ des Gehirns für ausreichend lange Zeiträume, d. h. die Aufrechterhaltung der Kohärenz für eine hinreichend lange Zeit[19];
(III) die Regulation eines dynamischen Gleichgewichts zwischen Interferenz und Dekohärenz während der intra- und interzellulären Übertragung von dichotomen („bit") quantenphysikalischem Signalen.

Diese Entstehung und Aufrechterhaltung von kohärenten Quantenzuständen, die sich rekursiv selbst organisieren und asymptotisch in Wahrnehmungen („Bewusstsein von") münden, führen letztlich zu dem allumfassenden, sich selbst erfahrenden Phänomen „Bewusstsein an sich".

Mit anderen Worten ist der Zusammenbruch von Quantenüberlagerungszuständen durch die Einwirkung eines „verborgenen Beobachters" mit dem Auftreten eines sich selbst wahrnehmenden Bewusstseins verbunden.

Diese Quantum-Mind-Hypothese zur Entstehung des Bewusstseins ist prinzipiell falsifizierbar.

Willensfreiheit

Neuronale Funktionen kodieren Informationen im Körper-Geist – s. Kap. 2, Abschn. „Information ist eine Zweieinigkeit von ‚it' und ‚bit'" – und sind für die Repräsentation sensorischer, kognitiver, motivationaler, emotionaler Zustände und motorischer Funktionen notwendig. Neuronale Übertragung (Aktionspotenziale) ist Teil chemisch-physikalischer Repräsentationen dieser Informationszustände und im Sinne der Quantum-Mind-Hypothese die Verkörperung des Bewusstseins selbst.

[18] Auch als eine Art verkörpertes Bewusstsein zu verstehen.

[19] Zum Beispiel auch durch die Isolation gewisser Makromoleküle von ihrer thermodynamischen Umwelt während eines subjektiv erlebten, trance- oder meditationsähnlichen Zustands.

Bewusstsein ist notwendig für den Willen.[20] Demzufolge sind die Willensfreiheit sowie auch philosophische Konstrukte wie Entscheidungsfähigkeit und sogar die Moral durch neuronale Prozesse unter der Regie eines apriorisch inhärenten, verborgenen Beobachters mehr oder weniger bedingt.

Derzeit gibt es keine Methode zur Messung des Bewusstseins unabhängig von der Funktion der Neuronen und dem subjektiven Bericht. Ich persönlich distanziere mich von metaphysischen Fantasien, wie z. B. dass ein körperexternes Bewusstsein irgendwie die neuronalen Ereignisse in bewusste Erfahrung „umliest" (Nussbaum und Ibrahim 2012).

Das Körper-Geist-Problem in der Quantenphysik

Der geläufige („main stream") quantenphysikalische Ansatz in Bezug auf das Körper-Geist-Problem konzentriert sich auf die Verhinderung der Dekohärenz, d. h. des sog. Zusammenbruchs der Wellenfunktion Ψ im lebenden Organismus. Vorschläge von Roger Penrose und anderen betonen, dass das Gehirn wie ein Quantencomputer funktioniert und dass die Quantenkohärenz in einem grundlegenden Zusammenhang mit dem Bewusstsein steht – s. Kap. 2, Abschn. „Bewusstseinswissenschaft". Die Einwirkung irgendeines verborgenen Beobachters, der in den Gliazellen, Mikrotubuli oder anderswo im Parenchym versteckt sein muss, führt zwangsläufig zur Dekohärenz.

Bis zur Dekohärenz der Wellenfunktion Ψ wird das Auftreten von Interferenz,[21] d. h. das wellenartige Verhalten der Signalübertragung aufrechterhalten. Beim sog. Zusammenbruch der Wellenfunktion Ψ wird das teilchenartige Verhalten der Signalübertragung manifest. Die Beobachtung bzw. Messung, die zur Dekohärenz der quantenphysikalischen Wellenfunktion Ψ führt, muss bei Hypothesen zur Entstehung des menschlichen Bewusstseins berücksichtigt werden.

In der Quantenphysik muss bei jeder Beobachtung bzw. Messung eines Objekts die Existenz einer Messapparatur angenommen werden, die irgendwo als eine Art *Erkenntnisfenster* zwischen dem Subjekt und dem Objekt vorhanden ist und zum Zusammenbruch der Wellenfunktion Ψ führt. Diese merkwürdige Tatsache wurde – s. Kap. 1 und Kap. 2, Abschn. „Das Paradoxon der gelebten Beobachtung" – zuerst von Johann von Neumann bewiesen und besagt, dass man die Welt immer in drei Teile teilen muss: in den Beobachter (Subjekt), das beobachtete Ding (Objekt) und das Messgerät (Erkenntnisfenster), das die Beobachtung erst ermöglicht (von Neumann 1932).

[20] Die Frage des „freien Willens" kann dahingehend beantwortet werden, ob „Bewusstseinsinhalte" von und in nicht bewussten Gehirnsystemen in Form einer kontinuierlichen selbstreferenziellen persönlichen Erzählung („narrative") erzeugt werden, die in keiner Weise – oder eben doch – durch das „Erlebnis eines Bewusstseins" gesteuert oder beeinflusst sind (Oakley und Halligan 2017).

[21] Klassische Interferenzeffekte können im Gehirn auch auftreten, wenn neuronale Membranpotenziale wellenartige Eigenschaften aufweisen; eine Ansicht, die in Bezug auf die Eigenschaften von EEG-Signalen (Barros und Suppes 2009) ohne Rückgriff auf quantenphysikalische Erklärungen unterstützt wurde.

Das Messgerät beantwortet prinzipiell bei jeder Messung/Beobachtung eines Objekts einen charakteristischen Satz von Ja-Nein-Fragen seitens des Subjekts, es handelt sich somit um binäre Entscheidungen („bits"). Der Begriff „Information" analog dem Begriff „Erkenntnis" ergibt keinen Sinn, ohne dass es auch ein Subjekt bzw. einen Erkennenden gibt, dem die Information bewusst ist, sowie auch ein Objekt bzw. ein Erkanntes, das vom Subjekt bzw. vom Erkennenden erkannt wird. Ähnlich wie es keine Energie ohne einen Energieträger gibt (Falk et al. 1983; Schmid 1981, 1982, 1983, 1984, 1986, 2006), gibt es kein „bit" ohne ein „it" bzw. einen stofflichen Informationsträger (Herrmann et al. 1985) – s. Kap. 2, Abschn. „Information ist eine Zweieinigkeit von ‚it' und ‚bit'".

Durch einen noch unentdeckten Mechanismus übersetzt das Bewusstsein die neuronalen Ereignisse in bewusste Erfahrung (Nussbaum und Ibrahim 2012). Was auch immer Bewusstsein ist, es ist kein Ding, aber es hat beim Menschen eine psychophysisch rekursive Wirkungsweise im Zusammenhang mit neuronalen Prozessen. Wäre das Bewusstsein ein reines Epiphänomen (*starker Epiphänomenalismus*), könnte es nur durch physische Phänomene verursacht werden, nicht aber durch andere psychische. Im *schwachen Epiphänomenalismus* können Epiphänomene, das sind alle psychischen Phänomene, durch physische und andere psychische Phänomene verursacht werden; aber psychische Phänomene können nicht die Ursache eines physikalischen Phänomens sein. Nichtsdestotrotz: Mein Wunsch, meinen Arm zu heben, setzt offensichtlich Materie in Bewegung.

Die Annahme, das Bewusstsein sei eine Zweieinigkeit von physikalischen und psychischen Phänomenen macht Platz für ein auf der Evolutionstheorie basierendes Argument: Wenn das Bewusstsein bloß ein (schwaches oder starkes) Epiphänomen wäre, dann hätte sein Vorhandensein keinerlei evolutionäre Konsequenzen und alles, was passiert, würde auch (genauso gut? genauso schlimm?) ohne Bewusstsein passieren. Es wäre dann schon sehr erstaunlich, dass das Bewusstsein überhaupt entstanden ist. Die Welt wäre einfach eine Descartes'sche Maschine, die nach einem einzigen Schubs von ihrem göttlichen Schöpfer (*„der Erste Beweger"*) deterministisch im Einklang mit den Anfangsbedingungen weiterläuft.

Eine konsistente Theorie des Bewusstseins muss erklären, wie das Gehirn auf die eigene neuronale Vernetzung einwirken und somit seine Aufmerksamkeit nach Belieben lenken kann (vgl. (von Neumann 1932, S. 222–237)). Ferner muss der Beobachter irgendwie sich selbst beobachten, um zu entscheiden, was er – mithilfe der Rekursivität der Psyche und der neuronalen Plastizität – zu lernen wünscht. Hier muss zwangsläufig auf der theoretischen und empirischen Basis der Quantenphysik ein (verborgener) Beobachter (in den Gliazellen? – siehe (Schmid 2015c)) ins Spiel kommen, um die sog. Pfeile A und B im Sinne von Michael Graziano (*1967) zu erklären (Graziano 2013; Graziano und Kastner 2011).[22]

[22] *„Ein Weg, um über die Beziehung zwischen Gehirn und Bewusstsein zu denken, ist, sie in zwei Geheimnisse zu zerlegen. Ich nenne sie Pfeil A und Pfeil B. Pfeil A ist der geheimnisvolle Weg von den Neuronen zum Bewusstsein. Wenn ich einen blauen Himmel betrachte, registriert mein Gehirn nicht nur blau, als wäre ich ein Wellenlängendetektor von Radio Shack* [A. d. Verf.: Radio Shack ist ein bekanntes Elektronikgeschäft in den USA]. *Ich bin mir des Blaus bewusst. Haben meine Neuronen dieses Gefühl geschaffen? Pfeil B ist der geheimnisvolle Weg vom Bewusstsein zurück zu den Neuronen"* (Graziano 2013, S. 5–6).

Wie ich anhand *evidenzbasierter* Schätzungen gezeigt habe (Schmid 2016), ist es physikalisch nachvollziehbar, die Informationsverarbeitung im Gehirn gemäß quantenphysikalischen Argumenten samt Beteiligung eines (verborgenen) Beobachters zu diskutieren und zu analysieren. Dabei gelangt man zur Annahme, dass ein nicht vernachlässigbarer Teil unseres Denkens sich auf Quanteneffekte zurückführen lässt. Bis zu diesen und mit diesen Schlussfolgerungen sind alle Argumente streng wissenschaftlich nachprüfbar bzw. falsifizierbar. Was lässt sich nun aus diesen Argumenten über subjektive Wahrnehmung („Bewusstsein von“) und Bewusstheit („Bewusstsein an sich“) ableiten?

Selbst wenn wir alles über Milch wissen, sagt uns das wenig über das Verhalten einer Kuh. Und genauso wenig wie sich von der Funktionsweise eines Werkzeugs auf die Funktionsweise dessen, was mit dem Werkzeug gebastelt wird, schließen lässt, sagt die „Grammatik“ eines Rechners (Computer oder Gehirn) etwas über die „Semantik“ aus, die mit diesem Rechner gewonnen wurde: Einerseits können mit einem klassischen Computer quantenmathematische Rechnungen durchgeführt und das Verhalten von Quantensystemen berechnet werden; andererseits können mit einem Quantencomputer Simulationen der klassischen Welt vorgenommen werden. Die Ergebnisse eines klassischen Computers können genauso gut numerische Verteilungen mit wellenartigen Eigenschaften sein, wie die Ergebnisse einer Quantenfakturierung einfach aus ganzen Zahlen bestehen können: Ein klassischer Computer ermöglicht die Lösung quantenphysikalischer Rechenprobleme, und der Zweck des Quantencomputers ist es, eindeutig klassische, aber komplizierte Rechenprobleme möglichst schnell zu lösen.

Immerhin gilt es zu bedenken, dass anhand der hier dargelegten Argumente die Rechenprozesse des Gehirns vorwiegend im mesoskopischen Bereich zwischen einer rein mikroskopischen (quantenphysikalischen) und einer rein makroskopischen (klassischen) Welt stattfinden. In der Tat muss man in der Bewusstseinswissenschaft zwischen dem Problem „*Nach welchen Gesetzmäßigkeiten (‚Grammatik‘) verläuft die Informationsverarbeitung in einer Maschine oder in einem Lebewesen?*“ und dem viel schwierigeren Problem – dem „hard problem“ – unterscheiden: „*Empfindet bzw. erlebt eine informationsverarbeitende Maschine oder ein Lebewesen die Wahrnehmungen von der Umwelt sowie die Wahrnehmungen des eigenen Selbst (‚Semantik‘) und wenn ja, wie?*“ Diese subjektiven Erlebnisse, Qualia, sind sowohl notwendig als auch hinreichend für das, was wir Bewusstsein nennen.

Im Sinne eines wissenschaftlich-spekulativen Erklärungsversuchs nehme ich an, dass die Quantenphysik, wenn sie richtig dosiert ist, d. h. wenn die neurologische Informationsverarbeitung mit Signalübertragung anhand Quanteneffektgrößen irgendwo im mesoskopischen Bereich ($0{,}01 \leq \lambda_{deB}{}^{X}/\partial_S \leq 1$) liegt, die Basis des Bewusstseins sein muss. Veränderungen der anatomischen Verhältnisse auf mikroskopischer Ebene, z. B. Veränderung der Myelinschicht oder der charakteristischen Dimensionen ∂_S des Systems S – siehe Tab. 3.1 oben und in (Schmid 2016) – würden eine Veränderung der „Dosis Quantenphysik“ nach sich ziehen und die Entstehung und die Natur des Bewusstseins beeinflussen. Folglich wären Systeme, in denen die an den Signalleitungen *innerhalb oder zwischen* Zellen beteiligten Botenstoffe durchschnittliche Quanteneffektgrößen haben, die nicht im mesoskopischen Bereich lägen, kaum in der Lage, sich selbst zu reflektieren, d. h., sie wären nicht hinreichend für die Entstehung des Lebens und des Bewusstseins. Dieser Erklärungsversuch und die Überlegungen in den vorausgehenden Kapiteln stellen eine maßgebende Voraussetzung für die Quantum-Mind-Hypothese dar.

Bewusstsein, Gliazellen, Quantenphysik und der menschliche Körper

Ein enger Zusammenhang zwischen Gliazellen und Intelligenz wird vermutet (Spitzer et al. 2013; Porto-Pazos et al. 2011): Je höher die phylogenetische Entwicklung des Tieres, desto mehr Astrozyten kommen durchschnittlich auf eine Nervenzelle. Beim Wurm z. B. sind es lediglich 0,17 Astrozyten pro Nervenzelle, beim Frosch 0,5, bei der Katze ca. 1:1, beim Menschen ca. 2:1 und beim Delfin sogar 3:1 (Lehnen-Beyel 2008).

Es gibt ein Modell der Pathophysiologie der Depression, in dem eine stark erhöhte Aktivität der Rezeptoren der Astrozyten entscheidend ist (Mitterauer 2012a, b), und Hypothesen über die mögliche Rolle von Gliazellen für die kognitiven Beeinträchtigungen bei Schizophrenie (Mitterauer 2001, 2003, 2005, 2007, 2009, 2011, 2013b; Mitterauer und Kofler-Westergren 2011) sowie für andere Formen von Psychopathologie einschließlich autistischem Savantismus (Mitterauer 2013a, b). Auch bei Alzheimer-Demenz (Parpura et al. 2012), Epilepsie (Carmignoto und Haydon 2012; Seifert et al. 2010; Steinhauser und Seifert 2012; Steinhauser et al. 2012; Zorec et al. 2012), Alkoholismus (Lacagnina et al. 2017; Mayfield und Harris 2017), Schlafstörungen (Nam et al. 2012) und neuropathischen Schmerzen (Ikeda et al. 2012) sind die Gliazellen involviert. In der Tat ist die Idee, dass Gliazellen eine wichtige Rolle bei verschiedenen Aspekten des Bewusstseins (Mitterauer 1998; Mitterauer und Kopp 2003) spielen, nicht ganz neu in der Literatur.

Unabhängig von der besonderen Rolle der Gliazellen wurde seit Langem ein Quantenfeldmodell der menschlichen Erinnerung vorgeschlagen, das eine klassische Beschreibung der Hirnaktivität erlaubt (Jibu und Yasue 1995; Ricciardi und Umezawa 1967; Vitiello 1995).

Physiologische und psychologische Faktoren, die mit Erfahrungen wie Offenheit, fokussierter Aufmerksamkeit, Absorption und Meditationserfahrung verbunden sind, korrelierten in vorhergesagter Weise mit Unregelmäßigkeiten in Doppelspalt-Interferenzmustern. Dabei wurde ein optisches Doppelspaltsystem verwendet, um die mögliche Rolle des Bewusstseins beim Zusammenbruch der Wellenfunktion zu testen (Radin et al. 2012). Das Verhältnis der doppelspalt- zur einzelspaltspektralen Leistung des Interferenzmusters würde voraussichtlich abnehmen, wenn die Aufmerksamkeit auf den Doppelspalt hin statt von ihm weg gerichtet würde. Daten, die in 6 Experimenten mit 137 Personen in insgesamt 250 Test-Sessions erhoben wurden, zeigten, dass das Spektralverhältnis im Durchschnitt wie vorhergesagt abnahm ($z = -4{,}36$, $p = 6 \times 10 - 6$). Diese empirische Studie scheint zu bestätigen, dass das Bewusstsein eine wichtige phänomenologische Rolle im Quantenmessproblem spielt. (Ich bleibe skeptisch.)

Ausklang Kap. 3

In diesem Kapitel habe ich einen möglichen Zusammenhang zwischen der besonderen mathematisch-physikalischen Eigenschaft der Materie und der Entstehung des Bewusstseins erläutert:

Nach jeder synaptischen Übertragung werden im Zellkörper alle Informationen aus den Dendriten gesammelt, verarbeitet und dann über das Axon wieder in die präsynaptischen Endigungen weitergeleitet usw. So wie die Synapsen die Neuroplastizität des Gehirns und somit das Lernen wesentlich mitbestimmen, könnten die Verzweigungen

- am Ende eines Axons mit seinen präsynaptischen Endigungen sowie
- zwischen diesen Nervenendigungen mit ihren mannigfachen Synapsen und den Dendriten des nächsten Neurons

mithilfe der Rekursivität von *In-vivo-Doppelspalt-Transportvorgängen* das Bewusstsein ermöglichen, insofern als die Gliazellen, insbesondere die Astrozyten, direkt in die synaptische Informationsübertragung objektiv eingreifen (ein Vorgang, der subjektiv im Sinne des sog. *verborgenen Beobachters* erlebt wird) und somit dem basalen Sein mithilfe der astrozytären Rezeptoren ein *Bewusst*Sein verleihen.

Die hier aufgestellte Hypothese dient als Inspiration und Motivation, logische Parallelen zu suchen zwischen dem Verhalten der Materie im atomaren – sprich: quantenphysikalischen – Bereich und dem Verhalten des Bewusstseins in Trance bzw. unter Hypnose. Es mag sein, dass die Wurzel des Bewusstseins nicht aus dem Atem eines Gottes, sondern aus der Energie eines lebendigen Universums stammt, nämlich aus sehr spezifischen dynamischen Wechselwirkungen einer hoch entwickelten, sehr komplizierten Körper-Geist-Zweieinigkeit, die etwas Transzendentes erzeugt.

Literatur

Araque A, Parpura V, Sanzgiri RP, Haydon PG (1999) Tripartite synapses: glia, the unacknowledged partner. Trends Neurosci 22(5):208–215

Araque A, Carmignoto G, Haydon PG, Oliet SH, Robitaille R, Volterra A (2014) Gliotransmitters travel in time and space. Neuron 81(4):728–739

Atmanspacher H (2004) Quantum theory and consiousness: an overview with selected examples. Discrete Dyn 8:51–73

Barros JAd, Suppes P (2009) Quantum mechanics, interference, and the brain. Journal of Mathematical Psychology 53:306–313

Broglie L (1924) XXXV. A tentative theory of light quanta. London, Edinburgh, Dublin Philos Mag J Sci 47(278):446–458

Caminiti R, Carducci F, Piervincenzi C, Battaglia-Mayer A, Confalone G, Visco-Comandini F, Pantano P, Innocenti GM (2013) Diameter, length, speed, and conduction delay of callosal axons in macaque monkeys and humans: comparing data from histology and magnetic resonance imaging diffusion tractography. J Neurosci 33(36):14501–14511

Carmignoto G, Haydon PG (2012) Astrocyte calcium signaling and epilepsy. Glia 60(8):1227–1233

Clarke A, Morris GJ, Fonseca F, Murray BJ, Acton E, Price HC (2013) „A Low Temperature Limit for Life on Earth." PLoS ONE 8, no. 6: e66207. https://doi.org/10.1371/journal.pone.0066207

Debanne D (2004) Information processing in the axon. Nat Rev Neurosci 5(4):304–316

Debanne D, Campanac E, Bialowas A, Carlier E, Alcaraz G (2011) Axon physiology. Physiol Rev 91(2):555–602

Dummit DS, Foote RM (2003) Abstract Algebra (3rd Edition ed.)

Falk G, Herrmann F, Schmid GB (1983) Energy forms or energy carriers? Am J Phys 51(12):1074–1077

Fisher MPA (2015) Quantum cognition: the possibility of processing with nuclear spins in the brain. Ann Phys Rehabil Med 362:593–602

Graziano, M.S. Consciousness Is the 'Hard Problem', the One That Confounds Science and Philosophy. Has a New Theory Cracked It? 21 August 2013 ed.: Aeon Media Ltd., 2013. https://aeon.co/essays/how-consciousness-works-and-why-we-believe-in-ghosts. Zugegriffen am 10.08.2025

Graziano MS, Kastner S (2011) Human consciousness and its relationship to social neuroscience: A novel hypothesis. Cogn Neurosci 2(2):98–113

Hameroff S, Penrose R (1996) Orchestrated reduction of quantum coherence in brain microtubules: a model for consciousness. Math Comput Simul 40(3):453–480. https://doi.org/10.1016/0378-4754(96)80476-9

Hameroff S, Penrose R (2014) Consciousness in the universe: a review of the „Orch OR" theory. Phys Life Rev 11(1):39–78. https://doi.org/10.1016/j.plrev.2013.08.002

Hammeroff SR (2007) The brain is both a neurocomputer and quantum computer. Cognit Sci 31:1035–1045

Haydon PG (2000) Neuroglial networks: neurons and glia talk to each other. Curr Biol 10(19):R712–R714

Haydon PG (2001) GLIA: listening and talking to the synapse. Nat Rev Neurosci 2(3):185–193

Herrmann F, Schmälzle P, Schmid GB (1985) Information and its carriers. Phys Educ 20:206–210

Ikeda H, Kiritoshi T, Murase K (2012) Contribution of microglia and astrocytes to the central sensitization, inflammatory and neuropathic pain in the juvenile rat. Mol Pain 8:43

Innocenti GM, Vercelli A, Caminiti R (2014) The diameter of cortical axons depends both on the area of origin and target. Cereb Cortex 24(8):2178–2188

Jibu M, Yasue K (1995) Quantum brain dynamics and consciousness. An introduction (Bd 3). Benjamins, Amsterdam, Netherlands

Jibu M, Hagan S, Hameroff SR, Pribram KH, Yasue K (1994) Quantum optical coherence in cytoskeletal microtubules: implications for brain function. Biosystems 32(3):195–209

Lacagnina MJ, Rivera PD, Bilbo SD (2017) Glial and neuroimmune mechanisms as critical modulators of drug use and abuse. Neuropsychopharmacol 42(1):156–177

Lehnen-Beyel I (2008) Kleber mit Köpchen (Leben und Umwelt – Hirnforschung). Bild Wiss 9:20

Li N, Lu D, Yang L, Tao H, Xu Y, Wang C, Fu L, Liu H, Chummum Y, Zhang S (2018) Nuclear spin attenuates the anesthetic potency of xenon isotopes in mice: implications for the mechanisms of anesthesia and consciousness. Anesthesiology 129(2):271–277

Litt A, Eliasmith C, Kroon FW, Weinstein S, Thagard P (2006) Is the brain a quantum computer? Cognit Sci 30(3):593–603

Mayfield J, Harris RA (2017) The Neuroimmune Basis of Excessive Alcohol Consumption. Hot Topics, Neuropsychopharmacology 42(1): 376. https://doi.org/10.1038/npp.2016.177

Mitterauer BJ (1998) An interdisciplinary approach towards a theory of consciousness. Biosystems 45(2):99–121

Mitterauer BJ (2001) The loss of ego boundaries in schizophrenia: a neuromolecular hypothesis. Med Hypotheses 56(5):614–621

Mitterauer BJ (2003) The loss of self-boundaries: towards a neuromolecular theory of schizophrenia. Biosystems 72(3):209–215
Mitterauer BJ (2005) Nonfunctional glial proteins in tripartite synapses: a pathophysiological model of schizophrenia. Neuroscientist 11(3):192–198
Mitterauer BJ (2007) The incoherence hypothesis of schizophrenia: based on decomposed oligodendrocyte-axonic relations. Med Hypotheses 69(6):1299–1304
Mitterauer BJ (2009) Loss of function of glial gap junctions may cause severe cognitive impairments in schizophrenia. Med Hypotheses 73(3):393–397
Mitterauer BJ (2011) Possible role of glia in cognitive impairment in schizophrenia. CNS Neurosci Ther 17(5):333–344
Mitterauer BJ (2012a) Ketamine may block NMDA receptors in astrocytes causing a rapid antidepressant effect. Fron Synaptic Neurosci 4:8
Mitterauer BJ (2012b) Neues Modell der Depression: Die rasche antidepressive Wirkung von Ketamine könnte auf der Blockade von NMDA Rezeptoren in Astrozyten beruhen. Psychopraxis 15(3):27
Mitterauer BJ (2013a) Astrocyte mega-domain hypothesis of the autistic savantism. Med Hypotheses 80(1):17–22
Mitterauer BJ (2013b) Intuition in autistic savantism: a hypothetical model based on glial-neuronal interactions. Med Hypotheses 81(6):1083–1087
Mitterauer BJ, Kofler-Westergren B (2011) Possible effects of synaptic imbalances on oligodendrocyte-axonic interactions in schizophrenia: a hypothetical model. Front Psych 2:15
Mitterauer BJ, Kopp K (2003) The self-composing brain: towards a glial-neuronal brain theory. Brain Cogn 51(3):357–367
Nam HW, McIver SR, Hinton DJ, Thakkar MM, Sari Y, Parkinson FE, Haydon PG, Choi DS (2012) Adenosine and glutamate signaling in neuron-glial interactions: implications in alcoholism and sleep disorders. Alcohol Clin Exp Res 36(7):1117–1125
von Neumann J (1932) Mathematische Grundlagen der Quantenmechanik. Springer, Berlin
Neven H, Zalcman A, Read P, Kosik KS, van der Molen T, Bouwmeester D, Bodnia E, Turin L, Koch C (2024) Testing the conjecture that quantum processes create conscious experience. Entropy 26(6):460
Nussbaum D, Ibrahim K (2012) Neuronal function is necessary but not sufficient for consciousness: consciousness is necessary for will. Front Integr Neurosci 6:103
Oakley DA, Halligan PW (2017) Chasing the Rainbow: The Non-conscious Nature of Being. Frontiers in Psychology 8(1924)
Parpura V, Heneka MT, Montana V, Oliet SH, Schousboe A, Haydon PG, Stout RF Jr, Spray DC, Reichenbach A, Pannicke T, Pekny M, Pekna M, Zorec R, Verkhratsky A (2012) Glial cells in (patho)physiology. J Neurochem 121(1):4–27
Pascual O, Haydon PG (2003) Synaptic inhibition mediated by glia. Neuron 40(5):873–875
Penrose R (1989) The emperor's new mind. Oxford University Press, Oxford
Penrose R, Hameroff S (2011) Consciousness in the universe: neuroscience, quantum space-time geometry and Orch OR theory brain and mind. In: Penrose R, Hameroff S, Kak S (Hrsg) Consciousness and the universe. Cosmology Science Publishers, Cambridge, MA, S 3–42
Porto-Pazos AB, Veiguela N, Mesejo P, Navarrete M, Alvarellos A, Ibanez O, Pazos A, Araque A (2011) Artificial astrocytes improve neural network performance. PloS One 6(4):e19109
Radin DI, Michel L, Galdamez K, Wendland P, Rickenbach R, Delorme A (2012) Consciousness and the double-slit interference pattern: six experiments. Phys Essays 25(2):157–171
Ricciardi LM, Umezawa H (1967) Brain and physics of many-body problems. Kybernetik 4(2):44–48
Schmid GB (1981) Energy: the cornerstone of a unified approach to the physical sciences. Vortrag bei der International Conference on Energy Education am 04.08.1981 in Providence, Rhode Island
Schmid GB (1982) Energy and its carriers. Phys Educ 17:212–218

Schmid GB (1983) A new approach to physics based upon substance-like quantities and their currents. Vortrag beim 7. International Congress of Logic, Methology and Philosophy of Science vom 11.–16.07.1983 in Salzburg, Österreich

Schmid GB (1984) An up-to-date approach to physics. Am J Phys 52(9):794–799

Schmid GB (1986) A new approach to traditional physics. Phys Teach 24(6):349–352

Schmid GB (2006) Substance-like quantitites and their primary role in physics. Minhua Chen – Vortrag bei der Chinese Conference on Physics Education at theTeacher Education Center am 16.09.2006 in Shaoxing County, Shaoxing, China

Schmid GB (2015a) Die Quantenwelt ist die Welt des Kleinkinds. Dtsch Z Zahnarztl Hypn 21(2):6–13

Schmid GB (2015d) Was Wirkt Psychogen Heilend Oder Tödlich? Ein Einblick aus der binocularen Sicht eines Psychomathelogicus / Quantenphysik und Hypnose: Was können wir von der Quantenphysik über die Hypnose lernen? Vortrag gehalten an der Jahrestagung der Deutsche Gesellschaft für Zahnärztliche Hypnose (DGZH), Bad Lippspringe, Deutschland, am 13.09.2013

Schmid GB (2015c) Zur Entstehung des Bewusstseins: Hypothese zur Rolle von Gliazellen, verzweigten Nervenenden und Dendritenarmen (On the origins of consciousness: hypothesis as to the roll of glia cells, multi-branched nerve endings and dendrites). Schweiz Z Ganzheitsmed/ Swiss J Integr Med 27(1):50–54

Schmid GB (2016) Signalübertragung in den Nerven und die Quantum-Mind Hypothese (Transmission of signals in neurons and the quantum mind hypothesis). Schweiz Z Ganzheitsmed/ Swiss J Integr Med 28(4):231–240

Schmid GB, Dünki RM (2012) How Quantum is the Classical World? International Journal of Probability and Statistics 1(4):80–94

Seifert G, Carmignoto G, Steinhauser C (2010) Astrocyte dysfunction in epilepsy. Brain Res Rev 63(1–2):212–221

Spitzer S, Agathou S, Karadottir RT (2013) Clever glia. Stem Cell Res Ther 4(4):100

Steinhauser C, Seifert G (2012) Astrocyte dysfunction in epilepsy. In: Noebels JL, Avoli M, Rogawski MA, Olsen RW, Delgado-Escueta AV (Hrsg) Jasper's basic mechanisms of the epilepsies, 4. Aufl. National Center for Biotechnology Information (US), Bethesda

Steinhauser C, Seifert G, Bedner P (2012) Astrocyte dysfunction in temporal lobe epilepsy: K+ channels and gap junction coupling. Glia 60(8):1192–1202

Tegmark M (2000) Importance of quantum decoherence in brain processes. Phys Rev E 61(4):4194–4206

Thaheld FH (2005) Does consciousness really collapse the wave function? A possible objective biophysical resolution of the measurement problem. Biosystems 81(2):113–124

Verkhratsky A, Butt A (2007) Glial neurobiology. Wiley & Sons, West Sussex

Vitiello G (1995) Dissipation and memory capacity in the quantum brain model. Int J Modern Phys B9:973–989

Werner G, Mitterauer BJ (2013) Neuromodulatory systems. Front Neural Circuits 7:36

Zorec R, Araque A, Carmignoto G, Haydon PG, Verkhratsky A, Parpura V (2012) Astroglial excitability and gliotransmission: an appraisal of Ca^{2+} as a signalling route. ASN Neuro 4(2)

4 Quantenpsychologie – Quantenphysik und Psychologie

„Alles ist vielleicht nicht klar,
nichts vielleicht erklärlich,
und somit, was ist, wird, war,
schlimmstenfalls entbehrlich!"

– Christian Morgenstern (1871–1914)

In gewisser Weise ist es eine Art Magie, wenn ich allein mit meiner Vorstellungskraft physiologische Eigenschaften meines Körpers verändern kann: Blutdruck, Hormonspiegel, Immunparameter, Pulsfrequenz, Speichelfluss, Temperatur, Stoffwechsel u. a. m. Und weil – wie wir in diesem Kapitel sehen werden – mehrere grundlegende Eigenschaften der Quantenphysik enge Parallelen zu ähnlichen basalen Eigenschaften der Hypnose haben, können wir ohne Übertreibung sagen: *„Quantenphysik ist die Magie der Materie."*

Was in der Quantenphysik über Teilchen gesagt werden kann, lässt sich in der Psychologie ebenso gut über Mentationen (Sinneseindrücke, Gedanken, Gefühle, Intuitionen und Imaginationen) ausdrücken. Die Quantentheorie verfügt über mehrere einzigartige Eigenschaften, die ein faszinierendes Potenzial für die Ausarbeitung psychologischer Modelle haben (Pothos und Busemeyer 2013). Vielleicht gerade deswegen lässt sich fragen: *„Inwiefern wäre es gerechtfertigt, die Quantenstatistik auch in der Psychologie anzuwenden?"* Im Kap. 8 erhelle ich z. B. den Unterschied zwischen der quantentheoretischen Statistik und der klassischen Statistik am Beispiel der Prävalenzrate für Schizophrenie.

Das Bewusstsein liefert dem bewussten Wesen Information über seine Umwelt. Die mathematischen Grundlagen der Quantentheorie bieten eine statistische Theorie über Information an. So ist die Quantenstatistik für den mathematischen Umgang mit gewissen psychologischen Prozessen geeignet, was zum Begriff *Quantenpsychologie* führt.

G. B. Schmid, *Quantum-Mind-Hypothese*,
https://doi.org/10.1007/978-3-662-70831-6_4

Im vorausgehenden Kap. 3 habe ich bereits einen möglichen Zusammenhang zwischen den besonderen mathematisch-quantenphysikalischen Eigenschaften der Materie und der Entstehung des Bewusstseins erläutert.

Insofern als elektrochemische Impulse im Körper auf dem Signalweg

- innerhalb des Axons vor der Verzweigung in die präsynaptischen Endigungen und
- in den mannigfachen Synapsen zwischen diesen Nervenendungen und den Dendriten des nächsten Neurons sowie
- innerhalb des Zellkörpers des nächsten Neurons irgendwo jenseits seiner Dendriten usw.

eine „Entscheidung" treffen müssen: „*Wie geht es weiter?*", kann man von In-vivo-Doppelspalt-Transportvorgängen im Gehirn sprechen.

Es gibt viele ambi- bzw. polyvalente („kollabierbare") Körper-Geist-Zustände im Leben, wie z. B. Stress und Unruhe, während wir einschlafen wollen, oder anhaltende Krankheitssymptome wie Fieber und Schmerzen ohne spezifische Ursache. In derartigen Situationen kann mittels geführter Vorstellungen oder Hypnose Kontakt mit dem verborgenen Beobachter hergestellt werden, der dann im besten Fall einen neuen hilfreichen Weg in einen stabilen Zustand wie Schlaf und Heilung findet.

Der Versuch, eine Synergie von Quantentheorie und Psychologie zu formulieren, ist fast so alt wie die Quantenphysik selbst. In der Tat spekulierten vor 100 Jahren schon die Gründungsväter der Quantenphysik, inwiefern bestimmte Aspekte der Quantentheorie kognitive Prozesse erhellen könnten. Konkrete Vorschläge für theoretische und experimentelle Modelle basierend auf den mathematischen Grundlagen der Quantentheorie werden erst seit wenigen Jahren langsam, aber sicher ausgearbeitet (Atmanspacher 2004; Atmanspacher et al. 2002; Schmid 2005; Schmid und Dünki 2012).

Dabei bleiben mehrere Fragen offen:

- Gibt es zwischen Bewusstsein und Quantenphänomenen mehr als eine Analogie, sodass man sich ernsthaft fragen kann: Ist Bewusstsein ein Quantenphänomen? Diese Frage habe ich versucht, im vorangegangenen Kapitel zu beantworten.
- Inwiefern funktioniert das Gehirn wie ein Quantencomputer? Diese Frage habe ich auch im vorangegangenen Kapitel angesprochen und werde sie hier noch offenlassen.
- Was können wir von den mathematischen Grundlagen der Quantentheorie lernen über:
  - psychologisches Verhalten?
  - Kognition/Mentation o. Ä.?
  - Hypnose?
  - psychogene Heilungs- und Todesprozesse?

Wurden diese und verwandte Fragen bislang nur im Allgemeinen und statistisch beantwortet, wird ihnen in diesem und im nächsten Kap. 5 nochmals nachgegangen.

Das Pauli'sche Ausschlussprinzip („exclusion principle")

Laut dem Pauli'schen Ausschlussprinzip, auch Pauli-Prinzip genannt, können zwei oder mehr sog. Fermionen,[1] z. B. Elektronen, *nicht* am selben Ort zur selben Zeit sein, wenn sie sich gleichzeitig im selben Quantenzustand befinden. Dieses Phänomen ist analog zum Phänomen der visuellen Rivalität („visual rivalry“). Aus neuropsychologischer Perspektive bedeutet das Pauli-Prinzip für zwei konkurrierende Wahrnehmungen im selben Sinneskanal, dass ein kognitives Wesen einen eindeutigen Gedanken oder ein eindeutiges Quale für Kombinationen der jeweils möglichen Signale nicht erfassen kann. Das ist vergleichbar mit zwei- oder mehrdeutigen Mustern, in denen kein eineindeutig sinnvolles Bild zu erkennen ist („visual rivalry“). Das sog. *Vexierbild* dient hier als Paradebeispiel der Quanteninkompatibilität, beispielsweise das bekannte Bild der jungen, vornehmen Dame vs. das Bild der alten Hexe und die zweidimensionalen Paradoxon-Bilder von Maurits Cornelis Escher (1898–1972), wie z. B. die 1961 von ihm geschaffene Lithografie „Waterfall“ vom gleichzeitig bergab und bergauf fließenden Wasser.

Die Unschärferelation bzw. das Unbestimmtheitsprinzip in der Quantentheorie und in der Psychologie

Die Quantenpsychologie basiert auf der Anwendung der Axiome der Quantenstatistik, um psychologische Phänomene zu untersuchen. Das Urteilsvermögen und der Entscheidungsprozess des Menschen zeigen immer wieder Rangfolge- und Kontexteffekte auf. In solchen Fällen kann die Quantenstatistik ein Hilfsmittel für die Analyse der bemerkenswerten Nichtkommutativität psychischer Ereignisse sein. Im Klartext: In vielen Situationen spielt es eine Rolle, in welcher Reihenfolge Dinge passieren, gesagt werden usw. Zum Beispiel:

> Ein Gottesfürchtiger trifft seinen Bruder und erzählt ihm verärgert, dass er den Priester gefragt habe, ob er beim Beten rauchen dürfe, was ihm dieser strengstens untersagt habe. Daraufhin erklärt der Bruder: *„Du Depp, du hättest ihn natürlich fragen müssen, ob du beim Rauchen beten darfst. Das hätte er dir bestimmt erlaubt!“*

Hier denke ich unter anderem an das *Heisenberg'sche Unbestimmtheitsprinzip* bzw. die *Heisenberg'sche Unschärferelation*, die nach dem deutschen Physiker und Nobelpreisträger Werner Karl Heisenberg benannt ist. Dieser Witz illustriert eine Art Unbestimmtheitsprinzip in der Psychologie:

---

[1] Fermionen sind Elementarteilchen wie Elektronen, Protonen und Neutronen, die quantenstatistisch gesprochen eine halbzahlige Spin-Quantenzahl s_n besitzen. Die Spin-Quantenzahl s_n kennzeichnet eine Eigenschaft von Elementarteilchen, Es ist, als wenn sie sich analog einem klassischen Kreisel verhalten bzw. drehen/spinnen würden. Man könnte auch sagen, aus Fermionen besteht die Materie.

In Abhängigkeit von der Reihenfolge, in der Informationen dargeboten werden, kann die anschließende Verarbeitung unterschiedlich sein. Komplementäre Fragen, d. h. Fragen, bei denen die Reihenfolge des semantischen Inhalts wichtig ist, wie z. B. im obigen Witz:

> *„Darf ich beten beim Rauchen?“* und *„Darf ich rauchen beim Beten?“*,

können im Extremfall widersprüchlich beantwortet werden.

Es gibt auch Wortzusammensetzungen, die je nach Stellung zu unterschiedlichen Bedeutungen führen: Killer-Hunde oder Hunde-Killer.

Schon der dänische Physiker Niels Bohr (1885–1962) übernahm die Idee der Inkompatibilität vom amerikanischen Psychologen William James (1842–1910). Insofern als die Inkompatibilität zwischen dem Bewusstsein und dem Unbewussten, wie etwa der Vorführeffekt („ironic mentation“, Unaufmerksamkeitsblindheit – siehe z. B. (Chabris und Simons 2010; Taylor und Bryant 2007)) an das Heisenberg'sche Unbestimmtheitsprinzip erinnert, könnte die Quantenstatistik, die auf dem Unbestimmtheitsprinzip basiert, von Nutzen für die Beschreibung und Modellierung bestimmter psychologischer Kuriositäten sein.

Das Unbestimmtheitsprinzip in der Quantenphysik zwischen zwei physikalischen Größen $\underline{A}$ und $\underline{B}$ ist eine Folge ihrer physikalischen Komplementarität oder Inkompatibilität. Sie drückt sich physikalisch so aus, dass das Resultat zweier Messungen in der Reihenfolge $\underline{AB}$ nicht gleich dem Resultat derselben zwei Messungen in umgekehrter Reihenfolge $\underline{BA}$ ist (sog. Nichtkommutativität der entsprechenden mathematischen Operatoren $\underline{A}$ und $\underline{B}$[2]). Zum Beispiel:

> Je genauer wir den Ort $\underline{X}$ eines atomaren Teilchens bis auf eine Ungenauigkeit $\Delta\underline{X}$ messen, desto ungenauer können wir seinen Impuls $\underline{P}$ bis auf eine Ungenauigkeit $\Delta\underline{P}$ bestimmen.

Das lässt sich als das berühmte *Heisenberg'sche Unbestimmtheitsprinzip* ausdrücken:

$$\Delta\underline{X} \times \Delta\underline{P} \geq \hbar/2,$$

wobei $\hbar = h/2\pi$ die sog. reduzierte Planck'sche Konstante ist, die nach dem deutschen Nobelpreisträger für Physik Max Karl Ernst Ludwig Planck (1858–1947) benannt ist (s. auch Kap. 3, Abschn. „Materie in Bewegung“).

Dieses Unbestimmheitsprinzip bzw. die Nichtkommutativität psychischer Ereignisse findet sich in der statistischen Psychologie wieder. Zum Beispiel: Die Antwort auf eine Frage kann mit den Antworten auf später gestellte, mit dieser ersten Frage inkompatiblen Fragen interferieren, sodass ihre relative Rangfolge statistisch signifikante Konsequenzen haben kann. Nehmen wir als Beispiel die ärztliche Diagnosestellung.

---

[2] Der mathematische Begriff *Nichtkommutativität* bedeutet, dass das Produkt zweier mathematischer Operatoren: $\underline{A}$ und $\underline{B}$ davon abhängt, in welcher Reihenfolge die Operation durchgeführt wird, insbesondere: $\underline{A}$ mal $\underline{B}$ ist ungleich $\underline{B}$ mal $\underline{A}$. Man sagt dann, dass die physikalischen Größen, die die mathematischen Operatoren $\underline{A}$ und $\underline{B}$ repräsentieren, *komplementär* bzw. *inkompatibel* sind.

400[3] zufällig ausgewählte Hausärzte wurden nach dem Zufallsprinzip in zwei verschiedene Gruppen unterteilt (Bergus et al. 1998). Die einzelnen Mitglieder beider Gruppen bekamen genau dieselbe Beschreibung der Beschwerden einer jungen Frau, die über eine akute Dysurie klagte. Zusätzlich bekamen sie zwei weitere Informationen zu diesem Fall, aber in umgekehrter Reihenfolge: entweder zuerst die Krankengeschichte (K) zusammen mit der klinischen Untersuchung und erst danach die biologischen Labordaten L (Gruppe: K➔L) oder umgekehrt (Gruppe: L➔K). Die Krankengeschichte zusammen mit dem Befund der klinischen Untersuchung deuteten auf die Diagnose einer Harnwegsinfektion (HWI), wobei die Labordaten diese Diagnose aber nicht unterstützten. Alle Ärzte hatten die Wahrscheinlichkeit der Diagnose HWI nach jeder Teilinformation: K und/oder L beurteilt.

67 % der Ärzte in beiden Gruppen hielten die Diagnose einer HWI (67,4 % vs. 67,8 %, p = 0,85) nach Schilderung der Hauptbeschwerden der Patientin für wahrscheinlich. Aber nach Erhalt der beiden Zusatzinformationen K und L, waren die Ärzte der K➔L-Gruppe weniger der Meinung, dass ein HWI vorliegt, als ihre Kollegen in der L➔K-Gruppe (50,9 % vs. 59,1 %, p = 0,03). Die K➔L-Gruppe maß bei Diagnosestellung den K-Informationen *weniger* Gewicht (55/68 = 0,81) bei, als die L➔K-Gruppe dieses tat (p = 0,04 nach Vergleich der „mean likelihood ratios").

Die Reihenfolge, in der die klinischen Informationen den Medizinern gegeben wurde, beeinflusste also ihre Einschätzung der Wahrscheinlichkeit einer Krankheit. Die Krankengeschichte zusammen mit dem klinischen Untersuchungsbefund fiel mehr ins Gewicht bei der Diagnosestellung, wenn diese Informationen zuletzt gegeben wurden (s. auch Kap. 8, Abschn. „Das Bayes'sche Theorem und die Diagnosestellung").

Aber die bloße Tatsache, dass die Art und Weise wie Mediziner Informationen aufnehmen und beurteilen, um diagnostische Entscheidungen zu treffen, eine mathematische Ähnlichkeit mit der Quantenstatistik aufweist, heißt noch lange nicht, dass die beobachtete Nichtkommutativität zur Quantenstatistik führt und dass somit z. B. die ICD (International Classification of Diseases) ein Lehrbuch der Quantenphysik ist! In der Tat steht solch ein Resultat im Einklang mit dem Bayes'schen Theorem, wie ich im Kap. 8 zeigen werde.

Gleichwohl bedürfen diese und andere Ähnlichkeiten zwischen dem Verhalten physikalischer Größen (und ihren entsprechenden mathematischen Operatoren) und der Dynamik psychischer Zustände einer tieferen Analyse im Sinne der Arbeit von E. M. Pothos und J. R. Busemeyer (2013) sowie anderen.

Ausklang Kap. 4

Obwohl die Quantenstatistik unter bestimmten Umständen analog auch in der Psychologie erfolgreich angewendet werden kann, ist damit selbstverständlich noch lange nicht bewiesen, dass das Gehirn biologisch auf einer quantenphysikalischen Basis funktioniert. Dazu braucht man quantitative Überlegungen, wie die im vorherigen Kap. 3. Trotzdem erwecken solche Analogien eine Neugier, in dieser Richtung weiterzudenken, wie im folgenden Kapitel gezeigt wird.

[3] Von diesen konnten 315 (79 %) zuletzt eine klare Diagnose stellen.

Literatur

Atmanspacher H (2004) Quantum theory and consiousness: an overview with selected examples. Discrete Dyn 8:51–73

Atmanspacher H, Romer H, Walach H (2002) Weak quantum theory: complementarity and entanglement in physics and beyond. Found Phys 32(3):379–406

Bergus GR, Chapman GB, Levy BT, Ely JW, Oppliger RA (1998) Clinical diagnosis and the order of information. Med Decis Making 18(4):412–417

Chabris C, Simons D (2010) The invisible gorilla. HarperCollins, London

Pothos EM, Busemeyer JR (2013) Can quantum probability provide a new direction for cognitive modeling? Behav Brain Sci 36(3):255–274. Cambridge University Press

Schmid GB (2005) Much ado about entanglement: a novel approach to test nonlocal communication via violation of „local realism". Forsch Komplementarmed Klass Naturheilkd 12(4):214–222

Schmid GB (2015) Klick! Warum wir manchmal etwas wissen, das wir eigentlich nicht wissen können. Orell-Füssli, Zürich

Schmid GB, Dünki RM (2012) How quantum is the classical world? Int J Probab Stat 1(4):80–94

Taylor F, Bryant RA (2007) The tendency to suppress, inhibiting thoughts, and dream rebound. Behav Res Ther 45(1):163–168

5 Fünf quantenpsychologische Konzepte

> *„Das Niemandsland zwischen der Physik und der Psychologie des Unbewussten ist das faszinierendste und zugleich das dunkelste Jagdgebiet unserer Zeit."*
>
> *– Carl Gustav Jung (1875–1961)*

Im vorherigen Kapitel wurde behauptet, dass die Art und Weise, wie man in der Quantenphysik über Teilchen spricht, in der Psychologie auf Vorstellungen, Sinneswahrnehmungen, Gedanken, Gefühle und Intuitionen übertragen werden kann. Diese Behauptung wird im folgenden Kapitel erhärtet.

Der Prozess der Beobachtung ist von zentraler Bedeutung, um den Messprozess aus der physikalischen Perspektive der Quantenphysik zu verstehen. Dieser Prozess der Beobachtung ist aus psychologischer Sicht der Bewusstseinsmedizin bzw. Mind-Body-Medizin genauso wichtig, um bewusste Entscheidungsprozesse zu verstehen.

Insbesondere fünf quantentheoretische Beziehungen zwischen dem Beobachter und dem beobachteten Objekt sind einzigartig in der Physik und gleichzeitig in Analogie von besonderer Bedeutung für die Psychologie.

Wegen der großen Bedeutung und Vielschichtigkeit dieser Parallelität zwischen Quantenphysik und Bewusstseinsmedizin fasse ich hier schon vorab die Quintessenz zusammen:

> In der Quantenphysik wie auch in der Bewusstseinsmedizin spielt die Beziehung zwischen dem Beobachter und dem Objekt der Beobachtung (Teilchen, Körper) die zentrale Rolle: Dieselben fünf spezifischen Eigenheiten der Quantentheorie, die in der Physik beim Eingreifen eines Beobachters einzigartig sind, sind ebenso von besonderer Relevanz und einzigartig für die Psychologie beim Eingreifen eines Beobachters.

Diese Charakteristika beziehen sich auf das quantenphysikalische Verhältnis zwischen einem Objekt und seinem Beobachter (B) und können analog in die Sprache der Psychologie (A) übertragen werden (Tab. 5.1).

G. B. Schmid, *Quantum-Mind-Hypothese*,
https://doi.org/10.1007/978-3-662-70831-6_5

Tab. 5.1 *Dieselben fünf in der Physik einzigartigen Eigenschaften der Quantentheorie sind zugleich von besonderer Relevanz für die Psychologie.* Das psychologische Verhältnis (A) zwischen einem mentalen Objekt (Vorstellungen, Gedanken usw.) und seinem Beobachter ist analog dem physikalischen Verhältnis (B) zwischen einem quantenphysikalischen Objekt (Elementarteilchen, Photon usw.) und seinem Beobachter – siehe auch (Schmid 2015d)

<table>
<tr><td></td><td>A) Psychologie: Eine Geisteshaltung, die einer bewussten Entscheidung entspricht,</td><td>B) Quantenphysik: Eine experimentelle Anordnung, die die (bewusste) Beobachtung einer Messung ermöglicht,</td></tr>
<tr><td>1
Kollaps</td><td>… führt zum Kollaps bzw. zur Konsolidierung einer Entscheidungsvielfalt auf eine einzige Entscheidung.
Für das Subjekt (den verborgenen Beobachter) bleibt nach der Entscheidung nur eine einzige Vorstellung aus einer Anzahl von potenziell möglichen Vorstellungen (Kollaps/Dekohärenz der Vorstellung bzw. Trance).
Der Trancezustand ist der mathematischen Wellenfunktion Ψ analog.</td><td>… führt zum sog. Kollaps des Quantenwahrscheinlichkeitsfelds Ψ bzw. der (mathematischen) Wellenfunktion Ψ, die die Wahrscheinlichkeiten der verschiedenen physikalischen Möglichkeiten repräsentiert.
Für das Objekt bleibt nach der Beobachtung nur eine einzige Realität aus einer Anzahl von potenziell möglichen Realitäten (Kollaps/Dekohärenz der Wellenfunktion Ψ).</td></tr>
<tr><td colspan="3">Aus naturphilosophischer Perspektive bedeutet diese Tatsache eine Verletzung des Prinzips der Objektivität. In der klassischen Physik wird von Dingen an sich gesprochen, d. h. es braucht kein Subjekt, das ein Ding zum Objekt macht. Anders ausgedrückt: Das Ding existiert unabhängig von einem Beobachter. In der Quantenphysik verhält es sich grundlegend anders: Hier handelt es sich um Objekte, die das Ergebnis einer Beobachtung sind.</td></tr>
<tr><td>2
Verschränkung</td><td>… zerstört dieVerschränkung (Schlüsselbegriffe: Synchronizität, Kl!ck-Phänomene) zwischen raumzeitlich getrennten Vorstellungsmöglichkeiten.</td><td>… zerstört dieVerschränkung (Schlüsselbegriffe: Quantenverschränkung, Quantenteleportation) zwischen raumzeitlich getrennten Seinsmöglichkeiten, sog. Qubits.</td></tr>
<tr><td colspan="3">Aus naturphilosophischer Perspektive bedeutet diese Tatsache eine Verletzung des Prinzips der Lokalität.
Dieses besagt, dass keine Substanz (Festkörper, Flüssigkeit, Gas, Feld …) oder mengenartige Größe (Energie, Stoffmenge, Impuls, Drehimpuls, Entropie …) an einem Ort verschwinden und an einem anderen Ort erscheinen kann, ohne dass diese Substanz oder Größe durch die dazwischenliegenden Raumbereiche kontinuierlich (über eine gewisse Zeitspanne) geflossen ist. Ein Weltbild des Beobachtens und Messens, das auf dem sog. Kollaps der Wellenfunktion Ψ basiert, muss notwendigerweise das Prinzip des Lokalrealismus (Objektivität und Lokalität) verletzen.[1]</td></tr>
<tr><td>3
Unschärfe</td><td>… manifestiert die „Glitschigkeit“ der Gedanken-/Trancewelt (Unbestimmtheitsprinzip, d. h. das nur schwer handhabbare Hin- und Hergleiten zwischen bewussten und unbewussten mentalen Inhalten; Schlüsselbegriff: Vorführeffekt („ironic mentation“, Unaufmerksamkeitsblindheit).</td><td>… lässt die „Unbestimmtheit“ der mikroskopischen Welt erkennen (Schlüsselbegriffe: Unbestimmtheitsprinzip bzw. Unschärferelation zwischen komplementären Größen).</td></tr>
<tr><td></td><td>Metaphorisch: Vorstellungen verhalten sich wie glitschige Seifenstücke.</td><td>Metaphorisch: Elementarteilchen verhalten sich wie glitschige Seifenstücke.</td></tr>
</table>

Tab. 5.1 (Fortsetzung)

Aus naturphilosophischer Perspektive bedeutet diese Tatsache, dass es keine Gewissheit ohne Ungewissheit gibt.		
4 Abgrenzung	*... definiert die verschiebbare psychologische Grenze* (Schlüsselbegriffe: Bewusstsein, Unbewusste) zwischen Gedanken (in der bewussten Welt) und Vorstellungen (in der unbewussten Welt), an der die Entscheidung tatsächlich stattfindet.	*... definiert die verschiebbare psychophysikalische Grenze* (Schlüsselbegriffe: psychophysikalischer Parallelismus, Von-Neumann-Erkenntnisfenster) zwischen dem Subjekt (in der psychologischen Welt) und dem Objekt (in der physikalischen Welt), an der die Beobachtung tatsächlich stattfindet.
Aus naturphilosophischer Perspektive bedeutet diese Tatsache, dass man die Welt immer dreiteilen muss: der Beobachter (Subjekt), das beobachtete Ding (Objekt) und das Messgerät, das die Beobachtung erst ermöglicht (von Neumann 1932, S. 222–225).		
5 Zweieinigkeit	*... manifestiert die Vorstellung-Gedanken-Zweieinigkeit* der Psyche, wobei ein Gedanke/eine Vorstellung mit sich selbst interferieren kann (Schlüsselbegriff: Rekursivität der Psyche).	*... manifestiert die Welle-Teilchen-Zweieinigkeit* der mikroskopischen Welt (Schlüsselbegriff: Young'sches Doppelspaltexperiment), nach der ein einziges Teilchen bzw. seine entsprechende Wellenfunktion Ψ mit sich selbst interferieren kann.
Aus naturphilosophischer Perspektive lässt sich diese Eigenschaft anhand der Beobachtung eines Schiffes illustrieren. Falls ein unbemanntes Schiff sich wie eine Quantenentität verhielte und es in einen Hafen mit zwei Durchgängen einlaufen würde – ohne dabei auf seinem Weg beobachtet werden zu können –, wäre die Wahrscheinlichkeit für seine aktuelle/reale Präsenz jenseits der Barriere – überall im Raum – als Interferenzmuster seiner potenziellen Präsenzen verteilt wie filigranes Treibholz am Ufer.		

[1]Die Idee der Nichtlokalität von Geist-Gehirn-Zuständen in Verbindung mit der Quanten-Nichtlokalität hilft, bestimmte, bestätigte Geist-Gehirn-Phänomene zu verstehen und zu erklären, die allgemein als „distant anticipation" (DIST-ANT) oder „distant mentation in living systems" (DMILS) bekannt sind, und hilft auch, bestimmte nicht lokale Korrelationen zwischen den Verhaltensweisen menschlicher Subjekte zu verstehen und zu erklären (Schmid 2015c) – siehe auch (Radin 2006; Schlitz 1996; Schmid et al. 2012) und weiter unten im Kap. 7, Abschn. „Globales okkultes Denken: GoD".

Die in der Tab. 5.1 beschriebenen fünf spezifischen Eigenheiten der Quantentheorie (B/B1–B5) sind in der Physik einzigartig und zugleich von besonderer Relevanz für die Psychologie (A/A1–A5). Diese Charakteristika sind dem Messprozess, d. h. der Beziehung zwischen dem Beobachter und dem Objekt der Beobachtung immanent.

Zunächst diskutiere ich die fünf quantentheoretischen Beziehungen zwischen dem Beobachter und dem beobachteten Objekt allein in der Physik (B/B1–B5), sodass die Analogien: Quantenphysik ⇔ Bewusstsein anhand dieses Wissens anschaulich und plastisch dargestellt werden können (s. unter Abschn. „Fünf besondere Eigenschaften der Materie in der Mikrowelt").

Wie diese fünf quantentheoretischen Beziehungen zwischen dem Beobachter und dem beobachteten Objekt in der Psychologie sichtbar werden, wird unten anhand drei biopsychologischer Phänomene gezeigt: in der biopsychischen Entwicklung des Kleinkinds (s. unter Abschn. „Die Welt des Kleinkinds ist eine Quantenwelt: Fünf logische Analogien"), bei Psychose (s. unter Abschn. „Die Welt des an einer Psychose leidenden Menschen ist eine Quantenwelt: Fünf logische Analogien") und bei Hypnose. (s. unter Abschn. „Die Welt der Psychologie, insbesondere unter Hypnose, ist eine Quantenwelt: Fünf logische Analogien").

Fünf besondere Eigenschaften der Materie in der Mikrowelt

Die unter B/B1–B5 benannten fünf spezifischen Eigenheiten der Quantentheorie werden nachfolgend eingehend erläutert.

B1) Der Messprozess führt zum Kollaps bzw. zur Dekohärenz des (mathematischen) Quantenwahrscheinlichkeitsfeldes Ψ

Erst durch die Beobachtung kollabiert das Quantenwahrscheinlichkeitsfeld Ψ, auch Wellenfunktion Ψ genannt, sodass für das Objekt nur eine einzige Realität aus einer unendlichen Anzahl von potenziell möglichen Realitäten bleibt (Kollaps/Dekohärenz der Wellenfunktion Ψ). Aber was ist das: die Wellenfunktion Ψ und was heißt *Kollaps*?

Vor der Beobachtung eines Quantenobjekts hat das Ding eine unendliche Anzahl potenziell möglicher Zustände: Ψ_1, Ψ_2, Ψ_3 … Ψ_n …, die mathematisch durch die Wellenfunktion Ψ dargestellt werden, sodass das Ganze als eine Überlagerung dieser potenziellen Möglichkeiten angesehen wird:

$$\Psi = \Psi_1 + \Psi_2 + \Psi_3 + \ldots \Psi_n + \ldots \text{usw.}$$

Die Wahrscheinlichkeiten, dass das Ding sich in dem einen oder dem anderen konkreten Zustand manifestiert, werden mathematisch durch das Quadrat der Wellenfunktion $|\Psi|^2$ festgelegt. (Hier ist $|\Psi|^2 = \Psi^*\Psi$ und das Symbol * bedeutet die konjugiert komplexe Zahl einer imaginären Zahl, z. B. (a+bi)* = (a-bi), sodass (a+ib)(a+ib)* = (a+ib)(a-ib) = a^2+b^2. Siehe auch „Gleichung (4)" im Kap. 8).

Erst durch die Beobachtung kollabiert die (mathematische) Wellenfunktion Ψ – ihre Kohärenz wird zerstört – und das abstrakte Ding samt seinen unendlich vielen potenziellen Realitäten wird zum konkreten Objekt mit nur einer einzigen Realität.

Wäre die Wellenfunktion Ψ ein real existierendes, physikalisches Feld, würde es überall im Universum existieren und u. a. eine Energiedichte haben. In dem Fall würde ihr „Kollaps" eine im Allgemeinen unmittelbare, gleichzeitige Änderung der Wellenfunktion in jedem Raumpunkt des Universums nach sich ziehen.

Basierend auf dem *Prinzip der speziellen Relativitätstheorie* wissen wir, dass kein Signal schneller als Lichtgeschwindigkeit fließen kann. Daher würde der *Kollaps der Wellenfunktion Ψ*, eine extrem lange, wenn nicht gar unendlich lange Zeit dauern, wenn man das Universum als unendlich voraussetzt. Aus diesem naheliegenden und logisch zwingenden Grund schließt man, dass die Wellenfunktion Ψ *kein* real existierendes physikalisches Feld, sondern bloß ein praktisches und sehr hilfreiches mathematisches Konstrukt ist, und nichts mehr!

Aus naturphilosophischer Perspektive bedeutet die Tatsache, dass etwas nur existiert, solange es unter Beobachtung steht, eine *Verletzung des Prinzips der Objektivität.*

Das Prinzip der Objektivität

Das *Prinzip der Objektivität* besagt, dass ein Ding als physikalische Entität zu jedem Zeitpunkt existiert, unabhängig davon, ob es beobachtet oder nicht beobachtet wird. Mit anderen Worten: Das Resultat einer Beobachtung oder Messung existiert implizit schon in der Welt, *bevor* die Beobachtung bzw. Messung konkret durchgeführt wird.

Mathematisch wird das *Prinzip der Objektivität* in der klassischen Physik durch das *Bayes-Theorem* ausgedrückt, benannt nach seinem Erfinder, dem englischen Mathematiker Thomas Bayes (1702–1761). Laut der Bayes'schen Statistik kann die Wahrscheinlichkeit, dass eine Hypothese stimmt oder nicht (z. B. die Hypothese, dass ein Ding an einem bestimmten Ort zu einer bestimmten Zeit existiert), einen Wert zwischen 0 und 1 haben, je nachdem ob gewisse apriorische Bedingungen erfüllt sind, z. B. ob ein Beobachter eine Raumzeitbestimmung durchführen könnte. In der klassischen Physik wird von „Dingen an sich" bzw. „Dingen per se" gesprochen, d. h. es braucht kein Subjekt, das ein Ding zum Objekt macht, und die Wahrscheinlichkeit, dass ein Ding an einem bestimmten Ort ist, ist entweder 0 oder 1 – ein Ding existiert per se als eigenständiges Objekt *unabhängig* von einem Beobachter.

In der Quantenphysik verhält es sich grundlegend anders: Es existieren keine „Dinge an sich", sondern nur Objekte, sofern sie von einem Beobachter wahrgenommen bzw. gemessen werden. In der Quantenphysik wird über Objekte gesprochen, die das Ergebnis einer Beobachtung sind. Das heißt, dass das Objekt erst nach der Beobachtung zu einer einzigen Realität wird, die aus einer Anzahl von potenziell möglichen Realitäten *kollabiert* (Kollaps/Dekohärenz der Wellenfunktion). Das (unbeobachtete) Ding ist in jedem einzelnen Augenblick sozusagen in einer Art „Zeitprogressionstrance Ψ", in der alle zukünftigen Seinsmöglichkeiten gleichzeitig vor ihm liegen – es existiert sozusagen (noch) nicht.

Aus naturphilosophischer Perspektive bedeutet diese Tatsache eine *Verletzung des Prinzips der Objektivität* in der Quantenphysik.

B2) Der Messprozess zerstört die Verschränkung („quantum entanglement") zwischen raumzeitlich getrennten Seinsmöglichkeiten

Bei verschränkten Systemen ist es nicht möglich, eine gemeinsame Wahrscheinlichkeitsverteilung aus den Wahrscheinlichkeitsverteilungen der einzelnen Teile zu bestimmen. Mit anderen Worten: In zusammengesetzten verschränkten Systemen führt eine Änderung in einem Bestandteil des Systems zu (sofortigen) Änderungen in einem anderen Teil. Das kann zu Abhängigkeiten zwischen den Bestandteilen und zu überraschenden Vorhersagen führen, die in der klassischen Theorie nicht möglich sind, insbesondere wenn die Teile räumlich oder zeitlich getrennt sind.

Unter spezifischen experimentellen Bedingungen werden die Quantenzustände von scheinbar getrennten Objekten miteinander verschränkt, sodass das Wertepaar bestimmter physikalischer Größen dieser mutmaßlich von der Raumzeit unabhängigen Objekte immer die gleichen oder immer die entgegensetzten Resultate zeigt. Das ist, als ob zwei in einer Ehe lebende Menschen – nennen wir es ein „Zweipersonensystem" (Zweizustandssystem) – immer mit 100 % Wahrscheinlichkeit richtig ahnen, ob die andere Person gerade zu Hause ist oder nicht. Das bedeutet, dass bestimmte Quantensysteme sich nicht in Teilsysteme zerlegen lassen, die von den räumlichen und zeitlichen Bedingungen der Beobachtung unabhängig sind.

Solch ein Ding, ein Zweizustand-Quantensystem nämlich, nennen Physiker ein Quantenbit, kurz Qubit oder auch Qbit. Im Gegensatz zu einem klassischen Zustand, der ein Bit Information enthält, sodass er zu einem gegebenen Zeitpunkt nur in einem einzigen von zwei möglichen Zuständen sein kann, entspricht ein Qubit immer einem angeregten (bildhaft: unendlich schnell wirbelnden) Zustand. Somit befindet sich ein Qubit in jedem Augenblick gleichzeitig in beiden Zuständen, z. B. *Kopf* und *Zahl* für zwei wirbelnde Münzen – (s. Kap. 2, Abschn. „Prinzipien des Bewusstseins"). Genau so, wie eine Münze immer eine Zweieinigkeit zwischen den zwei Seiten *Kopf* und *Zahl* ist, kann man sagen, dass ein Qubit eine Zweieinigkeit der zwei verschränkten Elementardinge ist. Etwas salopp kann man auch sagen, dass Gehirn und Immunsystem derart eng ineinander verschränkt sind, dass Geist und Körper bloß zwei Seiten einer Medaille sind[1] (s. Kap. 1, Abschn. „Das Prinzip vom psychophysikalischen Parallelismus").

Um dieses etwas besser zu verstehen, biete ich folgendes Gedankenexperiment an: Die zwei Münzen ***A*** & ***B*** seien im Sinne der Quantenphysik verschränkt – *Quantenmünzen* sozusagen. In dem Fall hätten wir folgende merkwürdige Situation:

Situation 1: Jede Münze kann normalerweise in einem von nur zwei möglichen Zuständen sein: *Kopf* oder *Zahl*.

Situation 2: Die Münzen sind verschränkt, sodass wann auch immer ***A*** im Zustand *Zahl* oder *Kopf* ist, zwangsläufig und simultan ***B*** im Zustand *Kopf* bzw. *Zahl* sein wird, und das unabhängig davon, wann Münze ***A*** oder ***B*** geworfen wird (***A*** vor ***B***, ***B*** vor ***A*** oder ***A*** & ***B*** gleichzeitig).

[1] Zum Beispiel speichert der insuläre Kortex des Gehirns Informationen über Entzündungen im Körper, sodass diese immunologischen „Gedächtnis-Engramme" den ursprünglichen Krankheitszustand wiederherstellen können, wenn sie reaktiviert werden (Gogolla 2021; Koren et al. 2021).

In einem klassischen Experiment mit gewöhnlichen Münzen hätten ***A*** & ***B*** nur in 50 % der Fälle entgegengesetzte Resultate. Mit verschränkten Münzen zeigen ***A*** & ***B*** immer entgegengesetzte Resultate.

So könnten zwei Personen – nennen wir diese **A**nnette und **B**runo – ihre Quantenmünzen benutzen, um z. B. zu wissen, wo sie sich zum Mittagessen treffen.

Jeden Morgen werfen sie getrennt ihre jeweilige Münze.

Da das Resultat immer entgegengesetzt sein muss, haben sie im Voraus abgemacht, dass diejenige Person mit dem Resultat *Kopf* zum eigenen Lieblingsrestaurant und die mit dem Resultat *Zahl* zum Lieblingsrestaurant der anderen Person zum Mittagessen (12 Uhr) gehen soll.

Achtung: Weder **A**nnette noch **B**runo wissen vor dem Wurf, in welchem Restaurant sie oder er den anderen gleichentags zum Mittagessen treffen wird. Die Münzen ***A*** & ***B*** können nicht benutzt werden, um ein *Signal*, d. h. eine *Absicht, Entscheidung* oder einen *Wunsch*, von einer Person zur andern zu schicken: Legt die eine Person ihre Münze absichtlich mit *Kopf* oder *Zahl* auf den Tisch und wartet nicht einfach, bis die Münze selbst zur Ruhe kommt (Messung), wird die Verschränkung der Quantenmünzen zerstört.

Fazit Verschränkung kann nicht benutzt werden, um *Information* (Absicht, Entscheidung oder Wunsch) bezüglich des Zustands der einen oder der anderen Münze zwischen Beobachtern mitzuteilen. Weder der Besitzer von ***A*** noch der von ***B*** kennt das Resultat seines Wurfs im Voraus: Beide sind „Empfänger" von Informationen aus dem (mathematischen) Quantenwahrscheinlichkeitsfeld Ψ.

Quantenverschränkung kann keine sog. ASW-Phänomene (außersinnliche Wahrnehmung, ASW; im Englischen: „extrasensory perception", ESP) wie z. B. Gedankenübertragung oder Synchronizitäten zwischen Personen bewirken.[2]

Etwas geschieht lokal, hier und jetzt, und simultan, d. h. genau im selben Augenblick, und gleichzeitig geschieht etwas Entsprechendes an einem anderen Ort in der Ferne, ohne dass ein Signal (Energie *und* Information) dazwischenfließt.

Aus naturphilosophischer Perspektive bedeutet diese Tatsache eine *Verletzung des Prinzips der Lokalität*, da die raumzeitlich getrennten Beobachtungen anscheinend irgendwie *verschränkt* sind und sofort aufeinander reagieren, schneller als es möglich wäre, irgendeine Information, z. B. mit einem Lichtsignal, auszutauschen.

[2] Der Mensch muss vollständig in der Gegenwart präsent sein – keine Ablenkung – ohne Entscheidungen oder ausdrückliche Wünsche in Bezug auf die Zukunft, damit lokale Ereignisse in der gegenwärtigen (Raum-Zeit-)Situation sich für ihn evtl. sinnvoll miteinander verknüpfen und diese möglicherweise real werden (Synchronizität oder Kl!ck-Phänomen). Solch einen Zustand der erwartungsvollen Aufmerksamkeit nenne ich *Präsenz* – s. Kap. 7, Abschn. „Kl!ck-Phänomene" und (Schmid 2015c).

Das Prinzip der Lokalität

Kommen wir noch einmal zurück zum Ehepaar, dem Zweipersonensystem. Mit den Quantenmünzen würden ihre Wahrnehmungen bzw. Gedanken miteinander übereinstimmen, ohne dass sie diese einander mitteilen müssten und sogar schneller, als die Lichtgeschwindigkeit eines Mobilfunks diese übermitteln könnte.

Das Prinzip der Lokalität besagt, dass keine Substanz (Festkörper, Flüssigkeit, Gas, Feld …) oder mengenartige Größe (Masse-Energie, Impuls, Drehimpuls, Entropie, Ladung, Teilchenzahl, Stoffmenge usw.) an einem Ort verschwinden und an einem anderen Ort erscheinen kann, ohne dass diese Substanz oder Größe durch den dazwischenliegenden Raum kontinuierlich (über eine gewisse Zeitspanne) geflossen ist (Falk et al. 1983; Schmid 1983, 1984, 2006). Mit anderen Worten kann nichts lokal, hier und jetzt, geschehen und simultan, d. h. in genau demselben Augenblick, etwas an einem anderen Ort in der Ferne bewirkt werden, ohne dass ein Signal (Energie *und* Information) dazwischenfließt.

Die Lokalität ist eine Art „Prinzip der Störfreiheit" („no-disturbance principle")[3] (Pfister und Wehner 2013; Schmid und Dünki 2012, S. 92). Das heißt, wenn zwei Systeme isoliert sind, stört eine Messung in einem System nicht die Ergebnisse von Messungen in einem anderen System (Braunstein und Caves 1988, S. 663). Die Idee der Lokalität geht Hand in Hand mit der Idee der lokalen Ursachen, d. h. getrennte Systeme können sich nur über Ströme von stoffähnlichen Größen beeinflussen, die zwischen ihnen kontinuierlich durch interstitiell benachbarte Raum-Zeit-Volumina fließen.

Durch das Phänomen der Verschränkung wird das Prinzip der Lokalität in der Quantenphysik verletzt.

Das Prinzip des Lokalrealismus: Objektivität und Lokalität

Wir haben gerade festgestellt:

- Objektivität ist mit unserer Vorstellung verbunden, dass Dinge irgendwo lokal in der Realität mit 100 %iger Gewissheit existieren, auch wenn wir sie nicht beobachten.
- Lokalität setzt implizit voraus, dass räumlich getrennte physikalische Einheiten einander in keiner Weise stören können, es sei denn, eine substanzähnliche Menge fließt zwischen ihnen, die diese Störung verursacht (Prinzip der Störfreiheit, im Englischen: „no-disturbance principle").

Zusammen bilden die zwei Prinzipien *(Objektivität und Lokalität)* das *Prinzip des Lokalrealismus*. In der alltäglichen, makroskopischen Welt herrscht die klassische

[3] Das „no disturbance principle" kann man auch anders formulieren: Falls eine Beobachtung oder Messung Information liefert, dann wurde das System gestört, und umgekehrt: Falls ein System gestört wurde, dann lieferte eine Beobachtung bzw. Messung Information. Auch gilt die Umkehrung: Falls eine Beobachtung oder Messung keine Information liefert, dann wurde das System nicht gestört und umgekehrt: Falls ein System nicht gestört wurde, dann lieferte eine Beobachtung bzw. Messung keine Information (Pfister und Wehner 2013).

Physik, wobei das Prinzip des Lokalrealismus gilt. In der Quantenphysik der mikroskopischen Welt der Moleküle, Atome und Elementarteilchen wird das Prinzip des Lokalrealismus in mehrfacher Hinsicht verletzt.

Elementardinge haben unabhängig von ihren Seinsmöglichkeiten innerhalb eines Ganzen keine eigenständige Existenz. Wird ein einziger Teil der Wellenfunktion Ψ vom Ganzen durch eine Beobachtung isoliert bzw. wird er durch einen Messprozess einem realen oder hypothetischen Beobachter als Objekt „bewusstbar gemacht", werden gleichzeitig die Eigenschaften (Quantenzahlen) aller anderen Teile des Ganzen festgelegt. Eine Ontologie des Beobachtens/Messens, die auf dem sog. Kollaps bzw. der Dekohärenz der Wellenfunktion Ψ basiert, muss notwendigerweise das *Prinzip des Lokalrealismus* (*Objektivität* und *Lokalität*) verletzen.

Dieser *lokale Realismus* ist die Grundlage für unser Verständnis von und wahrscheinlich auch unser Bedürfnis nach Kausalität. Kausalität ist eine Eigenschaft der alltäglichen, physikalischen Welt, die durch die klassische Physik erklärt wird.

B3) Der Messprozess manifestiert das Unbestimmtheitsprinzip der mikroskopischen Welt („uncertainty principle between complementary observables")

Elementarteilchen verhalten sich wie glitschige Seifenstücke oder Fische: Je fester man ein Stück Seife oder einen Fisch mit der Hand packen will, um es bzw. ihn zu orten, desto schneller schlüpft es bzw. er weg.

Die mathematische Auffassung dieser „Schlüpfrigkeit" ist das Heisenberg'sche *Unbestimmtheitsprinzip* bzw. *die Heisenberg'sche Unschärferelation*. Sie bedeutet, dass bestimmte Paare von *komplementären* physikalischen Größen, z. B. *Ort* und *Impuls,* nicht gleichzeitig mit beliebiger Genauigkeit bestimmt werden können.[4] Man kann sich leicht vorstellen: Je fester man einen Fisch anpacken möchte, um ihn zu orten, desto ungenauer weiß man, wie schnell er wegschwimmt. Und so ist es in der Quantenwelt: Je genauer man versucht, den Ort eines Elementarteilchens (eines Elektrons, Protons, Neutrons, Photons usw.) zu bestimmen, desto ungenauer wird die Messung seiner Geschwindigkeit. Je genauer ein Ding der mikroskopischen Welt in einem gegenwärtigen Seinszustand zur Ruhe gebracht wird, desto weniger genau wird sein zukünftiger Seinszustand bestimmbar werden und umgekehrt.

Aus naturphilosophischer Perspektive bedeutet diese Tatsache, dass es keine Gewissheit ohne Ungewissheit gibt. Oder wie Erich Fromm (1900–1980) einst sagte (Fromm 1989): *„… der Sinn bedeutet nicht Gewissheit; das Suchen nach einem Sinn wird durch den Wunsch nach Gewissheit sogar erschwert. Ungewissheit ist gerade die Bedingung, die den Menschen zur Entfaltung seiner Kräfte zwingt."*

---

[4] Die jeweiligen Werte bestimmter Wertepaare physikalischer Größen, wie z. B. Ort (x) und Impuls (p) eines Teilchens **S** können nicht gleichzeitig beobachtet und gemessen werden:

Je genauer der Wert der einen oder der anderen Größe in einem beliebigen Augenblick gemessen wird, desto ungenauer lässt sich im selben Augenblick der Wert der anderen Größe messen – siehe z. B. http://www.youtube.com/watch?v=a8FTr2qMutA, zugegriffen: 31.03.2024 oder http://www.youtube.com/watch?v=7vc-Uvp3vwg, zugegriffen: 31.03.2024.

B4) Der Messprozess definiert die psychophysikalische Grenze (Von-Neumann-Erkenntnisfenster) zwischen Subjekt (der psychologischen Welt) und Objekt (der physikalischen Welt), an der die Beobachtung tatsächlich stattfindet

Laut der Quantenphysik muss eine Beobachtung irgendwann irgendwo gemacht werden, damit ein Ding zum Objekt wird und das Objekt sich in einem bestimmten physikalischen Zustand manifestiert – s. Kap. 1, Abschn. „Das Prinzip vom psychophysikalischen Parallelismus". Aus der Perspektive des Beobachters liegt das physikalische Objekt im Moment der Beobachtung jenseits dieses Ortes der Messung, das Subjekt (Beobachter) diesseits. Hauptsache ist, dass das Resultat der Messung, der Messwert, unabhängig von der Festlegung dieser Grenze bleibt. Dass die mathematischen Grundlagen der Quantenphysik an dieser Bedingung festhalten, hat von Neumann (von Neumann 1932) gezeigt. Schon im Kap. 1, Abschn. „In der Physik" habe ich diese Grenze zwischen dem Objekt und dem Subjekt – zwischen *außen* und *innen*, zwischen *Körper* und *Geist* – das *Von-Neumann-Erkenntnisfenster* getauft. Diese Grenze, an der die Beobachtung psychophysikalisch stattfindet, muss irgendwann vom Beobachter festgelegt werden, aber ihre Definition hat keinen Einfluss auf die immanenten Eigenschaften des Objekts.

B5) Der Messprozess zeigt die Welle-Teilchen-Zweieinigkeit der mikroskopischen Welt auf, nach der ein einziges Teilchen mit sich selbst interferieren kann

Elementarteilchen können sich als Wellen verhalten und Elementarfelder als Teilchen.[5] Ob eine elementare physikalische Einheit als Teilchen oder als Welle erkannt werden kann, hängt davon ab, wie die Beobachtung bzw. Messung durchgeführt wird:

- Misst man seine exakte Position, so handelt es sich um ein Teilchen.
- Wenn man seine Welleneigenschaften misst, kommt man zum Schluss, dass es sich um eine Welle handelt.

Diese Eigenschaft der Materie ist in der Quantenphysik einzigartig und zugleich von besonderer Relevanz für die Entstehung des Bewusstseins: *die Welle-Teilchen-Zweieinigkeit*. Dieses Charakteristikum ist der Beziehung zwischen dem Beobachter und dem Objekt der Beobachtung immanent. Diese logische Verwandtschaft mit der

[5] Diese merkwürdige Diskrepanz des Resultats: Teilchen oder Welle zeigt sich beim Experiment, das mithilfe von zwei verschiedenen Anordnungen durchgeführt wird, wobei die eine die bewusste Beobachtung des Messprozesses ermöglicht und die andere nicht. Im ersteren Fall verhalten sich die einzelnen Elementarentitäten, z. B. Photonen, wie Teilchen, im zweiten Fall wie mit sich selbst interferierende Wellen.

Beziehung zwischen dem Beobachter und dem Objekt der Beobachtung lässt sich beim Kleinkind, bei psychotischen und hypnotischen Zuständen beobachten.

In der klassischen Physik wird von Dingen an sich gesprochen, d. h., es braucht kein Subjekt mit einer experimentellen Anordnung, das ein Ding – durch eine konkret gegebene Möglichkeit, es zu beobachten – zum Objekt macht. Anders ausgedrückt existiert das Ding, z. B. ein Baum im Wald, unabhängig von einem Beobachter bzw. von einer experimentellen Anordnung, die die (bewusste) Beobachtung des Messprozesses ermöglicht – s. unter Abschn. „Das Prinzip der Objektivität". In der Quantenphysik verhält es sich grundlegend anders: Hier wird über Objekte gesprochen, die das Ergebnis einer Beobachtung sind.

Erkenntnismäßig existieren in der Quantenwelt keine Dinge per se, sondern nur Elementardinge als Objekte, sofern sie von einem Beobachter wahrgenommen werden können. Jedes Ding bleibt potenziell ein Objekt, bis es beobachtbar wird und durch die Beobachtung zum Objekt bzw. Teilchen wird. Aber das Resultat einer späteren Beobachtung von vielen unbeobachtbaren Dingen kann zum Schluss führen, dass sich die einzelnen unbeobachtbaren Dinge, jedes für sich, mit seinem jeweils eigenen Sein wie Wellen überlagert haben. Mit anderen Worten kann ein Elementarding auf sich selbst, d. h. auf sein eigenes Sein, rekursiv wirken, sozusagen mit sich selbst interferieren.

An dieser Stelle sollte man den Kopf schütteln und sich fragen: „*Ein Teilchen kann mit sich selbst interferieren? Wie soll denn das gehen?*" Und in der Tat erwartet kein vernünftiger Mensch, dass ein Teilchen mit sich selbst interferiert, da jedes Teilchen einzeln, wie z. B. ein Ball, durch das eine oder das andere Fenster in der Wand passieren kann und nicht durch zwei solche Fenster gleichzeitig. Oder?

Aus didaktischen Gründen und weil diese quantenphysikalische Sachlage so wichtig ist, wiederhole ich hier das Beispiel der Steinwurfmaschine aus Kap. 2, Abschn. „Der (verborgene) Beobachter und das Doppelspaltexperiment":

> Stellen Sie sich vor: Mehrere Steine fliegen gegen eine Wand mit zwei Fenstern. Ergebnis: Hinter der Wand, jenseits der zwei Fenster, finden sich zwei getrennte Anhäufungen von Steinen, sodass man sagen kann: „*Jedes ursprüngliche Teilchen interferiert nicht mit sich selbst, nachdem es das eine oder das andere Fenster passiert hat.*" Statt Steine durch Fenster hat man ein Experiment gemacht, bei dem einzelne Photonen durch eine Wand mit zwei Spalten geschickt werden, und siehe da, die Photonen verhalten sich wie Steine …, aber nur, wenn sich feststellen lässt, durch welchen Spalt – den linken oder den rechten – die einzelnen Photonen hindurchgetreten sind. Wenn man das Experiment so konstruiert, dass man *nicht* feststellen kann, durch welchen der zwei Spalte ein Photon passiert, entsteht mit der Zeit ein Interferenzmuster jenseits der zwei Fenster, genau so, wie es von einzelnen Wellen erwartet wird (Davisson und Germer 1928).

Unglaublich, oder?

Jetzt bitte ich Sie, sich vorzustellen, wie eine Welle sich auf einer Wasseroberfläche ausbreitet, wenn Sie einen Stein ins Wasser geworfen haben. Steht nun eine Barriere mit zwei nah beieinanderliegenden Öffnungen im Weg, so entstehen zwei weitere Wellen, eine hinter jeder Öffnung, die dann miteinander interagieren. Die ursprüngliche Welle interferiert über die beiden neu entstandenen Wellen sozusagen mit sich selbst. Aufgrund des Ergebnisses des oben beschriebenen Experiments müssen wir davon ausgehen, dass jedes einzelne Photon wie eine Welle mit sich selbst *interferiert*, d. h. ein Elementarding manifestiert sich in diesem Fall als *Wellen*phänomen.

Ihr Erstaunen ist gerechtfertigt. Auch Atomphysiker waren überrascht, als sie vor etwas mehr als 100 Jahren in langwierigen Experimenten mit winzigen Photonen, Elektronen o. Ä. entgegen ihrer Erwartung feststellen mussten, dass Elementarteilchen bzw. Elementarfelder sich sowohl als Welle wie auch als Teilchen verhalten können. Ein Paradebeispiel für dieses kuriose Verhalten von Elementardingen ist das schon im Kap. 2, Abschn. „Der (verborgene) Beobachter und das Doppelspaltexperiment" erwähnte und heutzutage in der Fachwelt gut bekannte *Young'sche Doppelspaltexperiment* (*Young's double slit experiment* (Young 1803)). Dabei bewegt sich ein Elementarding, z. B. ein Photon in die Richtung einer Wand mit zwei Spalten, durch die es hindurchtreten kann. Jenseits dieser Wand wird auf einer dahinterliegenden Leinwand der Aufprallort dieses Elementardinges (Teilchen oder Welle?) beobachtet/gemessen.

Der Anschaulichkeit wegen spreche ich hier immer von einem einzelnen Elementarding. In der Realität eines Experiments handelt es sich aber stets um Ensembles von physikalischen Elementardingen. Ob ein Ensemble von Photonen oder Elektronen sich auf dem Signalweg als ein Ensemble von *Teilchen* oder *Wellen* manifestiert und erkannt wird, hängt davon ab, wie die Beobachtung bzw. Messungen seiner physikalischen Größen an einer Verzweigung durchgeführt wird:

- Kann[6] festgestellt (beobachtet/gemessen) werden, durch welchen der zwei Spalte die einzelnen Elementardinge eines Ensembles jeweils hindurchgegangen sind, schließt man aus dem *fehlenden* Interferenzmuster jenseits der Spalten auf *Teilchen*: *Keine Interferenz bzw. ein Elementarding manifestiert sich als Teilchenphänomen.*

[6] Ich verwende hier absichtlich *kann* und nicht *wird* und beziehe mich dabei z. B. auf das „quantum eraser problem" (Kim et al. 2000) und die Auflösung des sogenannten Schrödinger-Katze-Paradoxes, wobei der Aufbau einer experimentellen Anordnung, die eine Beobachtung prinzipiell ermöglicht, und nicht die bewusste Beobachtung an sich dazu führt, dass die Wellenfunktion kollabiert.

- Kann *nicht* festgestellt (beobachtet/gemessen) werden, durch welchen der zwei Spalte einzelne Elementardinge eines Ensembles jeweils hindurchgegangen sind, schließt man aus dem *vorhandenen* Interferenzmuster jenseits der Spalte auf *Wellen: Jedes einzelne Photon interferiert mit sich selbst, d. h., ein Elementarding manifestiert sich als Wellenphänomen.*

Daraus schließt man, dass ein Ding auf sich selbst, d. h. auf sein eigenes Sein, rekursiv wirken kann.

Gerne erläutere ich dieses Phänomen noch mithilfe einer Schiff-Metapher:

> Einzelne unbemannte Schiffe, die beobachtet werden (können[7]), fahren auf einem See in Richtung einer Barriere mit nur zwei Durchgängen. Sie müssen sich jeweils „entscheiden", welchen der zwei möglichen Durchgänge sie passieren „wollen"; und ihre Verteilung lässt keine Interferenzmuster im Hafen jenseits der Barriere zurück. Falls das mehrmals mit *sehr vielen* Schiffen wiederholt wird, führt dieses Experiment zu zwei Ansammlungen von Schiffen: eine Menge hinter dem linken Durchgang und eine Menge hinter dem rechten Durchgang: *Die Verteilung der beobachtbaren Schiffe jenseits der Ebene der Barriere mit zwei Durchgängen zeigt zwei Anhäufungen.*
>
> Falls ein unbemanntes Schiff sich wie ein Elementarding verhielte, vor und nachdem es den einen oder den anderen Durchgang eines Hafens passiert hat, ohne dabei auf seinem Weg beobachtbar zu sein, wäre die Wahrscheinlichkeit für seine reale Präsenz überall im Raum (jenseits der Barriere) in Form eines Interferenzmusters seiner potenziellen Präsenzen verteilt wie filigranes Treibholz am Ufer. Mit anderen Wörtern „verwischt" sich die Existenz eines unbemannten Schiffes nach seiner unbeobachtbaren Einfahrt durch eine Barriere mit zwei Durchfahrtmöglichkeiten überall im Hafen in Form eines Interferenzmusters seiner möglichen Präsenzen. Als nach und nach immer mehr unbemannte Schiffe die Barriere durch den einen oder den anderen Durchgang unbeobachtbar wie Quantendinge passieren, organisiert sich das filigrane Treibholz der einzelnen Schiffe, bis am Schluss die Schiffe statistisch in einer Art Interferenzmuster im Hafen verteilt sind.

Aus didaktischen Gründen erinnere ich meine Leser an Tab. 5.1 (s. o.), wo diese fünf einzigartigen Eigenschaften der Quantentheorie den logischen Analogien in der Psychologie gegenübergestellt wurden.

Die Welt des Kleinkinds ist eine Quantenwelt: Fünf logische Analogien[8]

Im Folgenden werden fünf logische Analogien, die auf den fünf einzigartigen Eigenschaften der Quantentheorie basieren, einfach und beispielhaft anhand der Erlebniswelt des Kleinkinds illustriert. Unter Zuhilfenahme von konkreten, hirnanatomischen Argumenten wird diskutiert, wie sich das Quantenweltbild des Kleinkinds zum klassischen Weltbild entwickelt.

---

[7] Siehe bitte die vorherige Fußnote.

[8] Die Gedanken, die in diesem Abschnitt beschrieben werden, erschienen zum ersten Mal in (2015b).

Erste Analogie: Verletzung der Objektivität

Die Welt des Kleinkinds bezieht sich hier auf die Entwicklungszeit vor der Ich-Bildung mit ca. 18 Monaten. Eine empirische Definition des Begriffs *Ich-Bildung* folgt weiter unten im Abschn. „Das Erlangen von Bewusstsein ist in der psychophysiologischen Entwicklung des Kleinkinds experimentell überprüfbar".

Für ein Kleinkind sieht es so aus, als wäre die Person „zerstört" worden, wenn sie hinter einem Raumteiler verschwindet, um dann wieder „erschaffen" zu werden, wenn sie hinter dem Raumteiler wieder hervorkommt! Wenn das Kleinkind sich wie ein Erwachsener ausdrücken könnte, käme wahrscheinlich eine seltsame Aussage zustande wie:

> „Mama existiert nur, solange ich sie anschaue, höre, rieche, ihre Wärme oder die Vibrationen ihrer Schritte wahrnehme. Verschwindet sie hinter einem Paravent, wird sie sogleich vernichtet und existiert nicht mehr, bis sie anscheinend neu erzeugt wird und plötzlich wieder da ist."[9]

Diese Person, z. B. die Mutter eines Säuglings, verstieße gegen das *Prinzip der Objektivität* und existierte aus der Sicht des Kleinkinds erst wieder, wenn sie vom Säugling erneut wahrgenommen wird. Das bedeutet, dass ein Säugling vermutlich das Objektivitätsprinzip bis zu einem bestimmten Alter noch nicht verstehen kann. Der Geist eines Kleinkinds begreift das *Prinzip der Objektivität* nicht, denn er kennt keine Objektpermanenz.

Objektpermanenz ist einer der Meilensteine in der kognitiven Entwicklung eines Kleinkinds: wenn es weiß, dass ein Gegenstand weiterhin existiert, auch wenn er sinnlich nicht mehr wahrgenommen wird. Sobald es das *Prinzip der Objektpermanenz* verinnerlicht hat, weiß das Kleinkind: *„Mama und Papa existieren, auch wenn ich sie nicht unmittelbar wahrnehme."* Wenn die Mutter dann den Raum verlässt, denkt es nicht mehr, dass sie nicht mehr existiert, sondern schaut vielleicht im anderen Zimmer oder ruft nach ihr, um sie zu finden.

Aber erst wenn unser Bewusstsein bzw. das Gehirn des Kleinkinds diese Objektpermanenz gelernt hat, ist das wahrnehmende Gehirn ein sog. Bayes'sches Gehirn geworden („Bayesian brain" (Rahnev 2019; Rorot 2021)) – s. Kap. 8, Abschn. „Das klassische Prinzip der Objektivität: Bayes'sches Theorem". Bis dahin gilt für das Kleinkind: *„Mama und Papa existieren nicht, denn ich nehme sie nicht wahr."*

Dieser Lernprozess ist in gewisser Weise zu beobachten, wenn ein Erwachsener sein Gesicht hinter den Händen versteckt und es dann „kuckuck" rufend (im Englischen: „peek-a-boo!") wieder zeigt. Üblicherweise lächelt das Kleinkind überrascht; es ist noch in der Entwicklung bzw. im Lernprozess zur Objektpermanenz. Warum staunt das kleine Menschlein oder findet es das Spiel gar lustig? Das Gesicht wird sozusagen „vernichtet", sobald das Kleinkind es nicht mehr sehen kann, und dann, plötzlich und unerwartet, wird dasselbe Gesicht wieder „erzeugt": Dieser

---

[9] Hier fällt mir eine weitere mögliche Überlegung eines Kleinkinds ein: *„Ich habe gerade bemerkt, dass das Geschenkpapier, das Mama benutzt, genau dasselbe ist wie das Geschenkpapier, das die Zahnfee benutzt! Ich fange an zu denken, dass Mama vielleicht nur ein Glaube ist ..."*

Wiedererkennungseffekt löst beim Kleinkind vermutlich Freude aus. Gleichzeitig handelt es sich um einen plötzlichen, unerwarteten Sprung zwischen Existenz und Nichtexistenz, der auch als verwirrend bezeichnet werden kann; erkennt das Kleinkind diese Inkongruenz zwischen den beiden Wahrnehmungen: „etwas" vs. „nicht etwas" irgendwie? Erlebt es dieses inkongruente Geschehen, wie wir als Erwachsene einen Witz verstehen, und verspürt es dabei Humor? Oder ist es doch eher die Freude oder gar Erleichterung über das Wiedersehen mit einer bekannten, bedeutsamen Person?

Kleinkinder haben auch Angst. Die Fähigkeit, das Gefühl der Angst zu erleben, ist angelegt. Sobald wir leben, müssen Grundbedürfnisse wie Nahrung, Berührung und Kommunikation („Nestwärme") erfüllt werden. Registriert das Kleinkind – sein Körper – einen Mangel, reagiert es alarmiert, um seine Umgebung zu aktivieren, seine Bedürfnisse zu erfüllen. Wenn wir durch die regelmäßige Versorgung und Fürsorge der Eltern – parallel zum erwähnten Gefühl der Objektpermanenz – eine Bindung zu unseren Eltern aufgebaut haben und unser Bewusstsein weiß: *„Mama und Papa existieren, auch wenn ich sie nicht unmittelbar wahrnehme"*, reagiert ein Kleinkind schnell mehr oder weniger verunsichert, verspürt Angst, wenn ein Elternteil nicht in seiner Nähe wahrnehmbar ist.

Wir können solche Ängste erst empfinden, wenn wir im Rahmen der Entwicklung des Gehirns uns ab einem Alter von ca. 18 Monaten auch vorstellen können, dass die Eltern irgendwo verschwunden sind (aber immer noch existieren). Diese Trennungsängste, zu der oft auch die Angst vor dem Verlassensein gehört, entstehen im Alter von 18 Monaten bis 3 Jahren und nehmen dann allmählich ab, wenn die Kinder – idealerweise bei Objektpermanenz bzw. vorhandener Bindung – allmählich mehr Unabhängigkeit und Selbstvertrauen entwickeln. Die Ausprägung der Trennungsangst über dieses Alter hinaus hängt vom individuellen Temperament, früheren Erfahrungen und dem jeweiligen Kontext ab. Es ist wichtig, dass die Betreuungspersonen die individuellen Bedürfnisse jedes Kindes berücksichtigen und es bei der Bewältigung von Angstgefühlen beruhigen und unterstützen.

Das Prinzip der Objektivität

Ein Physiker würde es so ausdrücken: Für das Gehirn des Kleinkinds verletzt seine Mutter das *Prinzip der Objektivität*. Das *Prinzip der Objektivität* besagt, dass ein Ding als physikalische Entität zu jedem Zeitpunkt existiert, unabhängig davon, ob es beobachtet wird oder nicht. Mit anderen Worten: Die Resultate einer Beobachtung oder Messung existieren implizit schon in der Welt, *bevor* die Beobachtung bzw. Messung konkret durchgeführt wird.

Aber wäre die Mama ein unbeobachtetes Quantenteilchen, so könnte sie – ihr „Sein", also die Wellenfunktion Ψ, die die Wahrscheinlichkeit beschreibt, wo sie sich aufhält – laut der Quantenphysik gleichzeitig außerhalb wie auch innerhalb des Zimmers sowie hinter und <u>nicht</u> hinter einem Paravent sein; ihre *Wellenfunktion Ψ*, welche die Wahrscheinlichkeit der Orte beschreibt, wo Mama zu finden ist, könnte für diese Orte Werte größer null haben! Die Wahrscheinlichkeit für den Aufenthaltsort ihres Seins könnte z. B. fifty-fifty zwischen dem Raum, in dem das Kleinkind sich befindet, und dem Rest der Welt verteilt sein; und die 50 % Wahrscheinlichkeit, dass Mama bzw. das Potenzial ihres „Seins" mit dem Kind im selben Zimmer existiert, wäre noch weiter verteilt, sagen wir im Verhältnis 20:80, zwischen dem Raum hinter dem Paravent und dem Rest des Raums. In der Tat gibt es in der Quantentheorie eine zwar unendlich kleine, aber doch vorhandene Wahrscheinlichkeit, dass Mama sich sogar auf der dunklen Seite des Mondes befindet.

Mit anderen Worten: Das Potenzial des Seins (mathematisch: Ψ) – egal, ob es sich, wie in unserem Beispiel, auf das Sein der Mama oder auf das eines Quantenteilchens bezieht – ist irgendwie überall im Universum wie die Butter auf dem Brot verteilt: in der Erlebniswelt des Kleinkinds wie auch in der Gedankenwelt des Quantenphysikers.

Zweite Analogie: Verletzung der Lokalität

Noch andere seltsame Behauptungen würden wir vom Kleinkind hören, wie beispielsweise:

> „Mama weiß immer und sofort, was ich denke, ohne dass ich es ihr sagen muss, z. B. dass ich Hunger habe. Sie kann augenblicklich meine Gedanken lesen, egal, wie weit weg sie sein mag."

Es mag dem sehr jungen Kind so erscheinen, dass seine Mutter mit ihm irgendwie über die „Fasern des Herzens" in einer Art ozeanischen Verbindung (Symbiose) steht, wobei sie augenblicklich sogar aus der Ferne seine inneren Bedürfnisse wahrnimmt, ohne dass es ihr diese unbedingt durch Raum und Zeit mitteilen muss (s. Kap. 8, Abschn. „Das Lokalitätsprinzip").

Erst später realisiert das inzwischen etwas ältere Kind:

> „Mama kann nur dann meine wechselnden Bedürfnisse kennen, wenn ich sie ihr irgendwie mitteile; sie kann diese nicht automatisch und auch nicht spontan aus der Ferne wahrnehmen."

Solch ein Verständnis setzt voraus, dass das Kind ein implizites Wissen vom *Prinzip der Lokalität* erworben hat.

Das Prinzip der Lokalität

Das Kind muss lernen: Seine Mitteilung kommt nur dadurch zustande, dass sein Geschrei oder seine Sprache von der Mama gehört wird. (Physikalisch ausgedrückt: dass die Schallwellen kontinuierlich vom Körper des Kindes durch den dazwischenliegenden Raum bis hin zum Ohr der Mutter fließen.) So wird das Kind auch realisieren:

> „Mama kann nicht an einem Ort verschwinden und an einem anderen Ort erscheinen, ohne dass sie durch die dazwischenliegenden Raumbereiche kontinuierlich (über eine gewisse Zeitspanne) gegangen ist."

Da jeder Mensch jeweils in einem eigenen Körper steckt und das zugehörige Denken im körpereigenen Gehirn isoliert ist, stören die Gedanken des einen Menschen nicht den Gedankenfluss im Gehirn eines anderen. Ansonsten könnte kein Kind, kein Mensch über die Zeit eine eigene Persönlichkeit bilden, eigene Entscheidungen treffen usw. In der Physik spricht man vom „Prinzip der Störfreiheit" („no-disturbance principle"). Aus der Perspektive der Psychologie ergibt das „Prinzip der Störfreiheit" Sinn.

In der Sprache der Quantenphysik gibt es ein anderes, befremdliches Narrativ: Sobald das Kind die Mutter irgendwo im Raum wahrnimmt, müsste sich der Rest ihres potenziellen Seins, das bislang an diesem Ort nicht existierte, sofort an diesem Ort konzentrieren und materialisieren, d. h. sogar aus der entferntesten Ecke des Universums müsste ihr Sein augenblicklich mit einer unendlich schnellen Geschwindigkeit in diesen Raumbereich hineinfließen. Ein Physiker spricht hier von *Dekohärenz bzw. dem Kollaps der Wellenfunktion* Ψ.

Das Prinzip des Lokalrealismus

Das *Prinzip der Objektivität* und das *Prinzip der Lokalität* werden zusammengenommen als das *Prinzip des Lokalrealismus* bezeichnet:

$$\text{Lokalrealismus} = \text{Objektivität} + \text{Lokalität}$$

Eine Ontologie des Beobachtens/Messens, die auf der Dekohärenz bzw. dem Kollaps der Wellenfunktion Ψ basiert, muss notwendigerweise das *Prinzip des Lokalrealismus* verletzen!

Das, was die Mutter und das (Klein-)Kind gemeinsam wahrnehmen, stimmt i. d. R. nicht miteinander überein. Die Mutter, mit dem erwachsenen Bayes'schen Gehirn ausgestattet, lebt in der klassischen Welt des Lokalrealismus; das Kleinkind in einer (Quanten-)Welt, in der das *Prinzip des Lokalrealismus* verletzt wird. Im Kap. 8, Abschn. „Das klassische Prinzip der Objektivität: Bayes'sches Theorem" wird diskutiert, dass das Gehirn eines Säuglings noch nicht gemäß dem Bayes'schen Theorem und dem Prinzip des Lokalrealismus funktioniert und keine Objektpermanenz entwickelt hat.

Beobachtungen des Verhaltens des Kleinkinds lassen uns einiges über den Aufbau seiner Innenwelt vermuten. Diese Vermutungen lassen sich kollektiv in einem Satz zusammenfassen: *Die subjektive Welt des Kleinkinds verletzt das Prinzip des Lokalrealismus und ist somit eine Quantenwelt.* Es gibt noch drei weitere Eigenschaften der Wahrnehmungswelt des Kleinkinds, welche die Mutter in ihrer Gedankenwelt nur verstehen und nachvollziehen könnte, wenn sie eine Quantenphysikerin wäre (s. u.).

Dritte Analogie: Unbestimmtheitsprinzip

Hören wir nochmals aus dem Munde des sprachgewandten Kleinkinds, wie unbestimmt seine Wahrnehmungen sind:

> „Egal, was ich anfasse bzw. erfasse und zu greifen versuche, es rutscht hin und her und entgleitet meinen Händen sowie meinem Verstand."

Auch die Objekte der mikroskopischen Welt lassen eine Art *„Glitschigkeit"* erkennen: Elementarteilchen verhalten sich wie glitschige Seifenstücke. Dieses Phänomen ist unter Physikern als das *Heisenberg'sche Unbestimmtheitsprinzip* oder die

Heisenberg'sche Unschärferelation zwischen komplementären Größen bekannt – s. Kap. 4, Abschn. „Die Unschärferelation bzw. das Unbestimmtheitsprinzip in der Quantentheorie und in der Psychologie".

Mir scheint es naheliegend, auch der subjektiven, mutmaßlich tranceähnlichen Welt des Kleinkinds eine Art *„Glitschigkeit"* zuzuschreiben, d. h. ein nur schwerlich, wenn überhaupt handhabbares Hin- und Hergleiten zwischen bewussten und unbewussten geistigen Inhalten. Insbesondere für das Kleinkind in seinem Alltag gibt es keine Gewissheit ohne Ungewissheit.

Vierte Analogie: Von-Neumann-Erkenntnisfenster

Die Welt des Kleinkinds kennt bis ca. zum 18. Lebensmonat keine zwingend bewusste Grenze zwischen sich und seiner Umwelt – zwischen *Ich* und *Du* – im Sinne von:

> „Wenn mein Teddy auf den Boden fällt, tut es mir genauso weh, wie es ihm wehtut, wenn ich auf die Nase falle."

So wie das Kleinkind vermutlich meint, seine Bedürfnisse würden im Moment ihres Aufkommens sofort von der Mutter erkannt, kennt es bis zur Ich-Bildung keine zwingenden Grenzen zwischen sich und seiner Umwelt – zwischen seiner Innen- und seiner Außenwelt. Wir können uns leicht vorstellen, dass das Kleinkind immerwährend vor sich hin rätselt:

> „Wo höre ich auf und wo beginnt die Außenwelt? Wo liegt die Grenze dazwischen?"

Diese *psychophysikalische Grenze* definiert die Schnittstelle zwischen dem Kind als Subjekt in seiner psychologischen Welt, in der Ich-Welt, und dem Objekt in der physikalischen Welt, in der Du-Welt. An dieser Schnittstelle, an der die Beobachtung tatsächlich stattfindet, finden z. B. Entscheidungen statt.

Das Erlangen von Bewusstsein ist in der psychophysiologischen Entwicklung des Kleinkinds experimentell überprüfbar

Bis zum ersten Grundstein der Ich-Bildung, d. h. bis zum Alter von ca. 18 Monaten, können Kinder einen Punkt an der Stirn im Spiegelbild nicht als zu sich gehörig bzw. als von sich fremd erleben. Es scheint, als könne das Kleinkind bis dahin noch nicht sagen: *„Das bin ich."*

In der Entwicklung eines Kindes verläuft der Aufbau von Ich-Vorstellungen phasenhaft.

- In der ersten Phase etabliert sich spätestens bzw. bereits bei der Geburt ein Ich-Gefühl aufgrund der Selbstwahrnehmung des eigenen Körpers: Ein Neugeborenes fühlt sich satt oder hungrig.
- In der zweiten Phase entsteht das Ich-Gefühl als Urheber des zielgerichteten Handelns: Im dritten Lebensmonat kann ein Baby zielgerichtet greifen.

- In der dritten Phase wird das Ich als Element von geteilter Aufmerksamkeit und als Zentrum der eigenen räumlichen Perspektive wahrgenommen: Ein Baby lernt mit ca. 9 Monaten zu erfassen, dass der Vater auf denselben Ball schaut wie es selbst. Mit 14 Monaten kann es dann verstehen, dass die Mutter Dinge, die es selbst sieht, nicht automatisch auch sehen kann.
- In der vierten Phase wird das Ich zu einem besonderen Objekt, das sich aus der normalen Beobachterperspektive im Spiegel selbst erkennen kann: Den berühmten Spiegeltest bestehen Kleinkinder normalerweise im 18. Lebensmonat.
- In der fünften Phase schließlich – ab einem Alter von ca. 2 Jahren – entsteht das Ich als Subjekt mit einem expliziten Selbstbild, das sich selbst seine Wünsche, Überzeugungen, Hoffnungen etc. zuschreibt und in der Lage ist, anderen Menschen andere Wünsche und Überzeugungen zuzuordnen (es besitzt somit die Fähigkeit der Theory of Mind).

Laut meiner Hypothese zur Entstehung des Bewusstseins (Schmid 2015a) müsste diese empirisch feststellbare Ich-Bildung stark mit der Entwicklung der Gliazellen im Gehirn korrelieren.

Meine Überlegungen hierzu:

Wegen der starken Vermehrung der Gliazellen im ersten Lebensjahr kann angenommen werden, dass das Mengenverhältnis zwischen Gliazellen und Neuronen im Hirnparenchym für das Bewusstsein bzw. die Erlangung des Bewusstseins relevant ist. Offensichtlich benötigt das Wachstum der Gliazellen so viel Zeit, dass erst im Alter von ca. 18 Monaten genügend Gliazellen, insbesondere Astrozyten, zur Verfügung stehen, die eine hinreichende Rekursivität von In-vivo-Doppelspalt-Transportvorgängen und somit dem Kleinkind Bewusstsein ermöglichen (Schmid 2015b).

Es ist längst bekannt, dass Gliazellen, und von diesen vor allem die Astrozyten, eine Schlüsselrolle für Aufbau und Funktion des menschlichen Gehirns innehaben (Nedergaard et al. 2003), wie es die umfassenden Funktionen der Astrozyten bei der synaptischen Informationsübertragung und im kortikalen Netzwerk widerspiegeln (Oberheim et al. 2012, 2006; Ransom et al. 2003; Reichenbach 1989).

Das menschliche Gehirn verfügt schon bei der Geburt über die notwendige Anzahl Neuronen, die es im Prinzip für die gesamte Lebenszeit einschließlich Bewusstsein benötigt. Das rasante Wachstum des Großhirns ist zu einem großen Teil auf die Zunahme von dendritischen Verzweigungen (Koenderink et al. 1994) und der Gliazellen im ersten Lebensjahr zurückzuführen: Gewichtszunahme des Gehirns von 300 g bei der Geburt auf 750 g am Ende des 1. Lebensjahrs

Nachfolgend eine genauere Beschreibung der Größenzunahme:

Bei der Untersuchung der morphologischen Reifung des basalen dendritischen Bereichs der 3. Schicht (Lamina pyramidalis externa) des Neokortex im präfrontalen dorsolateralen Kortex bei Menschen im Alter von 7,5 Monaten bis 27 Jahren fanden Koenderink et al. (1994) ein schnelles Wachstum im dendritischen Gebiet bis zum Alter von 12 Monaten (Koenderink et al. 1994). Die deutliche Zunahme der gesamten dendritischen Länge kann mit der Verlängerung der Endsegmente, längeren Zwischensegmenten wie auch dem Anstieg der Anzahl der Segmente erklärt werden. Fazit: Die postnatale morphologische Reifung der 3. Pyramidenzellschicht kommt schon sehr früh im Leben zum Abschluss.

Larsen et al. (2006) schätzten die Gesamtzellzahl im Neokortex des menschlichen Großhirns anhand der vier Hauptentwicklungszonen (Kortikalplatte/Marginalzone, Subplatte, Intermediärzone, Ventrikulär-/Subventrikulärzone) von 10 normalen Gehirnen von Neugeborenen; insbesondere wurden die gesamte Zellzahl wie auch die Anzahl von Neuronen bzw. Gliazellen in der Kortikalplatte geschätzt (Larsen et al. 2006). Die mittlere Gesamtzellzahl – $32{,}6 \times 10^9$ minus die mittlere Gesamtzahl der Neuronen in der kortikalen Platte $19{,}8 \times 10^9$ – lässt vermuten, dass es ca. $12{,}8 \times 10^9$ nicht neuronale Zellen im normalen Gehirn eines Neugeborenen gibt. Daraus ergibt sich ein Gliazellen-zu-Neuronen-Verhältnis von 12,8/19,8 = **0,65** in der Kortikalplatte, das kleiner ist als der berichtete empirische Wert von **1,65**, der in der 2./3. Schicht des erwachsenen menschlichen präfrontalen Bereichs 9L gemessen wurde (Sherwood et al. 2006) – siehe auch (Azevedo et al. 2009, S. 537).

Folgende Überschlagsrechnung zeigt einen nahezu 4-fachen Anstieg der Gliazellen in der Entwicklung des Gehirns vom Neugeborenen zum Erwachsenen, während die Neuronenzahl sich nicht vergrößert:

Nach Larsen et al. (2006) und Sherwood et al. (2006) ergibt das Gliazellen-zu-Neuronen-Verhältnis beim Erwachsenen dividiert durch das Gliazellen-zu-Neuronen-Verhältnis beim Neugeborenen einen Wert von 1,65/0,65 = **2,54**.

Nach Azevedo (2009) hat das Gliazellen-zu-Neuronen-Verhältnis beim Erwachsenen einen noch größeren Wert, und zwar den Wert von 3,76 (Azevedo et al. 2009). Wenn wir diesen durch 0,65 (das von Larsen et al. gefundene Verhältnis beim Neugeborenen) dividieren, erhalten wir **5,78.**

Daraus ergibt sich ein Durchschnitt von: **(2,54 + 5,78)**/2 = **4,16**.

Aus diesen Überlegungen schließe ich, dass dem Kleinkind das uns Erwachsenen übliche Bewusstsein von der alltäglichen, „klassischen" Welt nicht zur Verfügung steht, bis das Gliazellen-Neuronen-Verhältnis sich über den bei der Geburt gegebenen Wert hinaus vervielfacht (mindestens etwas mehr als verdoppelt?) hat.

In diesem Sinne postuliere ich die folgende Hypothese:

Ab einer bestimmten Dichte bzw. Größe des Gliazellen-zu-Neuronen-Verhältnisses, vermutlich eher Astrozyten-zu-Neuronen-Verhältnisses, wird die Rekursivität von *In-vivo-Doppelspalt-Transportvorgängen* (Schmid 2015a) direkt in die neuronale Informationsübertragung eingreifen, die subjektiv im Sinne des sog. *verborgenen Beobachters* erlebt wird. Auf diese Weise verleiht die hohe Zahl der astrozytären Rezeptoren dem unbewussten *Da*-Sein ein *Bewusst*-Sein. Ab diesem Zeitpunkt nimmt das Kleinkind unwiderruflich an der physikalisch-klassischen Welt des Erwachsenen teil.

Fünfte Analogie: Welle-Teilchen-Zweieinigkeit

Nach der Ich-Bildung muss das Kleinkind mit der Zeit auch lernen, was passiert, wenn ein Wassertröpfchen in den Teich fällt und sich in Wellen langsam vom Aufprallort ausbreitet:

Warum verwandeln sich die Regentröpchen sofort in Wellen, wenn sie in den Teich gefallen sind? Warum kann Wasser fest (gefroren) sein wie ein Stein, flüssig wie eine Welle oder flüchtig wie Dampf? Besteht Wasser letztendlich aus Teilchen oder aus Wellen?

Verweilt das Kleinkind zunächst in einer Art Trancewelt, in der ein Gedanke oder eine Vorstellung mit sich selbst interferieren kann, erfordert das Herausschälen einer Eindeutigkeit aus der mehrdeutigen Trancewelt eine Geisteshaltung, die einer bewussten – eindimensionalen – Entscheidung entspricht. Man kann sich leicht vorstellen:

> Das Kleinkind, das ein Schiff bestaunt, versteht die Präsenz des Schiffs als überall verteilt: materialisiert als massives, solides Objekt auf dem Wasser hin- und herschwappend *und* widergespiegelt auf der Oberfläche des Wassers als Interferenzmuster seiner potenziellen Präsenzen.

Es ist genau diese Eigenart des Beobachtungsprozesses, die es dem Gehirn mithilfe einer bestimmten Dichte der Gliazellen, insbesondere der Astrozyten, ermöglicht, eine hinreichende Rekursivität von *In-vivo-Doppelspalt-Transportvorgängen* und somit Bewusstsein zu erlangen (Schmid 2015a), sodass es sich über sich selbst und seine Umwelt (bewusste) Gedanken machen kann.

Fazit und Ausblick

Das grundlegend andersartige Verhalten eines Kleinkinds (bis ca. 18 Monate) lässt sich mit den fünf oben erwähnten Analogien zur Quantenphysik gut nachvollziehen.

Die Welt des Kleinkinds (jünger als ca. 18 Monate) ist also eine Art Quantenwelt. Meine Argumentation basiert auf den fünf Eigenschaften der Quantentheorie, die in der Physik einzigartig und von besonderer Relevanz für die psychophysikalischen Prozesse des menschlichen Gehirns sind. Bestimmte hirnanatomische Gegebenheiten lassen den Schluss zu, dass dem Kleinkind das (bei Erwachsenen) übliche Bewusstsein von der alltäglichen, „klassischen“ Welt nicht zur Verfügung stehen kann, bis das Gliazellen-Neuronen-Verhältnis sich über den bei der Geburt gegebenen Wert hinaus vervielfacht hat.

Diese Behauptung lässt sich im Sinne der wissenschaftlichen Hypothesenbildung experimentell mit dem Spiegeltest und der parallelen Feststellung des Gliazellen-Neuronen-Verhältnisses überprüfen.

Die Welt des an einer Psychose leidenden Menschen ist eine Quantenwelt: Fünf logische Analogien

Die oben erwähnten fünf Eigenheiten der Quantentheorie sind auch bei der veränderten Ich-Psychologie bei Psychosen feststellbar. Bei einem psychotisch *ver-rückten* Ich-Bewusstsein können diese Analogien in einen metaphorischen Zusammenhang mit den fünf Ich-Dimensionen von Christian Scharfetter (1936–2012) gebracht werden (Scharfetter 1995): Ich-Vitalität, Ich-Aktivität, Ich-Konsistenz und -Kohärenz, Ich-Demarkation und Ich-Identität.

Die Welt des von einer Psychose ver-rückten Ich-Bewusstseins umfasst:

Erste Analogie: Verletzung der Objektivität

Das Gefühl der eigenen Lebendigkeit nennt man *Ich-Vitalität*. An einer Psychose leidende Menschen können sich selbst als tot oder als eine andere Person erleben; auch ein Zustand der Gefühllosigkeit kann eintreten und mehr oder weniger erlitten werden. Ebenso können Teile der eigenen Person, der Mitmenschen wie auch der physikalischen Welt anders wahrgenommen oder gedeutet werden – psychopathologisch spricht man dann von unterschiedlichen Ausprägungen eines Wahns.

Häufig wird eingewandt, dass wir Menschen natürlich an uns, unseren Wahrnehmungen, unseren Fähigkeiten, ja sogar an unserer Herkunft zweifeln können. In der Psychiatrie gibt es eine Tendenz, von „Spektrum-Störungen" statt von Krankheiten zu sprechen. Auch wenn sich Menschen vorstellen können, wie es wäre, tot zu sein, gibt es doch einen Unterschied zwischen der Vorstellung (tot zu sein, verfolgt zu werden usw.) oder der *Gewissheit*, tot zu sein, verfolgt zu werden … wie bei einer psychotischen Krankheit.

Erinnern wir uns an den Satz „*Cogito ergo sum*" vonRené Descartes (1596–1650)[10] (Descartes 1637). Was bleibt, wenn ein psychotischer Mensch sich als tot wahrnimmt oder als tot denkt? Und gleichzeitig die Person für andere als lebendig wahrnehmbar ist. Der an einer Psychose leidende Mensch denkt: *„Ich bin tot!"*, anscheinend ist das „Ich" dieses Menschen für ihn selbst in seiner Psychose begraben, d. h. für ihn selbst nicht wahrnehmbar.

Eine Psychose schließt per definitionem immer eine gewisse Objektivität für den an einer Psychose leidenden Mensch aus.

Zweite Analogie: Verletzung der Lokalität

Das Gefühl der Eigenmächtigkeit im Handeln, Denken, Fühlen, Spüren und Empfinden nennt man *Ich-Aktivität*. Ich bin Ort meines Handelns, ich kann denken, was ich will, und ich weiß, was ich denke, ohne dass ich mir vergegenwärtigen muss, dass ich mich daran erinnere. Ich kann augenblicklich meine eigenen Gedanken wahrnehmen und diese gehören ausschließlich mir.

An einer Psychose leidende Menschen können sich sehr verschieden beeinflusst oder ferngesteuert erleben: Sie können erleben, dass ihre Gedanken von anderen gelesen werden, ihnen Gedanken von einer Robotermaschinerie eingegeben oder entzogen werden oder dass ihr Körper und ihre Bewegungen beeinflusst, gemacht bzw. gesteuert werden können u. a. m. Wenn sich eine andere Person an der Nase kratzt und der psychotische Mensch es sieht, kann er dies an der eigenen Nase spüren etc.

Punkte (1) und (2) zusammengenommen bedeuten eine Verletzung des *Prinzips des Lokalrealismus*.

[10] *„Je pense, donc je suis." / „I think, therefore I am." / „Ich denke, also bin ich."*

Dritte Analogie: Unbestimmtheitsprinzip

Das Gefühl des Zusammenhangs in der Beschaffenheit des Körpers sowohl innerhalb des Denkens, Fühlens, Spürens und der (intero- und exterozeptiven) Sinneswahrnehmungen wie auch zwischen diesen Funktionen nennt man *Ich-Konsistenz und -Kohärenz*.

Menschen, die an einer Psychose leiden, können sich als unzusammenhängend und verändert erleben: Sie spüren ihre Körperteile, Gedanken, Gefühle oder Intuitionen verrenkt, versetzt, zersplittert oder als in der Gegend irgendwo und überall wahl- und sinnlos verteilt; gleichzeitig können sie durchaus koordinierte Bewegungen machen, situationsadäquat denken, fühlen und empfinden. Diese Gleichzeitigkeit von vielen sehr gegensätzlichen Informationen und Empfindungen führt oft zu einer ausgeprägten Ambivalenz,[11] die bei psychotischen Menschen in unruhiger Verwirrtheit oder auch in einer passiven Bewegungslosigkeit münden kann. Es gibt kaum ein besseres psychologisches Merkmal für Unbestimmtheit als Ambivalenz.

Je mehr ein psychotischer Mensch versucht, seine eigenen Gefühle in Griff zu bekommen, desto eher können diese hinter einem Schleier intensiver Gedanken verschwinden, z. B. in einen halluzinierten Krieg als Ausdruck der eigenen Aggression, und von einer Spaltung („*schism*") zwischen Gefühlen und Gedanken zeugen, wie es das *„Schizo"* im Wort *Schizo*phrenie ausdrückt.

Vierte Analogie: Von-Neumann-Erkenntnisfenster

Das Gefühl eines persönlichen Eigenbereichs im Körperlichen, im Denken, Fühlen und Spüren im Gegensatz zur Umwelt nennt man *Ich-Demarkation*. Hierbei wird das Innen vom Außen, das Eigene vom Fremden differenziert.

Ein Patient, der an einer Psychose leidet, könnte u. a. erleben, dass es ihm selbst wehtut, wenn ein anderer zu Boden stürzt (Regression? Vergleiche auch das Beispiel vom Kind und seinem Teddy im Abschn. „Die Welt des Kleinkinds ist eine Quantenwelt: Fünf logische Analogien", „Vierte Analogie: Von-Neumann-Erkenntnisfenster"). Er wäre zugleich der festen Überzeugung, dass es den anderen genauso schmerzt, wenn er selbst auf die Nase fällt. In diesem Zustand kann die eigene Identität als zersplittert oder als ohne klare Begrenzung erlebt werden; gefühlsmäßig hat der Betroffene gegenüber der sozialen Umwelt eine extrem „dünne Haut", der psychotisch erkrankte Mensch verhält sich „distanzlos" oder zieht sich total zurück: Sein Von-Neumann-Erkenntnisfenster ist sozusagen gleichzeitig überall und nirgends.

[11] Der Namensgeber der Schizophrenie, Paul Eugen Bleuler (1857–1939), benannte drei Merkmale der Schizophrenie, die sog. drei As: Anhedonie, Angst und Ambivalenz.

Fünfte Analogie: Welle-Teilchen-Zweieinigkeit

Das Gefühl der eigenen Identität im Handeln, Denken, Fühlen und Spüren nennt man *Ich-Identität.*

Menschen, die an eine Psychose leiden, können Schwierigkeiten haben, ihre Identität konkret, klar und eindeutig zu erleben, d. h. im Sinne eines eigenständigen, identifizierbaren „Teilchens" im übergreifenden sozialen Kontext; sie erleben ihre Identität vielmehr als weniger abgegrenzt, weniger autonom und eher als anonym und beliebig oder verwandelbar (z. B. sich für eine Pflanze oder ein Ding halten oder viele verschiedene Berufe haben). Sie erleben sich wie eine überall verteilte „Welle".

Notabene: Es gibt Stand 14.01.2024 gut 534 Fachartikel bei PubMed (National Library of Medicine, NLM), die über einen Zusammenhang zwischen Glia (Stichwort in „All Fields") und Schizophrenia (Stichwort in „Title") berichten – im Jahr 2023 allein 22 Artikel. So kann man wie oben beim Kleinkind den Zusammenhang zwischen Glia, Psychose und Bewusstsein im Rahmen der Quantum-Mind-Hypothese weiter erforschen.

Die Welt der Psychologie, insbesondere unter Hypnose, ist eine Quantenwelt: Fünf logische Analogien

Dieselben fünf Eigenheiten der Quantentheorie sind auch in der Psychologie feststellbar und für die Hypnose von besonderer Relevanz.

Die Quantenphysik liefert einen Fundus an nützlichen Metaphern,[12] die in der Hypnotherapie als Ressource genutzt werden können. Metaphern regen dazu an, Erfahrungen aus der eigenen therapeutischen Arbeit mit Patienten zu hinterfragen und zu reflektieren, welche Zusammenhänge zwischen quantenphysikalischen und hypnotischen Phänomenen relevant sein könnten.

Zur Erinnerung: Mit dem Begriff Hypnose wird ein direkter Bezug zur Trance hergestellt. Immer dann, wenn unter Beibehaltung des übergreifenden Kontextes eine Suggestion als glaubwürdige Wirklichkeit erlebt wird, handelt es sich um Hypnose. Die Realität wird zum Vexierbild, das in (mindestens) zwei verschiedenen Variationen gesehen werden kann. Die eine ist das ursprünglich eindeutige Bild *vor* der Hypnose; die andere ist das vom Hypnotiseur suggerierte Bild. Je tiefer die Hypnose, desto mehr übernimmt der sich in Trance befindende Mensch den suggerierten Kontext. In solch einem Trancezustand erlebt der Hypnotisand, was ihm suggeriert wird, wie es beispielsweise beim Anschauen eines Films, beim Lesen eines Buches oder in einem Tagtraum geschehen kann. Gleichzeitig kann er in diesem suggerierten neuartigen Kontext andere Möglichkeiten entdecken, vielleicht sogar ausprobieren, mit ihnen spielen.

[12] Zum Beispiel: Quantensprung, Tunneln, Verschränkung, Komplementarität, Unbestimmtheit, Kollaps der Wellenfunktion u. a. m.

Wie in der Quantenphysik geht es in der Psychologie bzw. Psychotherapie bzw. Hypnotherapie um den Beobachter, das beobachtete Objekt und das Von-Neumann-Erkenntnisfenster zwischen ihnen, wo die Beobachtung stattfindet. Unter Hypnose beobachtet das Subjekt sich selbst und die Trance dient sozusagen als das Von-Neumann-Erkenntnisfenster.

Die oben in Tab. 5.1 bereits aufgeführten Charakteristika für das Verhältnis zwischen einem Objekt und seinem Beobachter in der Quantenphysik B1) bis B5) sowie in der Psychologie A1) bis A5) werden nachfolgend näher ausgeführt. Es zeigt sich, dass wir in der Quantenphysik über Teilchen so sprechen können, wie wir in der Psychologie, vor allem mittels Hypnose, über Gedanken und Vorstellungen sprechen.

A1) Eine mentale Haltung, die einer bewussten Entscheidung entspricht, führt zum *Kollaps bzw. zur Konsolidierung* einer Trance (analog der mathematischen Wellenfunktion Ψ)

Manchmal gehen wir durch die Welt so wie in einem Tagtraum, in Trance sozusagen, wobei wir vieles, was wir nicht wahrnehmen oder akzeptieren wollen/möchten, verdrängen. Einer Person geht es vielleicht gut, bis wir sie fragen, ob es ihr gut geht:

> „Jetzt, wo du fragst, geht es mir wohl doch nicht so gut."

Das passiert insbesondere dann, wenn wir unangenehme Gedanken verdrängen, an die wir lieber nicht denken wollen. Diese *„Konsolidierung"* des verdrängten Gedankens lässt sich mit dem Sprichwort umschreiben:

> „Schlafende Hunde soll man nicht wecken!"

Die Verneinung ist eine weitere gängige Methode, um einen bestimmten Gedanken zu erschaffen, der vorher nicht vorhanden war, wie in folgendem Dialog:

P1: *„Würden Sie bitte auf meine Aktentasche aufpassen, während ich auf die Toilette gehe?"*

P2: *„Keine Sorge! Ich werde nicht darin herumstochern und schon gar nichts herausnehmen!"*

Ein gezielter Einsatz der Fantasie (Brainstorming) kann eine konkrete bewusste Entscheidung auslösen im Sinne eines Aha-Erlebnisses: Wie investiere ich mein Erbe am besten – in Aktien, in Kryptowährung, in ein Start-up, in ein Haus …?

Eine konkrete bewusste Entscheidung, die im Gehirn „ausgelöst" wird, z. B. ein Auto zu kaufen, kann wiederum die Quelle einer „wellenförmigen", multifaktoriellen Ausbreitung der Vorstellungskraft (Gedankenwandern) oder eines quälenden Grübelns sein: Welches Auto genau soll man letztendlich kaufen?

In der Quantenphysik wie auch in der Psychologie haben wir es mit einer analogen Situation zu tun:

„Teilchen oder Welle?“ versus „Bewusste Entscheidung oder unbewusste Möglichkeit?“

Das Bewusstsein kann manchmal eine Zweiseitigkeit manifestieren, wobei ein einziger Gedanke oder eine einzige Vorstellung mit sich selbst interferiert im Sinne einer Inspiration (Aha-Erlebnis) oder einer Blockade (Grübeln). Diese Rekursivität ist verwandt mit dem mathematischen Rekursivitätstrick, der in der Quantenphysik „Bootstrapping“ genannt wird. Der Begriff „Bootstrapping“ geht zurück auf den Witz über einen Cowboy, der sich mithilfe seiner Stiefelschlaufen aus dem Sumpf zieht. Die europäische Version des „Bootstrappings“ entspricht der Geschichte von Gottfried August Bürger (1747–1794) über den Baron Münchhausen, der sich mit seinem eigenen Pferdeschwanz aus dem Sumpf zieht. In beiden Anekdoten bezieht sich der Aphorismus „Bootstrapping“ metaphorisch auf den Zustand „Sich allein auf die eigene angeborene Kraft verlassen, um sich aus einer schwierigen Situation zu befreien“.

Bei der Frage: *„Zu welchem Zweck soll ich mein Erbe am besten benutzen?“* kann eine Trance bei der Entscheidung helfen, aus den unendlich vielen Möglichkeiten, die für den kognitiv-emotionalen Haushalt beste herauszufinden. Bei der Entscheidung kollabiert die Trance im Sinne der mathematischen Wellenfunktion Ψ, sodass für das Subjekt nur eine einzige, die beste aus einer Anzahl von potenziell möglichen Vorstellungen bleibt (Dekohärenz bzw. Kollaps der Trance).

Bevor eine bewusste Entscheidung getroffen wird, hat das Unbewusste eine unendliche Anzahl von potenziell möglichen Zuständen zur Auswahl. Die Wahrscheinlichkeit, dass der Fluss der unbewussten Möglichkeiten vor dem geistigen Auge in die eine oder andere Entscheidung mündet, kann psychologisch durch eine (explorative) „Wellenfunktion Ψ der Trance“ eingeschätzt werden:

> *„Hinter einer dieser Türen liegt das Objekt Ihrer Begierde…“* o. Ä.

Das Subjekt ist in jedem einzelnen Augenblick sozusagen in einer Art selbstreferenzieller Zeitprogressionstrance, in der das Subjekt all seine zukünftigen Bewusstseinsmöglichkeiten sich gleichzeitig selbst offenlegt und aus dieser Vielfalt nur eine Möglichkeit zulässt.

Das Prinzip der Objektivität

Wenn man die Ideenlehre von Platon vertritt, sind geistige Gegenstände (Ideen, Gedanken, Gefühle und Vorstellungen) objektiv in einer metaphysischen Welt vorhanden. Heutzutage hat es sich in der akademischen Psychologie etabliert, dass ein geistiger Gegenstand erst dann existiert, wenn er psychisch realisiert bzw. bewusst wahrgenommen wird. Das ist gleichbedeutend mit einer Verletzung des Prinzips der Objektivität für geistige Gegenstände.

A2) Eine mentale Haltung, die einer bewussten Entscheidung entspricht, *zerstört die Verschränkung* (Synchronizität) zwischen raumzeitlich getrennten Vorstellungsmöglichkeiten

Psychologische Systeme, in denen Menschen durch eine bestimmte Beziehungskonstellation vereint sind, z. B. ein Liebespaar, lassen sich nicht in Teilsysteme zerlegen, unabhängig von den räumlichen und zeitlichen Bedingungen der Beobachtungen, die dem System auferlegt werden. (Mythopoetisch ausgedrückt in Bezug auf ein Liebespaar: *verbunden durch die Fasern des Herzens*). In derartigen Systemen kommt es immer wieder zu *Synchronizitäten* zwischen sinnvollen, aber ansonsten vermutlich völlig zufälligen Ereignissen:

> „Ich denke an meinen Onkel Oskar in Neuseeland, von dem ich seit Jahren nichts gehört habe, und er ruft mich in diesem Moment an."
>
> „Ich spüre intuitiv, dass ich links abbiegen soll, und sehe dort, wie der von mir ersehnte Parkplatz frei wird."
>
> „Ich spüre eine Dringlichkeit, sofort mit einer guten Bekannten Kontakt aufzunehmen, und erfahre bei meiner Ankunft, dass sie sich gerade das Leben nehmen will."

Sobald der Mensch aber solch eine Synchronizität gezielt wiederholen will, funktioniert sie nicht mehr[13] (s. auch Kap. 7, Abschn. „Kl!ck-Phänomene").

Das Prinzip der Lokalität

Da die raumzeitlich getrennten Beobachtungen anscheinend irgendwie *verschränkt* sind, hat die Existenz von Synchronizitäten aus naturphilosophischer Perspektive eine *Verletzung des Prinzips der Lokalität* zur Folge.

Es wäre interessant, empirisch zu untersuchen, ob die Wahrscheinlichkeit solcher Synchronizitäten in Trance höher wäre als im normalen Wachzustand.

Das Prinzip des Lokalrealismus

Zusammengenommen bedeutet die Verletzung der zwei Prinzipien *(Objektivität + Lokalität)* eine Verletzung des *Prinzips des Lokalrealismus (Objektivität + Lokalität)*.

Die Bewusstseinsmöglichkeiten der sich selbst aufrechterhaltenden Wellenfunktion Ψ der Trance existieren nur innerhalb der Trance. Sobald eine einzige Vorstellung in der Trance durch eine Beobachtung isoliert, d. h. ausgewählt bzw. dem Subjekt selbst *bewusst wird*, verschwinden alle anderen Vorstellungsbilder im selben Moment.

---

[13] Selbstverständlich ist es so, dass wir eher emotional berührende Situationen, hier die Synchronizitäten, bemerken und im Gedächtnis speichern, als diejenigen, denen wir weniger Bedeutung zuschreiben, z. B. die viele Male, die wir an Onkel Oskar gedacht hatten und er <u>nicht</u> angerufen hat. Das ist die rationale Erklärung von Synchronizität. Nichtsdestotrotz haben sehr viele Menschen Synchronizitäten erlebt, die sich emotional nicht so einfach durch diese rationale Erklärung ablegen lassen – siehe (Schmid 2015c).

A3) Eine mentale Haltung, die einer bewussten Entscheidung entspricht, *zeigt die „Glitschigkeit"* der Gedanken- und Trancewelt auf (Unbestimmtheitsprinzip zwischen bewussten und unbewussten mentalen Inhalten)

Die psychologische Auffassung dieser „Glitschigkeit" entspricht einer Art *Unbestimmtheitsprinzip* und bedeutet, dass je fester wir bewusst versuchen, bestimmte unbewusst ablaufende psychologische Gegebenheiten in Griff zu bekommen, desto wahrscheinlicher wird es, dass uns dies nicht gelingt (*Vorführeffekt*, *„ironic mentation*" – siehe z. B. (Taylor und Bryant 2007)). Man kann auch sagen: Je genauer wir die Botschaften einer Informationsquelle bewusst verstehen wollen, desto unschärfer bzw. diffuser werden die Botschaften aus dem Unbewussten und umgekehrt.

Je konzentrierter man bewusst versucht, z. B.

- einzuschlafen,
- sexuell erregt zu sein,
- ein Tablett mit bis zum Rand gefüllten Champagnergläsern durch den Raum zu tragen, ohne etwas zu verschütten, oder
- an etwas Bestimmtes, z. B. einen rosa Elefant, *nicht* zu denken,

desto weniger erfolgreich wird die Handlung unbewusst (automatisch) ablaufen.

In Trance kann der Mensch (verborgener Beobachter) sich vorstellen, dass diese unbewussten Handlungen positiv ablaufen (Probehandeln in der Trance), sodass sie später in der bewussten Ausführung erfolgreicher durchgeführt werden können: Der Mensch kann dann tatsächlich eher

- einschlafen,
- sexuell erregt sein,
- ein Tablett mit bis zum Rand gefüllten Champagnergläsern durch den Raum tragen, ohne etwas zu verschütten,
- an etwas Bestimmtes *nicht* denken müssen.

Je genauer das Subjekt versucht, sich auf seinen gerade vergangenen Bewusstseinszustand zu konzentrieren, desto weniger genau kann es sich seine Zukunft vorstellen und umgekehrt: Je genauer das Subjekt versucht, sich auf seinen nächstliegenden, zukünftigen Bewusstseinszustand zu konzentrieren, desto weniger genau kann es sich an seine eben vergangenen Bewusstseinszustände erinnern.

A4) Eine mentale Haltung, die einer bewussten Entscheidung entspricht, *definiert die verschiebbare psychophysikalische Grenze* (Von-Neumann-Erkenntnisfenster) zwischen Subjekt (der bewussten, psychologischen Welt) und Objekt (der physikalischen Welt) bzw. Vorstellung (der unbewussten Welt), wo die Entscheidung tatsächlich stattfindet

Bei den Phänomenen der Übertragung und Gegenübertragung, bei denen auch Mitgefühl und empathische Identifikation einzuordnen sind, ist die übliche psychologische Grenze zwischen *dir* und *mir* unklar und nicht mehr eindeutig durch die physische Grenze *meines* und *deines* Körpers definiert. Eine Mutter spürt die Schmerzen ihres Kinds als ihre eigenen, wenn es sich gerade in den Finger geschnitten hat. Andere Beispiele sind leicht zu finden.

Die Vorstellung einer Sinneswahrnehmung aktiviert nahezu dieselben neuronalen Netze wie eine tatsächliche Sinneswahrnehmung. Der Unterschied in der Neurophysiologie zwischen visuell wahrgenommenen Objekten und vorgestellten Bildern:

- Real betrachtete Bilder werden vom 2. Hirnnerven (N. opticus) von den Augen aufgenommen und aktivieren im Gehirn die medialen Okzipitalstrukturen (Sehrinde).
- Vorstellungsbilder aktivieren den mittleren frontalen Kortex und die Insula anterior, den Zentralbereich für Rückkopplungen im autonomen Nervensystem.

Gesamthaft werden bei visuellen Wahrnehmungen und auch bei Vorstellungsbildern jeweils **14 identische Hirnareale** aktiviert:

- bei einem Wahrnehmungsbild werden noch 2 weitere Hirnareale aktiviert,
- bei einem **Vorstellungsbild** sind es noch 5 weitere Hirnareale = **2 ½ Hirnareale mehr** als bei einer realen Wahrnehmung (Kosslyn et al. 1997).

Das Sich-etwas-Vorstellen ist eine komplexe und differenzierte Fähigkeit, die sich aus einer Kombination zusammenhängender Kognitionen generiert, bei der jede für sich gestört, verbessert oder anderweitig verändert werden kann.

Einerseits können subjektive Erlebnisse (*Qualia*) als Teil der eigenen Person erlebt werden, als *zu sich gehörig*, d. h. als *ich-synton,* ergo als *von mir gestaltet*. Andererseits können genau dieselben subjektiven Erlebnisse nicht als Teil der eigenen Person erlebt werden, als *ich-fremd* bzw. *ich-dyston*, ergo als *mir geschehend.* Persönlichkeitsgestörte Menschen erleben ihre Neurosen als *ich-synton*, was diese Art Störung besonders schwierig zu behandeln macht: Eine Person mit einer anankastischen, d. h. zwanghaften Persönlichkeitsstörung *ist* zwanghaft und meint, dass alle anderen um sie herum unordentlich sind; eine Person aber, die neurotisch unter Zwängen leidet, weiß, dass sie Zwänge *hat.*

Mithilfe der Hypnose kann etwas, das subjektiv als *ich-synton* erlebt wird, z. B. Schmerz, *ich-dyston* gemacht und somit gelindert werden. In Trance kann der Mensch ein subjektives Erlebnis konkret veranschaulichen, wie etwa einem brennenden Schmerz eine konkrete Ursache zuschreiben, sagen wir z. B. in Form eines Lagerfeuers, um anschließend das Feuer mit der Vorstellung eines sommerlichen Regens einzudämmen bzw. den Schmerz zu lindern (siehe (Schmid 2011; Schmid 2010)).

Die Grenzen eines Subjekts überschneiden sich kontinuierlich mit den Grenzen anderer Subjekte (Schlüsselwort: Sozialhirn); und die gegenseitig persönlich definierten Festlegungen haben Einfluss auf die innewohnenden Eigenschaften (Qualia) der anderen beteiligten Subjekte.

A5) Eine mentale Haltung, die einer bewussten Entscheidung entspricht, *zeigt die Eindeutigkeit vs. Mehrdeutigkeit* der Gedanken- und Trancewelt auf, wobei ein Gedanke/eine Vorstellung mit sich selbst interferieren kann (Rekursivität der Psyche)

Der Interferenz von Gedanken begegnen wir besonders dann, wenn wir vor einer Entscheidung stehen. Eine konkrete, bewusste Entscheidung, z. B. ein Haus zu kaufen, kann Anlass für eine vieldeutige, schöpferische („mind wandering") oder eine quälende, grüblerische Vorstellungsreise werden, und umgekehrt kann eine vieldeutige Vorstellungsreise (z. B. Brainstorming) Anlass für eine konkrete, bewusste Entscheidung sein.

Manchmal können wir eine Entscheidung ohne Weiteres treffen, manchmal nicht. Manchmal wissen wir genau, was wir wollen, manchmal nicht. Wie oft haben wir bei Entscheidungsprozessen letztlich nach dem Motto gelebt:

> „Wie weiß ich, was ich denke, bis ich fühle, was ich tue?"

Beispiel: Erst nachdem ich im Laden beide Pullover, den roten und den grünen, angezogen habe und dann fühle, welcher mir gefällt, erst dann weiß ich, welchen von beiden ich kaufen werde.

Hier denke ich auch an das Kind, das seine Mutter fragt: *„Soll ich den roten oder den grünen Pullover anziehen?"* In der Regel „weiß" das Kind unbewusst schon, welchen Pullover es lieber anziehen möchte, aber oft hat es – wie wir Erwachsene es auch immer wieder erleben (s. o.) – keinen unmittelbaren, bewussten Zugang zu der Entscheidung. Erst wenn die Mutter ihre Meinung dazu abgibt und z. B. sagt: *„Den grünen!"*, unterstützt dieses mütterliche Signal das Bereitschaftspotenzial für die Entscheidung mit einem bis dahin fehlenden *Quantum* an *psychischer Energie*, und das Kind kann bewusst wissen, was es definitiv will. Und falls das Kind nun doch den roten und nicht den grünen Pullover anziehen möchte, wird die Mutter fälschlicherweise glauben, ihr Kind sei einfach widerspenstig. Auch wir Erwachsenen kennen solche Beispiele. Der Kollege fragt: *„Sollen wir zum Chinesen* *oder zum Italiener zum Mittagessen gehen?*" und, weil es Ihnen gleich ist, antworten Sie: „*Egal, du kannst entscheiden!*", worauf er sagt: „*Ja, gut, dann italienisch!*" und Sie wenden ein: „*Ach nein, ich habe gar keine Lust auf Pasta, lieber asiatisch!*"

Auch die Themen *verkörperte Intelligenz* und *Spiegelneurone* attestieren die Rekursivität der Psyche.

In einer hypnotischen Trance kann das Bewusstsein mithilfe von Vorstellungen auf sich selbst rekursiv wirken.

Nochmals erinnere ich an Tab. 5.1 zu Beginn des Kapitels, in der diese fünf einzigartigen Eigenschaften der Quantentheorie den logischen Analogien in der Psychologie (einschließlich Hypnose) gegenübergestellt wurden.

Fünf Klassen von hypnotherapeutischen Übungen

Auf der Grundlage der oben beschriebenen fünf besonderen Eigenschaften der Materie in der mikroskopischen Welt können offene hypnotische Suggestionen eingesetzt werden, um therapeutisch relevante Körper-Geist-Zustände zu erreichen. Entsprechende Übungen wären Inhalt eines Workshops.[14]

Ausklang Kap. 5

Das Verständnis von Psychotherapie als Determinante zerebraler Reorganisationsprozesse wird anhand der oben dargestellten Analogien A1/B1, A2/B2, A3/B3, A4/B4 und A5/B5 zwischen Quantenphysik und Psychologie rational nachvollziehbar gemacht. Diese Einsichten können bei der Entwicklung und erfolgreichen Anwendung psychologischer Interventionsmethoden wie Hypnotherapie oder Fantasietherapie (Schmid 2005) nützlich sein.

Die Logik dieser Analogien legt es nahe, dass die gängige Unterscheidung zwischen biologischen und psychologischen Störungen und zwischen biologischen und psychologischen Therapieformen mindestens teilweise überholt ist. Zur Erinnerung: So wie eine Münze eine Einheit ihrer beiden Seiten „Kopf" und „Zahl" darstellt, kann man sich den menschlichen Organismus als eine Zweieinigkeit von „Geist" und „Körper" vorstellen (Schmid 1988, Kap. 5).

[14] Zusammen mit meinem Freund und Kollegen, Dr. med. dent. Veit Messmer, haben wir einen Workshop durchgeführt, bei dem die Teilnehmer anhand von fünf hypnotherapeutischen Übungen diese therapeutisch relevanten Körper-Geist-Zustände persönlich erfuhren und lernten, um anschließend entsprechende Techniken im Rahmen ihrer individuellen Praxis anwenden zu können.

Literatur

Azevedo FA, Carvalho LR, Grinberg LT, Farfel JM, Ferretti RE, Leite RE, Jacob Filho W, Lent R, Herculano-Houzel S (2009) Equal numbers of neuronal and nonneuronal cells make the human brain an isometrically scaled-up primate brain. J Comp Neurol 513(5):532–541

Braunstein SL, Caves CM (1988) Information-theoretic Bell inequalities. Phys Rev Lett 61(6):662–665

Davisson CJ, Germer LH (1928) Reflection and refraction of electrons by a crystal of nickel. Proc Natl Acad Sci U S A 14(8):619–627

Descartes, René (1637) Discourse on the Method. Leiden. De l'Imprimerie de IAN MAIRE.

Falk G, Herrmann F, Schmid GB (1983) Energy forms or energy carriers? Am J Phys 51(12):1074–1077

Fromm E (1989) Gesamtausgabe in 10 Bänden. dtv, München

Gogolla N (2021) The Brain Remembers Where and How Inflammation Struck. Cell 184(24): 5851–5853. https://doi.org/10.1016/j.cell.2021.11.002

Kim YH, Yu R, Kulik SP, Shih Y, Scully MO (2000) Delayed Choice Quantum Eraser. Phys Rev Lett 84(1):1–5. http://www.ncbi.nlm.nih.gov/pubmed/11015820

Koenderink MJ, Uylings HB, Mrzljak L (1994) Postnatal maturation of the layer III pyramidal neurons in the human prefrontal cortex: a quantitative Golgi analysis. Brain Res 653(1–2):173–182

Koren T, Yifa R, Amer M, Krot M, Boshnak N, Ben-Shaanan TL, Azulay-Debby H, Zalayat I, Avishai E, Hajjo H, Schiller M, Haykin H, Korin B, Farfara D, Hakim F, Kobiler O, Rosenblum K, Rolls A (2021) Insular cortex neurons encode and retrieve specific immune responses. Cell 184(24):5902–5915 e17

Kosslyn SM, Thompson WL, Alpert NM (1997) Neural systems shared by visual imagery and visual perception: a positron emission tomography study. Neuroimage 6(4):320–334

Larsen CC, Bonde Larsen K, Bogdanovic N, Laursen H, Graem N, Samuelsen GB, Pakkenberg B (2006) Total number of cells in the human newborn telencephalic wall. Neuroscience 139(3):999–1003

Nedergaard M, Ransom B, Goldman SA (2003) New roles for astrocytes: redefining the functional architecture of the brain. Trends Neurosci 26(10):523–530

von Neumann J (1932) Mathematische Grundlagen der Quantenmechanik. Springer, Berlin

Oberheim NA, Wang X, Goldman S, Nedergaard M (2006) Astrocytic complexity distinguishes the human brain. Trends Neurosci 29(10):547–553

Oberheim NA, Goldman SA, Nedergaard M (2012) Heterogeneity of astrocytic form and function. Methods Mol Biol 814:23–45

Pfister C, Wehner S (2013) An information-theoretic principle implies that any discrete physical theory is classical. Nat Commun 4:1851

Radin DI (2006) Entangled minds. Extrasensory experiences in a quantum reality. Paraview Pocket Books, New York, NY

Rahnev D (2019) The Bayesian brain: what is it and do humans have it? Behav Brain Sci 42:e238

Ransom B, Behar T, Nedergaard M (2003) New roles for astrocytes (stars at last). Trends Neurosci 26(10):520–522

Reichenbach A (1989) Glia:neuron index: review and hypothesis to account for different values in various mammals. Glia 2(2):71–77

Rorot W (2021) Bayesian theories of consciousness: a review in search for a minimal unifying model. Neurosci Conscious 2021(2):niab038

Scharfetter C (1995) Schizophrene Menschen: Diagnostik, Psychopathologie, Forschungsansätze (4. Aufl). PsychologieVerlagsUnion, Weinheim

Schlitz MJ (1996) Intentionality: an argument for transpersonal consciousness world future. Gordon & Breach Science Publishers, Amsterdam, S 115–126

Schmid GB (1983) A new approach to physics based upon substance-like quantities and their currents. Vortrag beim 7. International Congress of Logic, Methology and Philosophy of Science vom 11.–16.07.1983 in Salzburg, Österreich

Schmid GB (1984) An up-to-date approach to physics. Am J Phys 52(9):794–799

Schmid GB (1988) The roles of knower & known in the Sufism of Ibn 'Arabî, analytical psychology of C.G. Jung, quantum theory of John von Neumann: Concepts and logic with implications to the phenomena of psychogenic death & psychotherapy (Diploma thesis: C.G. Jung-Institut Zürich/Zentral Bibliothek Zürich, Hrsg). C.G. Jung-Institut Zürich, Zürich

Schmid GB (2005) Phantasy therapy: a novel theoretic and therapeutic approach for the special treatment of psychotic patients in general psychiatry. In: Abelian ME (Hrsg) Focus on psychotherapy research, Bd 2005. Nova Science, New York, S 1–50

Schmid GB (2006) Substance-like quantitites and their primary role in physics. Minhua Chen – Vortrag bei der Chinese Conference on Physics Education at theTeacher Education Center am 16.09.2006 in Shaoxing County, Shaoxing, China

Schmid GB (2010) Selbstheilung durch Vorstellungskraft, 1. Aufl. Springer, Wien

Schmid GB (2011) Selbstheilung Durch Vorstellungskraft. CH-Hypnose Bulletin XXI(1):22–25

Schmid GB (2015a) Zur Entstehung des Bewusstseins: Hypothese zur Rolle von Gliazellen, verzweigten Nervenenden und Dendritenarmen (On the origins of consciousness: hypothesis as to the roll of glia cells, multi-branched nerve endings and dendrites). Schweiz Z Ganzheitsmed/ Swiss J Integr Med 27(1):50–54

Schmid GB (2015b) Die Quantenwelt ist die Welt des Kleinkinds. Dtsch Z Zahnarztl Hypn 21(2):6–13

Schmid GB (2015c) Klick! Warum wir manchmal etwas wissen, das wir eigentlich nicht wissen können. Orell-Füssli, Zürich

Schmid GB (2015d) Was Wirkt Psychogen Heilend Oder Tödlich? Ein Einblick aus der binocularen Sicht eines Psychomathelogicus / Quantenphysik und Hypnose: Was können wir von der Quantenphysik über die Hypnose lernen? Vortrag gehalten an der Jahrestagung der Deutsche Gesellschaft für Zahnärztliche Hypnose (DGZH), Bad Lippspringe, Deutschland, am 13.09.2013

Schmid GB, Dünki RM (2012) How quantum is the classical world? Int J Probab Stat 1(4):80–94

Schmid GB, Rudolf M, Dünki (2012) How Quantum Is the Classical World? International Journal of Probability and Statistics 1(4):80–94. https://doi.org/10.48550/arXiv.1101.1794

Sherwood CC, Stimpson CD, Raghanti MA, Wildman DE, Uddin M, Grossman LI, Goodman M, Redmond JC, Bonar CJ, Erwin JM, Hof PR (2006) Evolution of increased glia-neuron ratios in the human frontal cortex. Proc Natl Acad Sci U S A 103(37):13606–13611

Taylor F, Bryant RA (2007) The tendency to suppress, inhibiting thoughts, and dream rebound. Behav Res Ther 45(1):163–168

Young T (1803) The Bakerian lecture. Experiments and calculation relative to physical optics. Philos Trans R Soc London 94:1–16

6 Empirische/ontische Hinweise für Quanteneffekte in biologischen Systemen

> *„Die vielleicht letzte wissenschaftliche Grenze – die ultimative Herausforderung – besteht darin, die biologische Basis des Bewußtseins und der geistigen Vorgänge, durch die wir wahrnehmen, handeln, lernen und uns erinnern, zu verstehen."*
>
> *– Eric Kandel (*1929), amerikanischer Neurowissenschaftler, Nobelpreisträger (Kandel et al. 1991)*

Wenn Quantenphänomene im menschlichen Gehirn vorhanden sein sollten, dann müssten diese sich auf die eine oder andere Art und Weise auch in anderen biologischen Systemen zeigen.

Mit der Entwicklung der Quantenphysik im letzten Jahrhundert haben sich Wissenschaftler die Frage gestellt, ob sich die Biologie auf die Quantenphysik stützt bzw. biologische Prozesse erst durch sie funktionieren können. Dies hat zur Entstehung der „Quantenbiologie" (Teilbereich der Biophysik) geführt; diese untersucht (neuro-)biologische Prozesse, die Quantenmechanismen für Funktionen höherer Ordnung nutzen (Ball 2011; Lambert et al. 2013, siehe auch z. B. Arndt et al. 2009; Baars und Edelman 2012; Bordonaro und Ogryzko 2013; Dash 1961; Fischer-Hjalmars 1969; Gallup 1960; Hunter 2006; James 1984; Karreman 1964; Loewdin 1964; Longuet-Higgins 1962; Matsuno und Paton 2000; Reid 1960; Sponer et al. 2010; Zimmer 1956).

Es gibt empirische Hinweise, dass Quantenphänomene wie Kohärenz, Verschränkung, Tunneling und Biophotonen bei allen Lebewesen eine Rolle spielen (Adams und Petruccione 2021). Beispiele hierfür, die im Folgenden näher erläutert werden, sind die Lichtsammlung in der Fotosynthese (Collini et al. 2010; Engel et al. 2007), die Magnetorezeption bei verschiedenen Tierarten (sog. Vogelkompass) (Rodgers und Hore 2009; Hore und Mouritsen 2022; Ritz et al. 2000), Quanteneffekte beim Geruchssinn (Brookes et al. 2007; Turin 1996) und Enzymfunktionen, die Elektronentransfers (Gray und Winkler 2003) und Protonentransfers (Nagel und Klinman 2006) beinhalten.

G. B. Schmid, *Quantum-Mind-Hypothese*,
https://doi.org/10.1007/978-3-662-70831-6_6

Fotosynthese und Quantenkohärenz

Sehr hilfreich ist die Anwendung der Quantentheorie zum Verständnis der Fotosynthese (Cupellini und Liguori 2023). Die Fotosynthese ist der natürliche (biochemisch-physikalische) Prozess, der – kurz gesagt – Sonnenphotonen (Lichtenergie) in energiereiche organische Materie (vor allem Kohlenhydrate) umwandelt. Unter optimalen Bedingungen wird jedes absorbierte Photon vom fotosynthetischen Organismus genutzt. Der entscheidende Schritt bei der Umwandlung von Sonnenenergie in chemische Energie findet in einem fotosystemischen Reaktionszentrum statt, wo die absorbierte Anregungsenergie durch ultraschnelle Elektronentransfers in einen stabilen ladungstrennenden Zustand umgewandelt wird (Romero et al. 2017b).

Mindestens vier Konstruktionsprinzipien sind in der Fotosynthese aktiv. Zwei ultraschnelle Prozesse bilden die Grundlage der Fotosynthese: Anregungsenergieübertragung und Ladungstrennung, wobei quantenphysikalische Phänomene, wie die Delokalisation, sowie Geschwindigkeit, Effizienz und Richtungsabhängigkeit des Ladungstrennungsprozesses zugrunde liegen (Romero et al. 2017a, b) Allerdings ist der fundamentale Mechanismus, der für die nahezu einheitliche Quanteneffizienz dieses Prozesses verantwortlich ist, nach wie vor unbekannt.

Postuliert wird, dass das Vorhandensein von elektronischer Kohärenz zwischen Exzitonen[1] sowie zwischen Exziton- und Ladungstransferzuständen durch Schwingungsmoden aufrechterhalten wird (Higgins et al. 2021; Romero et al. 2014). In diesem Zusammenhang gibt es Beweise für die starke Korrelation zwischen dem Grad der elektronischen Kohärenz und effizienter ultraschneller Ladungstrennung. Quantentransport von Energie findet in biologischen Systemen statt (Panitchayangkoon et al. 2011).

Die Strukturen, die einen kohärenten Energietransport zu ermöglichen scheinen, sind Chromophore, Teile eines Moleküls, die ihm seine Farbe verleihen (Levitt 1959). Es gibt Hinweise darauf, dass der Energietransport durch Strukturen wie die Chromophoren des fotosynthetischen Netzwerks Quanteneffekte wie Kohärenz ausnutzt (Engel et al. 2007; Panitchayangkoon et al. 2010), siehe auch (Ball 2018). Energie scheint sich über mehrere Chromophore gleichzeitig zu verteilen und nicht zwischen den Energieniveaus einer Anordnung von Chromophoren hin- und hertransportiert zu werden.

Bis hierhin haben wir von Quantenphänomenen bei Pflanzen gesprochen. Gibt es nun Hinweise auf Quantenphänomene im Tierreich?

Vogelkompass und Quantenverschränkung

Vögel, so die Hypothese, nutzen Quanteneffekte – vor allem das Phänomen der Quantenverschränkung, um ihre Navigationskünste zu vollbringen (Johnsen et al. 2007), (Gauger et al. 2011).

[1] Ein *Exziton* ist ein Elektron, das mit Energie aufgeladen wurde, z. B. wenn ein Photon auf ein Chlorophyllmolekül trifft.

Nach dem paulischen Ausschließungsprinzip können keine zwei Elektronen in einem Atom einen Zustand mit den gleichen Werten für alle vier Quantenzahlen: Energie (n), Drehimpuls (l), Magnetmoment (m_l) und Spin (m_s) einnehmen, solange sie im selben Orbit sind.[2]

Jedes Elektron muss sich in seinem eigenen, einzigartigen Zustand befinden. Andere Möglichkeiten sind ausgeschlossen. Befinden sich zwei Elektronen in ein und demselben orbitalen Zustand, d. h. einem Zustand mit denselben Werten von n, l und m_l, müssen sie unterschiedliche Spinquantenzahlen m_s haben: m_s = nach oben ↑ oder m_s = nach unten ↓. Man sagt, dass diese Spins zu 100 % korreliert sind, aber dem einen oder dem anderen Wert wird von der Natur kein individuelles Elektron im gemeinsamen Orbit fest zugeordnet: Als ob zwei Menschen immer ein entgegengesetztes Geschlecht haben – ♂ und ♀ –, wenn sie räumlich getrennt sind, aber kein eigenes, dem Individuum zugeordnetes Geschlecht ⚥, solange sie zusammen im selben Raum (Orbit) sind.

Ein sehr kleiner Prozentanteil der Photonen, d. h. der Lichtteilchen, die in das Auge des Rotkehlchens – bei anderen Vogelspezies wird das Gleiche vermutet – gelangen, bewirkt, dass zwei Elektronen, die von verschränkten Elektronenpaaren voneinander getrennt werden, anfangen zu kreiseln und sich zum Magnetfeld hin orientieren. Je genauer der Vogel entlang der Nord-Süd-Achse des Erdmagnetfelds fliegt, desto wahrscheinlicher werden beide Elektronen von solchen Paaren auch entlang dieser Linie ausgerichtet und denselben Wert von m_s haben. In diesem Fall hätten diese Elektronen denselben Wert für alle vier Quantenzahlen (n, l, m_l, m_s) und könnten sich daher nicht mehr in ihren ursprünglichen orbitalen Zustand zurück rekombinieren. Dieser sehr kleine Anteil der Photonen, deren Energie durch die Entschränkung absorbiert wird, kann daher nicht mehr den optischen Nerv des Vogels erreichen, d. h. der Vogel sieht weniger Licht bzw. dunkler; der größere Anteil der Photonen wird selbstverständlich weiterhin gesehen. Wenn diese Hypothesen hier tatsächlich korrekt sind, könnten bestimmte Vögel Quantenverschränkungsprozesse „sehen“ bzw. ihre Ausrichtung auf das geomagnetische Feld über Änderungen in der visuellen Wahrnehmung erleben.

In den Augen von Vögeln wurde ein Molekül isoliert, das dank eines quantenphysikalischen Mechanismus als Kompass dienen könnte. Dieser Quantenkompass wird als Radikalpaar-Mechanismus bezeichnet und beruht auf der oben erwähnten Wechselwirkung des Elektronenspins mit dem geomagnetischen Feld. Ein radikales Paar ist ein Paar von Elektronen, deren Spins verschränkt sind und in einer Überlagerung von zwei verschiedenen Zuständen existieren. Das Verhältnis dieser Zustände

[2] Die Quantenzahlen (n, l, m_l, m_s) geben die Orbitalform, die Größe sowie die Orientierung und den Spinwert des jeweiligen Elektrons an: *n* ist die Hauptquantenzahl, die etwas über die Größe/Schale des Orbitals und über die relative Energie des Orbitals, in dem sich das Elektron befindet, aussagt; *l* ist die Drehimpulsquantenzahl, die etwas über die Form und die Unterschale, in der sich das betreffende Elektron befindet, aussagt; m_l ist die magnetische Quantenzahl, die etwas über die Orientierung des betreffenden Elektrons innerhalb der jeweiligen Unterschale aussagt; m_s ist die Spinquantenzahl und sagt aus, ob das Elektron innerhalb der Unterschale einen Spin nach oben ↑ oder nach unten ↓ hat.

wird durch das Magnetfeld bestimmt, was zu einer unterschiedlichen chemischen Signatur für verschiedene Ausrichtungen in diesem Feld führt. Dieser spinabhängige Kompass wird in Molekülen vermutet, die als Cryptochrome (Flavoprotein) bezeichnet und durch blaues Licht aus der Umgebung aktiviert werden.

Die Idee ist, dass diese lichtempfindlichen Moleküle – Cryptochrome – Licht absorbieren und Elektronenpaare erzeugen. Die quantenphysikalischen Drehungen dieser Elektronen und das Magnetfeld der Erde beeinflussen sich gegenseitig und weisen dem Vogel den Weg.

Cryptochrome aus den Augen von ziehenden Rotkehlchen (Erithacus rubecula) wurden mit denen von Haushühnern (Gallus gallus) verglichen. Die Proteine der ziehenden Rotkehlchen stellten sich als magnetisch wesentlich empfindlicher heraus als die der Hühner (Thompson und Petric Howe 2021). Diese Erkenntnis bringe uns dem „heiligen Gral" der Sinnesbiologie einen Schritt näher, sagt der Zoologe Eric Warrant (Warrant 2021):

> *„Wir haben Augen für das Sehen, wir haben Ohren für das Hören, aber wir haben kein Organ, von dem wir wissen, dass es an der Magnetorezeption beteiligt ist … es ist der letzte Sinn, über den wir tatsächlich nichts wissen."*

Bis vor Kurzem gab es keine eindeutigen Beweise für einen magnetischen Sinn beim Menschen. Ein neues Experiment von Kwon-Seok Chae et al. an der Kyungpook National University in Korea zeigte erstmals, dass ausgehungerte Menschen das geomagnetische Feld wahrnehmen können, um sich in Richtung eines erinnerten Ortes der Nahrung zu orientieren; eine Orientierung, die anscheinend von blauem Licht abhängig ist (Chae et al. 2019b, 2022, 2019a). Sogar offensichtliche physiologische und psychologische Auswirkungen von geomagnetischen Stürmen wie eine erhöhte Selbstmordrate scheint es zu geben (Close 2012).

Interessant auch, dass Menschen das Eintreffen eines einzigen Photons auf der Kornea mit einer Wahrscheinlichkeit deutlich über dem Zufall wahrnehmen können. Diese Feststellung wurde durch die Kombination eines psychophysikalischen Verfahrens mit einer Quantenlichtquelle erreicht, die Einzelphotonenzustände von Licht erzeugen kann: Ein auf das Auge auftreffendes Einzelphoton kann von einem Menschen wahrgenommen werden, denn Stäbchenzellen reagieren auf einzelne Photonen (Tinsley et al. 2016). Außerdem wird die Wahrscheinlichkeit, ein einzelnes Photon zu erkennen, durch die Anwesenheit eines früheren Photons moduliert, was auf einen Priming-Prozess hindeutet, der die effektive Verstärkung des visuellen Systems vorübergehend in einem Zeitfenster von Sekunden erhöht.

Quantenspindynamik

Die Spindynamik bzw. das Verhalten von Quantenteilchen in einem Magnetfeld steht auch im Mittelpunkt einer Theorie über Quanteneffekte bei der Kognition. Hier geht es um die Spins im Atomkern. Kerne können besonders lange Kohärenzlebensdauern haben, was bedeutet, dass ihre Quanteneffekte über Zeitskalen hinweg anhalten, die lang genug sind, um eine Rolle bei der Nervenleitung und möglicherweise sogar bei der Funktion des Gedächtnisses zu spielen.

Inzwischen wurde Phosphor als einziges biologisches Element mit einem Kernspin identifiziert, das mittels „Posner-Molekülen" als Qubit für eine solche mutmaßliche Quantenverarbeitung dienen kann (Fisher 2015; Halpern und Crosson 2019). Posner-Moleküle: $Ca_9(PO_4)_6$, die durch Bindung von Phosphatpaaren an extrazelluläre Calciumionen entstehen, erben gewissermaßen über die Phosphationen die Kernspinverschränkung. Die Spin-Null-Calciumionen schirmen die Phosphor-Spins gegen Dekohärenz ab. Diese Spin-Verschränkung kann die spätere Bindungsdynamik und die Freisetzung der Calciumionen beeinflussen. Calciumionen sind maßgeblich an der Aktivierung von Neuronen beteiligt, und so wird die Spin-Verschränkung in verschränkte neuronale Aktivierung übersetzt.

Dieses Modell erklärt möglicherweise, warum Lithium bei der Behandlung der bipolaren Störung erfolgreich ist: Sollte Lithium das zentrale Calciumion in einem Posner-Molekül ersetzen, dann könnte der Nicht-Null-Spin des Lithiumions zur Dekohärenz beitragen und einen Anstoßeffekt auf die neuronale Aktivierung haben.

In Bezug auf Lithium vielleicht noch überraschender sind die Beobachtungen, dass verschiedene Isotope unterschiedliche Auswirkungen auf das Gebärverhalten von Ratten und die Lithiumisotope 6 und 7 auf die Stimmung haben (Ettenberg et al. 2020). Ein ähnliches Phänomen wurde kürzlich bei der Wirkung von Xenon, einem Narkosemittel, festgestellt. Na Li et al. von der Huazhong University of Science and Technology in Wuhan, China, fanden heraus, dass unterschiedliche Isotope von Xenon unterschiedliche Stufen der Bewusstlosigkeit verursachen (Li et al. 2018; Smith et al. 2021; Zadeh-Haghighi und Simon 2021). Es scheint außergewöhnlich, dass die Veränderung von etwas so Kleinem wie dem Spin eines Atomkerns zu makroskopischen Veränderungen auf der Ebene von etwas so Komplexem wie dem Mutterinstinkt oder sogar dem Bewusstsein selbst führen könnte.

Die erwähnten Befunde belegen die Beteiligung quantenphysikalischer Prozesse.

Geruchssinn und Quantentunneling

Unser Geruchssinn beruht auf empfindlichen, selektiven Prozessen auf atomarer Ebene, die ablaufen, wenn ein Duftmolekül auf spezifische Rezeptoren in der Nase trifft. Die biochemischen und physikalischen Mechanismen der Detektion sind unklar. Form und Größe des Duftstoffs sind wichtig, aber Experimente zeigen, dass sie nicht ausreichen: Einige Moleküle sind zwar sehr ähnlich in Form und Größe, jedoch sind ihre jeweiligen Gerüche sehr unterschiedlich; andere Moleküle wiederum sind sehr verschieden gebaut, riechen aber ähnlich. Eine Hypothese behauptet, dass die Rezeptoren durch inelastisches Elektronentunneln von einem Donor zu einem Akzeptor, vermittelt durch den Geruchsstoff, aktiviert werden, und eine entscheidende Unterscheidung der Düfte ermöglichen (Brookes et al. 2007).

Diese Theorie schlägt vor, dass der Geruchssinn Prinzipien des vibrationsunterstützten Quantentunneling nutzt, anstatt sich auf die molekulare Form zu verlassen

(Brookes et al. 2007; Patil et al. 2018; Tirandaz et al. 2017). Kürzlich wurde diese Theorie auch auf die Wirkungsweise von Neurotransmittern angewandt.

Von vibrationsunterstütztem Quantentunneling spricht man, wenn die Energie der Bewegung eines Moleküls mit der Energie übereinstimmt, die ein Elektron zum Tunneln durch eine Potenzialbarriere benötigt. In diesem Sinne würde die Vibration (Phonon) eines bestimmten Neurotransmitters von seinem spezifischen Rezeptor erkannt werden.

Diese Beobachtungen deuten auf die potenzielle Bedeutung spinabhängiger Mechanismen in der Biologie hin und eröffnen ein neues Feld, das man biologische Spintronik nennen könnte – siehe (Neven et al. 2024).

Menschen können den Geruch von Duftstoffen, bei denen einfache Wasserstoffatome durch Deuterium ersetzt wurden, voneinander unterscheiden (Turin 1996), und schweres Wasser, bei dem Wasserstoffatome durch Deuterium ersetzt wurden, süßer als normales Wasser schmecken (Ben Abu et al. 2021). Auf jeden Fall wird postuliert, dass unsere Fähigkeit, Gerüche und Geschmäcke wahrzunehmen, und die subjektive Empfindung (Qualia), mit der wir diese Wahrnehmungen in Verbindung setzen, unmittelbar durch Quanteneffekte gefördert wird.

Glutamatinduzierte biophotonische Aktivitäten und neuronale Übertragung im Gehirn

Die Rolle von Biophotonen – spontane ultraschwache Photonen im kurzwelligen Ultraviolett bis kurzwelligen Infrarot in biologischen Systemen – ist ein wachsendes Forschungsgebiet in der Neurobiologie. Im Jahr 2016 untersuchten Zhuo Wang et al. von der South-Central University for Nationalities in China Hirnschnitte von verschiedenen Tieren (Ochsenfrosch, Maus, Huhn, Schwein, Affe und Mensch), die mit Glutamat, einem stimulierenden Neurotransmitter, angeregt worden waren. Sie fanden heraus, dass zunehmende Intelligenz mit einer Verschiebung der Frequenz der Biophotonen in Richtung des roten Endes des Farbspektrums verbunden war (Wang et al. 2016). Wie genau Licht an den Signalprozessen beteiligt ist, die das zentrale Nervensystem und seine emergente Eigenschaft, das Bewusstsein, ausmachen, ist noch nicht klar. Aber zwangsläufig würde es dort, wo es Biophotonen gibt, auch Quantenphysik geben.

Als Ort der Biophotonenproduktion sind die Mitochondrien im Gespräch, die Elektronentransportketten und Protonengradienten nutzen, um Adenosintriphosphat (ATP) zu erzeugen, das biologische Prozesse antreibt.

Die Forschung in den erwähnten Bereichen wie Fotosynthese, Vogelkompass, Geruchssinn, Neurobiologie und sogar allgemein bei Enzymen und in der DNA lässt vermuten, dass Quanteneffekte in das Funktionieren von biologischen Organismen verwickelt sein könnten (Ball 2011; Kominis 2009; Olaya-Castro et al. 2012; Tarlaci und Pregnolato 2015). Aber nur weil unsere Körper aus Molekülen, Atomen und subatomaren Teilchen bestehen, heißt das noch lange nicht, dass wir an zwei

Orten gleichzeitig sein[3] können, ohne Zeitverzögerung über große Entfernungen kommunizieren[4] können, umso bewusster werden, je weniger wir ins Unbewusste eintauchen,[5] eins mit der Welt sein[6] und durch Wände tunneln[7] können.

Mechanismen, die zur Erzeugung von Mayer-Wellen beitragen

Die Bewertung der Mayer-Wellen bildet die Grundlage für eine neue Reihe von Disziplinen, die unter der Bezeichnung Quantenneurophysik (Persinger und Koren 2007; Tarlaci und Pregnolato 2015) zusammengefasst werden und die sich auf die Beschreibung der subatomaren Realität ausdehnen. Mayer-Wellen können nicht nur das Verständnis der Mechanismen zur Erzeugung von Sympathikus-Oszillationen verbessern, sondern auch eine intrinsische Eigenschaft von Neuronen im Großhirn, Hirnstamm und Rückenmark darstellen (Ghali et al. 2020) oder eine neu entstandene Eigenschaft der Wechselwirkungen zwischen arteriogenen und neuronalen Oszillationen widerspiegeln (Ghali und Ghali 2020) – Achtung: dieser Artikel wurde zurückgezogen, aber ich finde den Inhalt trotzdem erwähnenswert (Frontiers Editorial Office 2021). So könnte man die 4:6-Atemtechnik wortwörtlich als eine Art „Quantenheilung" im Sinne der evidenzbasierten Medizin verstehen – s. unter Abschn. „Optimale Atmung für die Entspannung" im Kap. „Vorstellungskraft und Immunabwehr" in (Schmid 2025).

Theoretische/epistemische Erklärungen für Quanteneffekte in biologischen Systemen

In der Einführung dieses Buches (Kap. 1) habe ich bereits erklärt, dass der Mathematiker und Physiker Johann von Neumann das Körper-Geist-Problem mit dem „Prinzip vom psychophysikalischen Parallelismus" schon 1932 prinzipiell gelöst hatte. Bis heute wurde diese *„für die naturwissenschaftliche Weltanschauung fundamentale Forderung"* (von Neumann 1932, S. 223) offensichtlich zu wenig beachtet.

Laut Johann von Neumann muss es nach dem „Prinzip vom psychophysikalischen Parallelismus" möglich sein

> *„… den in Wahrheit außerphysikalischen Vorgang der subjektiven Apperzeption so zu beschreiben, als ob er in der physikalischen Welt stattfände – d. h. ihren Teilen* [der subjektiven Apperzeption, Anm. d. Verf.] *physikalische Vorgänge in der objektiven Umwelt, im gewöhnlichen Raume, zuzuordnen. (Natürlich ergibt sich bei diesem Zuordnungsprozess immer wieder die Notwendigkeit, diese Prozesse in solche Punkte zu lokalisieren, die im*

[3] Steht im Zusammenhang mit der Aufrechterhaltung einer Wellenfunktion vor dem sog. Kollaps.

[4] Steht im Zusammenhang mit dem Phänomen der Quantenverschränkung.

[5] Steht im Zusammenhang mit dem Heisenberg'schen Unbestimmtheitsprinzip.

[6] Steht im Zusammenhang mit dem Von-Neumann-Erkenntnisfenster.

[7] Steht im Zusammenhang mit der Welle-Teilchen-Zweieinigkeit.

von unserem Körper eingenommenen Raumteile liegen. Dies ändert aber nichts an ihrer Zugehörigkeit zur Umwelt.) …" (s. Kap. 1, Abschn. „In der Physik").

Die akzeptierte, klassische Theorie der Apperzeption ist die, dass neuronale Kommunikation durch Chemikalien – Neurotransmitter – gesteuert wird, die in den synaptischen Spalt freigesetzt werden und dann an Rezeptoren der nächsten Nervenzelle(n) binden, wodurch ihr elektrochemischer Gradient verändert und eine neuronale Aktivierung verursacht werden. Die Aktivität des Gehirns bestehe somit ausschließlich aus solchen Energieströmen, die all die Informationen repräsentieren, mit denen wir uns dauernd auseinandersetzen müssen. Der Prozess verläuft völlig autonom, und wir können ihn nur wahrnehmen, wenn er in etwas übersetzt wird, das wir bewusst erleben können.

Im Kap. 3 stellte ich die plausible Hypothese auf, dass Quanteneffekte eine Rolle im menschlichen Bewusstsein spielen. Zu diesem Zweck zeigte ich, wie Signale von einer Nervenzelle zur nächsten weitergegeben werden, evtl. mithilfe der Gliazellen unter der Regie der Quantenphysik. Inwiefern quantenphysikalische Prinzipien eine Rolle für die neuronale Kommunikation bzw. für das Bewusstsein spielen könnten, ist Gegenstand der gegenwärtigen Forschung – siehe (Schmid 2015, 2016).

Letztendlich ist das Einzige, was wir bis dato sicher über das Bewusstsein in biologischen Systemen wissen, dass es in Chloroform, Propofol, Sevofluran und anderen Anästhetika löslich ist (Rinaldi 2014).

Quantenheilung?

Erinnern wir uns kurz, was die Quantenphysik beinhaltet:

> „*Die **Quantenphysik** umfasst alle Phänomene und Effekte, die darauf beruhen, dass bestimmte Größen nicht jeden beliebigen Wert annehmen können, sondern nur feste, diskrete Werte (siehe Quantelung). Dazu gehören auch der Welle-Teilchen-Dualismus,*[8] *die Nichtdeterminiertheit von physikalischen Vorgängen und deren unvermeidliche Beeinflussung durch die Beobachtung. Quantenphysik umfasst alle Beobachtungen, Theorien, Modelle und Konzepte, die auf die Quantenhypothese von Max Planck zurückgehen. Plancks Hypothese war um 1900 notwendig geworden, weil die klassische Physik z. B. bei der Beschreibung des Lichts oder des Aufbaus der Materie an ihre Grenzen gestoßen war*" (https://de.wikipedia.org/wiki/Quantenphysik. Zugegriffen: 28.07.2024).

Zwingt uns die Quantenphysik, die üblichen wissenschaftlichen Standards der akademischen Medizin infrage zu stellen?

[8] Ich spreche lieber von Welle-Teilchen-Zweieinigkeit.

- Nein, die wissenschaftlichen Methoden sind in der Quantenphysik genauso gültig wie in der klassischen Physik.

Erzwingt die Quantenphysik in der akademischen Medizin den gleichen Paradigmenwechsel wie in unserem allgemeinen Wissenschaftsverständnis?

- Wie bereits im Kap. „Erreger-Modell der Krankheit vs. Ressourcen-Modell der Gesundheit" in (Schmid 2025) ausgeführt, stößt das auf eindeutigen Ursachen basierende linear-kausale Krankheitsmodell seit Langem an seine Grenzen. Wenn wir stattdessen auf den Heilungsprozess fokussieren, kann die Quantenphysik zu seinem Verständnis beitragen, vor allem bei der Konzipierung der Selbstheilung durch Vorstellungskraft.

Die evidenzbasierte Wirkung von Information auf die Physiologie mithilfe der Vorstellungskraft (z. B. im Sinne des Placebo-/Sanabo-/Noceboeffekts, der Psychoneuroimmunisation, der Neurobiologie der Psychotherapie, der Hypnose u. a. m.) wurde in meinem Buch (Schmid 2025) wie auch in anderen Kontexten ausführlich diskutiert (Schmid 2009). Trotz dieser vielfältig gesicherten Empirie fehlen bisher schlüssige wissenschaftliche Erklärungen.

An dieser Stelle soll die Quantenphysik in die Bresche springen, wenn sie immer wieder als Plausibilitätsargument herangezogen und de facto missbraucht wird, um neue Heilungs- oder Selbstheilungsbusinessmodelle zu konstruieren, die auf scheinbar überzeugenden Erzählungen basieren. Namen bzw. Begriffe mit dem Präfix „Quanten" wie „Quantenheilung", „Quantenhypnose", „Quantenqualia" u. a., die angeblich die Mysterien und Geheimnisse der Quantenphysik zur Heilung schwerer Krankheiten gezielt nutzen können, sind nichts als leere Worthülsen. Ebenso verhält es sich z. B. mit dem Präfix „Neuro-" – angefangen bei Neuroarchitektur über Neuroethik bis zu den Neurowissenschaften. Auf Französisch gibt es sogar den Begriff der „*neurozoologie* – branche de la neurobiologie qui s'attache à faire une classification systématique des états mentaux" (Zweig der Neurobiologie, die eine systematische Klassifikation von Geisteszuständen anstrebt; https://fr.wiktionary.org/wiki/neurozoologie. Zugegriffen: 30.03.2024).

In der Psychologie – „Psychoszene" – werden viele in der (Quanten-)Physik gebräuchliche Begriffe als Metaphern benutzt, die für uns Menschen schwierig fassbare Phänomene geradezu in Banalitäten verwandeln. Ich halte es für doppelten Missbrauch, wenn die Quantenphysik für Erklärungen benutzt wird, mit denen sie nichts zu tun hat, und zudem die Menschen getäuscht werden – dass wir Menschen z. B. auf einer Quantenebene miteinander kommunizieren können, weil die biochemischen Prozesse im Gehirn letztendlich mit der Quantenphysik zu tun haben. Obwohl heutzutage fast jeder Schüler lernt, dass die Herstellung der Computerchips, Smartphones, Roboter usw. wesentlich auf der Quantenphysik und Festkörperphysik basiert, kommt keiner auf die Idee, diese Geräte könnten auf einer Quantenebene miteinander kommunizieren. Und sie werden durch den Austausch materieller Chips („elektronischer Psychopillen") repariert und nicht durch „Computer-Quantenheiler". Sogar die zukunftsträchtigen Quantencomputer, die ihre Rechenleistungen gemäß quantenphysikalischen Prinzipien erbringen, werden kaum mittels metaphysischer Gedankenübertragungen mit uns kommunizieren, sondern nur wenn der Strom fließt. Und nur weil mein Auto mit GPS und Computerchips ausgestattet ist, die auf der quantenphysikalischen Festkörperphysik basieren, heißt das noch lange nicht, dass ein Professor der Quantenphysik mein Auto besser reparieren kann als ein Automechaniker, wenn das Lenkrad sich nicht mehr drehen lässt.

In der Homöopathie wurden die Thesen Samuel Hahnemanns (1755–1843) während der letzten 200 Jahre kaum weiterentwickelt. Insofern als ihre Wirkungen im somatischen Bereich wahrnehmbar sind, sollte die Wirkung physikalisch erklärbar sein. Die Homöopathie sei in der Lage, die richtige Informationsübertragung wieder anzuschalten. Schon seit ein paar Jahrzehnten gibt es Bemühungen, die Homöopathie nicht nur als Erfahrungsheilkunde, sondern vielmehr als physikalisches Verfahren und als quantenlogisch erklärbare Naturwissenschaft zu verstehen (Richter-Kuhlmann 2003; Walach 2003). Dabei wird die Quantenphysik als Modell benutzt, um Prozesse in Körper und Psyche zu verstehen, die sich als Krankheitssymptome äußern. Laut einer sogenannten *Quantenhomöopathie* entstehen Krankheiten wegen falscher Informationen aufgrund fehlgesteuerter, gescheiterter Regelung – siehe z. B. (Milgrom 2002, 2005, 2022a, b). Auch nach meinem Dafürhalten werden solche Theorien von der akademischen Schulmedizin zu Recht mit Skepsis betrachtet (Klimm 2003).

Homöopathie hin, Schulmedizin her, die Frage bleibt: Wie können solche Informationen erkennbar, erfassbar und therapeutisch verwendbar werden? Trotz ernst zu nehmender Publikationen in dieser Richtung, Stichwort: *Integrative Medizin* (Zeiger 2019), bleiben uns die Antworten allzu oft hinter einem Schleier scheinwissenschaftlicher Argumente und Begriffe verborgen. Bedauerlicherweise dienen sogenannte *Quantenthesen* der alternativmedizinischen Szene eher für eine Art *medizinischer Show-Hypnose* – man könnte auch sagen: „Meditainment."

Nichtsdestotrotz ist aus der Sicht der Grundlagenforschung im Gebiet der Bewusstseinswissenschaft der Frage nachzugehen, inwiefern die Quantenphysik eine wichtige Rolle für das Verständnis des menschlichen Bewusstseins spielen könnte.

Quantenphysik und Heilung

Der bereits mehrfach zitierte Physiker Johann von Neumann habe einst gesagt (Quelle unbekannt):

> „Bewusstsein ist notwendig, um die Wellenfunktion zu einer Wirklichkeit zu projizieren."

Das würde aber bedeuten, dass das (subjektive) Bewusstsein die (objektive) Realität erzeugt, woran ich zweifle. Wenn das so wäre, wie käme das Bewusstsein aus der Ursuppe des sog. Big Bang überhaupt heraus und wie könnte es existieren? (Siehe auch Kap. 1, Abschn. „In der Physik" und die Diskussion des Doppelspaltexperiments im Kap. 2, Abschn. „Der (verborgene) Beobachter und das Doppelspaltexperiment").

Ich vermute, dass es eher umgekehrt abläuft, nämlich dass

> … die Wirklichkeit samt der Dekohärenz/dem Kollaps der Wellenfunktion notwendig ist, um so etwas wie Lebewesen inklusive Bewusstsein zu evolvieren und sich in diesen zu manifestieren.

Wir können mehr oder weniger auf dem soliden Boden der medizinischen Wissenschaft bleiben und gleichzeitig von der Quantentheorie lernen, wie die Körper-Geist-Schnittstelle tatsächlich als Körper-Geist-Zweieinigkeit erklärt werden bzw. wie sie funktionieren könnte. Die Quantentheorie ist der Schlüssel zum Verständnis der Selbstheilung wie auch anderer psychogener Phänomene und nicht irgendeine „höhere Dimension" oder Ähnliches.

Die bewusste und unbewusste Verarbeitung von Informationen im lebenden Organismus kann sowohl heilen als auch Krankheit oder sogar Tod hervorrufen. Auch die eigene Vorstellungskraft wie eine erlebte Selbstsuggestion können einen entscheidenden Einfluss auf den Heilungsprozess haben: Vorstellungskraft als Heilmittel bzw. Imagination als Elixier für psychogene Heilung.

Während die empirischen wie auch theoretischen Erkenntnisse von Quanteneffekten in biologischen Systemen an sich schon faszinierend sind, könnten sie auch zur Entwicklung von neuartigen Behandlungsmethoden beitragen.

Etwas gewagt könnte man diesen Beitrag so umschreiben: Im Rahmen der beschriebenen Quantum-Mind-Hypothese können durch die Rekonsolidierung der Wellenfunktion Ψ aus einem erstarrten (kranken) Zustand heraus neue Möglichkeiten entstehen, die zu neuen Realitäten der Selbstheilung werden können. Aus einem starren Zustand der Krankheit wechselt der Patient in einen labilen Zustand der Selbstheilung: Heilsame multidirektionale Prozesse werden angestoßen, sodass unbewusste heilende psychophysiologische Prozesse im Patienten eine neue Richtung der Remission frei wählen können.

Ein zusätzliches, quantenphysikalisches Kontrollsystem könnte an der Aufrechterhaltung von Gesundheit und Wohlbefinden eines Individuums beteiligt sein. Parallel bzw. vernetzt mit allen anderen anatomischen, biochemischen und bioelektrischen Körper-Geist-Funktionen würde es die kontextbezogene, orchestrierte Informationsverarbeitung im Geist-Gehirn gewährleisten.

Ausgehend von unserer Natur als soziale Wesen ist es uns innewohnend, uns mit anderen Menschen derart zu verbinden, dass kollektive Überzeugungen eine positive oder auch negative[9] Wirkung auf das Individuum haben können. Ob diese angeborene Fähigkeit ausreicht, um „spukhafte Phänomene" wie z. B. Kl!ck und DMILS (Distant Mentation in Living Systems – auf Deutsch: Ferndenken in lebenden Systemen [FDILS]) zu erklären, bleibt noch eine offene Frage.

---

[9] Solche negativen Effekte könnten den Sich-Aufgeben-/Aufgegebensein-Komplex des Individuums (Stumpfe 1973) verstärken und letztlich zu einer Psychose oder bei besonders empfindlichen Individuen sogar zum Tod führen (Schmid 2000, S. 155–159).

Die Identifizierung der Quanteneffekte im Gehirn könnte zu einer völlig neuen Art medizinischer Interventionen jenseits der rein chemischen führen. Zum Beispiel könnten die Elektrokonvulsionstherapie (EKT – die transkranielle Anwendung elektrischer Ströme) und die noch weniger gut etablierte und weniger invasive Methode der transkraniellen Magnetstimulation (TMS – die Verwendung von Magnetfeldern zur Stimulation von Teilen des Gehirns) als Behandlungen für Schizophrenien und Depressionen endlich verstanden und verbessert werden.

Die Entschlüsselung der quantenphysikalischen Rolle des Lichts könnte ebenfalls von Vorteil sein, da Licht eine Reihe von physiologischen Effekten hat. In einer Studie wurden Quantenpunkte – halbleitende Nanopartikel, die in der Lage sind, Licht zu erzeugen – erfolgreich eingesetzt, um die bei der Parkinson- und Alzheimer-Krankheit vorhandene Proteinverklumpung aufzuheben (Kim et al. 2018). Inzwischen hat sich gezeigt, dass sich die nachlassende Sehkraft durch Reparatur mitochondrialer Schäden mittels Rotlicht verbessern ließ (Shinhmar et al. 2020). Die Photobiomodulation, die Anwendung von rotem oder nahem infrarotem Laserlicht, hat sich ebenfalls als vielversprechend bei der Behandlung verschiedener Hirnstörungen erwiesen und verbessert Aufmerksamkeit, Gedächtnis und Lernfähigkeit (Hamblin 2016). Die Wirksamkeit von Lichttherapie bei (saisonalen) Depressionen und Bulimia nervosa ist seit Jahrzehnten bekannt (Lam et al. 1994; Roosli et al. 1997; Terman et al. 1990) und immer noch aktuell (Shirkavand et al. 2023).

Epigenetik

Im relativ neuen interdisziplinären Feld der Epigenetik geht es um die Wechselwirkung zwischen dem Sozialhirn – siehe Abschn. „Kommunikation und drei Arten von Vorstellungen“ im Kap. 2 und auch Abschn. „Kl!ck-Phänomene“ im Kap. 7 – und dem reaktiven Genom (Chromosomensatz), wobei es zu einer neuartigen akademischen Kooperation zwischen den Disziplinen der Neurowissenschaft, Epigenetik und Sozialbiologie kommt (Dunbar 2009; Meloni 2014; Sutcliffe et al. 2012). Die Epigenetik beschäftigt sich mit molekularen Mechanismen, wie z. B. der Genexpression, die „Erinnerungen“ an soziale Erfahrungen und Auseinandersetzungen mit der Umwelt organisch werden lassen. Diese Veränderungen in der Genexpression können ohne Veränderung der DNA-Sequenz über mehrere Generationen übertragen werden.

Der Steuerung durch unsere angeborene Genarchitektur sind Grenzen gesetzt. Einerseits können Ein- und Wechselwirkungen mit der sozialen Umwelt, vor allem mit anderen Menschen die Expression unserer Gene verändern; andererseits kann auch unsere individuelle Innenwelt (Ess- und Schlafgewohnheiten, Drogen, Gefühle, Traumata etc.) Einfluss auf die Wirkungsweise unserer Gene nehmen und epigenetische Spuren hinterlassen. Darüber hinaus unterlaufen zufällige chemische Schwankungen in unseren Zellen die Befehle der Gene und prägen unsere körperliche und geistige Entwicklung langfristig mit. Letztlich macht die schier unvorstellbare Komplexität unseres psychosozialen Körper-Geists es grundsätzlich unmöglich, unser Verhalten präzise vorherzusagen oder gar zu steuern.

Bei einer klassischen Genmutation wird mindestens eine der vier Basen (A – Adenosin, C – Cytosin, G – Guanin und T – Thymin) gegen eine andere ausgetauscht oder entfernt. Üblicherweise werden einzelne Basen mit einer Methylgruppe (CH_3) markiert, sodass sich ihr chemischer Charakter verändert und Zellproteine aktiviert werden, welche den markierten Genabschnitt hemmen oder gar ganz stilllegen. Zur Veranschaulichung der Markierungen spreche ich fortan von „Buchstaben" statt von Basen. Bei einer epigenetischen Markierung wird mindestens einer der Gen-Buchstaben mit einem Akzent (einer Methylgruppe) markiert, z. B. A als Å oder Ä, C als Ç oder ¢ usw.

Wie diese Markierungen ausgelöst und gesteuert werden, ist noch nicht bekannt; aber bei einer Zellteilung werden die markierten Basen an die Tochterzellen weitergegeben. In Ei- und Samenzellen verschwinden bei der Befruchtung die meisten dieser Markierungen, aber manche bleiben bestehen, sodass das befruchtete Ei einige Erinnerungen an das bewahrt, was vorher war. So werden Eigenschaften, welche die Eltern im Verlauf ihres Lebens erwarben, an das neue Lebewesen und dessen Nachkommen weitergegeben. Inzwischen wurden zahlreiche Beispiele für epigenetische Vererbung, z. B. eine Furchtreaktion, die sich sehr verlässlich reproduzieren lässt, erforscht (Welberg 2013).

Die Idee, dass während eines Lebens erworbene Eigenschaften vererbt werden können, wurde bereits vor 200 Jahren von dem französischen Biologen Jean-Baptiste de Lamarck (1744–1829) vorgeschlagen, aber leider durch die im Jahre 1858 vorgestellte Evolutionstheorie von Charles Darwin (1809–1882) und Alfred Russel Wallace (1823–1913) in den Hintergrund gedrängt.

An dieser Stelle zitiere ich gerne den Nobelpreisträger Eric Kandel (*1929):

> „Bei Menschen ist die Veränderbarkeit der Gen-Expression durch Lernen besonders wirksam und hat zu einer neuen Art der Evolution geführt: der kulturellen Evolution. Die Fähigkeit zum Lernen ist bei Menschen so hoch entwickelt, dass die Menschheit sich viel mehr durch kulturelle als durch biologische Evolution verändert. Messungen fossiler Schädel legen nahe, dass die Größe des menschlichen Gehirns sich seit dem ersten Erscheinen von Homo sapiens vor etwa 50.000 Jahren nicht verändert hat; doch die menschliche Kultur hat sich in derselben Zeit auf dramatische Weise entwickelt" (Kandel 2006, S. 87–89).

Zurück zur Hypnose

Eine integrativ kanalisierte Vorstellung innerhalb des Kontextes einer geführten, auf Ressourcen fokussierenden, subjektiven Gestaltgebung ist Kern jeglicher Hypno- und Psychotherapie. Therapeutische Gespräche und Übungen regen die Vorstellungen des Patienten an, unterstützen und ermöglichen es ihm, sich kontextbezogen auszudrücken.

Der wichtigste neuropsychologische Effekt aller möglichen Hypno- und Psychotherapien besteht in der wiederholten, kohärent kanalisierten und subjektiv erlebten Aktivierung unterschiedlicher und z. T. auseinanderliegender Bereiche des Körper-Geists. Diese Aktivierung verursacht die kontextbezogene, zur Selbstheilung führende Orchestrierung (*„binding"*, *Konnektivität*) der vielen unterschiedlichen, subjektiven und gestaltbildenden, sensorischen Eindrücke (*Qualia*), die physiologisch miteinander korreliert sind (*funktionelle Komplexe*). Dem Patienten wird es möglich, ein generalisiertes, kontextbezogenes Selbstheilungserlebnis zu verinnerlichen.

Die evidenzbasierten Kenntnisse der Kommunikationswege innerhalb der *Körper-Geist-Zweieinigkeit* und die praxisbasierte Bestätigung der Hauptrolle, die die Vorstellungskraft für die Dramaturgie der Gesundheit spielt, haben besonderes Gewicht in der *Bewusstseinsmedizin* (s. auch Kap. „Bewusstseinsmedizin: Selbstheilung durch Vorstellungskraft" in (Schmid 2025)). Psyche und Neurophysiologie bilden ein nahtloses Netz, das Lebenserfahrung, Anatomie und Körperchemie umfasst (u. a. bei der *Neuroplastizität* (Brand und Markowitsch 2006; Spitzer 1999)). In Ergänzung zur verbreiteten Annahme starker Einflüsse genetischer, biochemischer und anatomischer Gegebenheiten auf das Verhalten ist inzwischen bekannt, dass es sich auch umgekehrt verhält und die tägliche Erfahrung wesentlich auf den genetischen, biochemischen und anatomischen Ausdruck abfärbt (Fish et al. 2004; Moss 2002; Nuyt und Szyf 2007; Szyf und Slack 2000; Weaver et al. 2004; Wright et al. 2005).

Diese Betrachtungen führen uns zu einem erweiterten dynamischen Begriff von Krankheit: Eine Person ist krank, wenn die funktionelle Konnektivität zwischen den biopsychosozialen Stressoren und der biopsychosozialen Abwehr maßgeblich gestört ist und sie nicht mehr mit den alltäglichen Konflikten und Stressoren fertig wird (vgl. (Schmid et al. 2010)).

Gemäß diesem Verständnis sind Probleme der Informationsverarbeitung innerhalb einzelner und/oder zwischen mehreren neuronalen, hormonellen, immunologischen und metabolischen Netzwerken u. U. eher verantwortlich für die Entstehung einer Krankheit als eine einzige primär biochemische Störung im neurobiologischen Gleichgewicht (Glass und Mackey 1988; Guevara et al. 1983; Mackey und Van der Heiden 1982; Mackey und Glass 1977; Bélair et al. 2021 – siehe auch z. B. (Burns et al. 2003; Castrén 2005; Schmid 2005a, b).

Metaphorisch ausgedrückt: Heilung entspricht weniger einem gnadenlosen Wettrennen (*Dualismus*) oder harmoniesuchendem Ausgleich (*Polarität*) zwischen Gesundheit und Krankheit, sondern eher einem komplexen, sich selbst organisierend inszenierten Theaterstück (*Zweieinigkeit*) mit körperlichen und psychischen Ressourcen und Stressoren bzw. Krankheitserregern als Schauspielern. Gesundheit steht auf dem Spielplan, solange Ressourcen die Hauptrolle innehaben und ein Happy End in Sichtweite bleibt. Für eine logische Auseinandersetzung mit den Begriffen Dualismus, Polarität und Zweieinigkeit s. Kap. 1, Abschn. „Zweieinigkeit". Für eine vertiefte Diskussion des Themas (Heilungsprozess), siehe Kap. „Erregermodell der Krankheit vs. Ressourcenmodell der Gesundheit" in (Schmid 2025).

Ausklang Kap. 6

In diesem Kapitel haben wir einige empirische Hinweise für Quanteneffekte in biologischen Systemen, insbesondere auch biophotonische Aktivitäten und mögliche quantenneurophysikalische Mechanismen beim Menschen kennengelernt. Obwohl die Disziplin der Quantenneurophysik relativ neu und gewagt ist (Tarlaci und Pregnolato 2015), lässt sie Platz für weitere wissenschaftliche, manchmal auch spekulative quantenphysikalische Wirkungsweisen der Informationsverarbeitung in lebenden Organismen. Solche Wirkungsweisen bezeichne ich als „Quantum Mentation in Living Systems“ mit dem Kürzel „QMILS“. Die so verarbeiteten Informationen entstehen in der Welt außerhalb und innerhalb der Körper lebendiger Systeme und werden mit der Vorstellungskraft als Qualia erlebt.

Die *Vorstellungskraft* bzw. *Imagination* verstehe ich als Quelle innerer Informationen, die die Kommunikation innerhalb von und zwischen den genannten Netzwerken beeinflussen können. Mit dem Begriff *innere Information* meine ich all das, was man in der Bewusstseinswissenschaft *Qualia* nennt. Diese Gedanken, Gefühle, Sinneswahrnehmungen und Intuitionen sind die Mosaiksteine, die das innere Gesamtbild unseres augenblicklichen Verständnisses ausmachen. Es ist dieses Gesamtbild, in dem wir uns befinden, das wir irgendwie wahrnehmen und mithilfe dessen wir das, was wir *Imagination* nennen, geistig aufrufen können.

Diese *Netzwerkhypothese* („connectivity hypothesis“) von Krankheit untermauert die Wichtigkeit einer integralen Körper-Geist-Kommunikation für die körperliche, geistige und seelische Gesundheit. Bei der Behandlung von Störungen im Körper-Geist kommt dem hypnotischen Prozess eine neuropsychologisch integrierende Funktion zu. Wegen der neuesten Erkenntnisse über Hypnose im Gesundheitswesen und da sich Hypnose seit Urbeginn der Menschheit als sehr hilfreich für die Behandlung von körperlichen und seelischen Störungen aller Art erwiesen hat, sollte es selbstverständlich sein, dass Hypnose in der heutigen Zeit im Medizinstudium gelehrt und weiterentwickelt wird und dass sie den Status einer State-of-the-Art-Behandlungsmethode von Krankheit erhält.

Literatur

Adams B, Petruccione F (2021) The light of the mind. Phys World. https://physicsworld.com/a/do-quantum-effects-play-a-role-in-consciousness/. Zugegriffen am 11.08.2025

Arndt M, Juffmann T, Vedral V (2009) Quantum physics meets biology. HFSP J 3(6):386–400

Baars BJ, Edelman DB (2012) Consciousness, biology and quantum hypotheses. Phys Life Rev 9(3):285–294

Ball P (2011) Physics of life: the dawn of quantum biology. Nature 474(7351):272–274

Ball P (2018) Is photosynthesis quantum-ish? Phys World. https://physicsworld.com/a/is-photosynthesis-quantum-ish/. Zugegriffen am 11.08.2025

Bélair J, Nekka F, Milton JG (2021) Introduction to Focus Issue: Dynamical disease: A translational approach. Chaos 31(6)

Ben Abu N, Mason PE, Klein H, Dubovski N, Ben Shoshan-Galeczki Y, Malach E, Prazienkova V, Maletinska L, Tempra C, Chamorro VC, Cvacka J, Behrens M, Niv MY, Jungwirth P (2021) Sweet taste of heavy water. Commun Biol 4(1):440

Bordonaro M, Ogryzko V (2013) Quantum biology at the cellular level – elements of the research program. Biosystems 112(1):11–30

Brand M, Markowitsch HJ (2006) Hirnforschung und Psychotherapie. Psychother Forum 14:136–140

Brookes JC, Hartoutsiou F, Horsfield AP, Stoneham AM (2007) Could humans recognize odor by phonon assisted tunneling? Phys Rev Lett 98(3):038101

Burns J, Job D, Bastin ME, Whalley H, Macgillivray T, Johnstone EC, Lawrie SM (2003) Structural disconnectivity in schizophrenia: a diffusion tensor magnetic resonance imaging study. Br J Psychiatry 182:439–443

Castrén E (2005) Is mood chemistry? Nat Rev Neurosci 6(3):241–246

Chae K-S, Oh I-T, Lee S-H, Kim S-C (2019a) Correction: Blue light-dependent human magnetoreception in geomagnetic food orientation. PloS One 14(10):e0223635

Chae K-S, Oh I-T, Lee S-H, Kim S-C (2019b) Blue light-dependent human magnetoreception in geomagnetic food orientation. PloS One 14(2):e0211826

Chae K-S, Kim S-C, Kwon H-J, Kim Y (2022) Human magnetic sense is mediated by a light and magnetic field resonance-dependent mechanism. Sci Rep 12(1):89–97

Close J (2012) Are stress responses to geomagnetic storms mediated by the cryptochrome compass system? Proc Biol Sci 279(1736):2081–2090

Collini E, Wong CY, Wilk KE, Curmi PM, Brumer P, Scholes GD (2010) Coherently wired light-harvesting in photosynthetic marine algae at ambient temperature. Nature 463(7281):644–647

Cupellini L, Liguori N (2023) Special issue on quantum and classical computational methods in photosynthesis: from the atom to the mesoscale. Photosynth Res 156(1):1–2

Dash HH (1961) Quantum mechanics and biology. Science 133(3464):1653–1654

Dunbar RI (2009) The social brain hypothesis and its implications for social evolution. Ann Hum Biol 36(5):562–572

Engel GS, Calhoun TR, Read EL, Ahn TK, Mancal T, Cheng YC, Blankenship RE, Fleming GR (2007) Evidence for wavelike energy transfer through quantum coherence in photosynthetic systems. Nature 446(7137):782–786

Ettenberg A, Ayala K, Krug JT, Collins L, Mayes MS, Fischer MPA (2020) Differential effects of lithium isotopes in a ketamine-induced hyperactivity model of mania. Pharmacol Biochem Behav 190:172875

Fischer-Hjalmars I (1969) Molecular quantum mechanics in biology. Q Rev Biophys 1(4):311–345

Fish EW, Shahrokh D, Bagot R, Caldji C, Bredy T, Szyf M, Meaney MJ (2004) Epigenetic programming of stress responses through variations in maternal care. Ann N Y Acad Sci 1036:167–180

Fisher MPA (2015) Quantum cognition: the possibility of processing with nuclear spins in the brain. Ann Phys Rehabil Med 362:593–602

Frontiers Editorial Office (2021) Retraction: mechanisms contributing to the generation of Mayer waves. Front Neurosci 15:793064

Gallup HF (1960) Quantum phenomena in biology. Science 132(3424):378

Gauger EM, Rieper E, Morton JJ, Benjamin SC, Vedral V (2011) Sustained Quantum Coherence and Entanglement in the Avian Compass. Phys Rev Lett 106(4):040503. https://doi.org/10.1103/PhysRevLett.106.040503

Ghali MGZ, Ghali GZ (2020) Mechanisms contributing to the generation of Mayer waves. Front Neurosci 14:395

Ghali GZ, Zaki Ghali MG, Ghali EZ (2020) Spinal genesis of Mayer waves. Neural Regen Res 15(10):1821–1830

Glass L, Mackey MC (1988) From clocks to chaos: the rhythms of life. Princeton University Press, Princeton

Gray HB, Winkler JR (2003) Electron tunneling through proteins. Q Rev Biophys 36(3):341–372

Guevara MR, Glass L, Mackey MC, Shrier A (1983) Chaos in neurobiology. IEEE Trans Syst Man Cybern 13(5):790–798

Halpern NY, Crosson E (2019) Quantum information in the Posner model of quantum cognition. Ann Phys 407:92–147

Hamblin MR (2016) Shining light on the head: photobiomodulation for brain disorders. BBA Clin 6:113–124

Higgins JS, Lloyd LT, Sohail SH, Allodi MA, Otto JP, Saer RG, Wood RE, Massey SC, Ting PC, Blankenship RE, Engel GS (2021) Photosynthesis tunes quantum-mechanical mixing of electronic and vibrational states to steer exciton energy transfer. Proc Natl Acad Sci USA 118(11)

Hore P, Mouritsen H (2022) The quantum nature of bird migration: migratory birds travel vast distances between their breeding and wintering grounds. New research hints at the biophysical underpinnings of their internal navigation system. Sci Am 326(4):26

Hunter P (2006) A quantum leap in biology. One inscrutable field helps another, as quantum physics unravels consciousness. EMBO Rep 7(10):971–974

James TL (1984) Quantum biology: structure and dynamics. Science 223(4632):160–161

Johnsen S, Mattern E, Ritz T (2007) Light-dependent magnetoreception: quantum catches and opponency mechanisms of possible photosensitive molecules. J Exp Biol 210(Pt 18):3171–3178

Kandel ER (2006) Psychiatrie, Psychoanalyse und die neue Biologie des Geistes. Suhrkamp, Frankfurt am Main

Kandel ER, Schwartz JH, Jessell TM (1991) Essentials of neural science and behavior. Appleton & Lange, Norwalk

Karreman G (1964) Towards quantum biology. Biopolymers symposia (13)313–324

Kim D, Yoo JM, Hwang H, Lee J, Lee SH, Yun SP, Park MJ, Lee M, Choi S, Kwon SH, Lee S, Kwon S-H, Kim S, Park YJ, Kinoshita M, Lee Y-H, Shin S, Paik SR, Lee SJ, Lee S, Hong BH, Ko HS (2018) Graphene quantum dots prevent α-synucleinopathy in Parkinson's disease. Nat Nanotechnol 13(9):812–818

Klimm R (2003) Homöopathie Homöopathie, ein Quanteneffekt? Dtsch Arztebl 2 100(25):A-1735

Kominis IK (2009) Quantum Zeno effect explains magnetic-sensitive radical-ion-pair reactions. Phys Rev E Stat Nonlin Soft Matter Phys 80(5 Pt 2):056115

Lam RW, Goldner EM, Solyom L, Remick RA (1994) A controlled study of light therapy for bulimia nervosa. Am J Psychiatry 151:744–750

Lambert N, Chen Y-N, Cheng Y-C, Li C-M, Chen G-Y, Nori F (2013) Quantum biology. Nat Phys 9(1):10–18

Levitt LS (1959) The photoelectric theory of photosynthesis. IV. The chromophore area of chlorophyll. Experientia 15(1):16–18

Li N, Lu D, Yang L, Tao H, Xu Y, Wang C, Fu L, Liu H, Chummum Y, Zhang S (2018) Nuclear spin attenuates the anesthetic potency of xenon isotopes in mice: implications for the mechanisms of anesthesia and consciousness. Anesthesiology 129(2):271–277

Loewdin PO (1964) Some aspects of quantum biology. Biopolym Symp 13:293–311

Longuet-Higgins HC (1962) Quantum mechanics and biology. Biophys J 2(2 Pt 2):207–215

Mackey MC, Van der Heiden U (1982) Dynamical diseases and bifurcations: understanding functional disorders in physiological systems. Funkt Biol Med 1:156–164

Mackey MC, Glass L (1977) Oscillation and chaos in physiological control systems. Science 197(4300):287–289. https://doi.org/10.1126/science.267326

Matsuno K, Paton RC (2000) Is there a biology of quantum information? Biosystems 55(1–3):39–46

Meloni M (2014) The social brain meets the reactive genome: neuroscience, epigenetics and the new social biology. Front Hum Neurosci 8:309

Milgrom LR (2002) Patient-practitioner-remedy (PPR) entanglement. Part 1: a qualitative, non-local metaphor for homeopathy based on quantum theory. Homeopathy 91(4):239–248

Milgrom LR (2005) Patient-Practitioner-Remedy (PPR) entanglement, Part 8: „Laser-like" action of the homeopathic therapeutic encounter as predicted by a gyroscopic metaphor for the vital force. Forsch Komplementarmed Klass Naturheilkd 12(4):206–213

Milgrom LR (2022a) Getting in a spin over the therapeutic process: QBism and a gyroscopic model of the vital force. Complement Med Res 30(3):183–194

Milgrom LR (2022b) Some remarks on QBism and its relevance to metaphors for the therapeutic process based on conventional quantum theory. Complement Med Res 29(4):286–296

Moss H (2002) The biology of violence. Update: NY Acad Sci Mag Jan/Feb:11

Nagel ZD, Klinman JP (2006) Tunneling and dynamics in enzymatic hydride transfer. Chem Rev 106(8):3095–3118

von Neumann J (1932) Mathematische Grundlagen der Quantenmechanik. Springer, Berlin

Neven H, Zalcman A, Read P, Kosik KS, van der Molen T, Bouwmeester D, Bodnia E, Turin L, Koch C (2024) Testing the conjecture that quantum processes create conscious experience. Entropy 26(6):460

Nuyt AM, Szyf M (2007) Developmental programming through epigenetic changes. Circ Res 100(4):452–455

Olaya-Castro A, Nazir A, Fleming GR (2012) Quantum-coherent energy transfer: implications for biology and new energy technologies. Philos Transact A Math Phys Eng Sci 370(1972):3613–3617

Panitchayangkoon G, Hayes D, Fransted KA, Caram JR, Harel E, Wen J, Blankenship RE, Engel GS (2010) Long-lived quantum coherence in photosynthetic complexes at physiological temperature. Proc Natl Acad Sci U S A 107(29):12766–12770

Panitchayangkoon G, Voronine DV, Abramavicius D, Caram JR, Lewis NH, Mukamel S, Engel GS (2011) Direct evidence of quantum transport in photosynthetic light-harvesting complexes. Proc Natl Acad Sci U S A 108(52):20908–20912

Patil A, Saha D, Ganguly S (2018) A quantum biomimetic electronic nose sensor. Sci Rep 8(1):128

Persinger MA, Koren SA (2007) A theory of neurophysics and quantum neuroscience: implications for brain function and the limits of consciousness. Int J Neurosci 117(2):157–175

Reid C (1960) Quantum phenomena in biology. Science 131(3407):1078–1084

Richter-Kuhlmann E (2003) Homöopathie: „Keine Erfahrungsheilkunde, sondern Naturwissenschaft". Dtsch Arztebl 100(17):A-1106/B-1931/C-1875

Rinaldi A (2014) Reawakening anaesthesia research. EMBO Rep 15(11):1113–1118

Ritz T, Adem S, Schulten K (2000) A model for photoreceptor-based magnetoreception in birds. Biophys J 78(2):707–718

Rodgers CT, Hore PJ (2009) Chemical magnetoreception in birds: the radical pair mechanism. Proc Natl Acad Sci U S A 106(2):353–360

Romero E, Augulis R, Novoderezhkin VI, Ferretti M, Thieme J, Zigmantas D, van Grondelle R (2014) Quantum coherence in photosynthesis for efficient solar energy conversion. Nat Phys 10(9):676–682

Romero E, Novoderezhkin VI, van Grondelle R (2017a) Quantum design of photosynthesis for bio-inspired solar-energy conversion. Nature 543(7645):355–365

Romero E, Prior J, Chin AW, Morgan SE, Novoderezhkin VI, Plenio MB, van Grondelle R (2017b) Quantum – coherent dynamics in photosynthetic charge separation revealed by wavelet analysis. Sci Rep 7(1):2890

Roosli H, Graw P, Fleischhauer J, Glauser G, Wirz-Justice A (1997) An open trial of light therapy in hospitalized major depression. J Affect Disord 52:291–292

Schmid GB (2000) Tod durch Vorstellungskraft: Das Geheimnis psychogener Todesfälle, 1. Aufl. Springer, Wien

Schmid GB (2005a) Much ado about entanglement: a novel approach to test nonlocal communication via violation of „local realism". Forsch Komplementarmed/Res Complement Med 12(4):214–222

Schmid GB (2005b) Phantasy therapy: a novel theoretic and therapeutic approach for the special treatment of psychotic patients in general psychiatry. In: Abelian ME (Hrsg) Focus on psychotherapy research, Bd 2005. Nova Science, New York, S 1–50

Schmid GB (2009) Tod durch Vorstellungskraft: Das Geheimnis psychogener Todesfälle, 2. Aufl. Springer, Wien

Schmid GB (2015) Zur Entstehung des Bewusstseins: Hypothese zur Rolle von Gliazellen, verzweigten Nervenenden und Dendritenarmen (On the origins of consciousness: hypothesis as to the roll of glia cells, multi-branched nerve endings and dendrites). Schweiz Z Ganzheitsmed/Swiss J Integr Med 27(1):50–54

Schmid GB (2016) Signalübertragung in den Nerven und die Quantum-Mind Hypothese (Transmission of signals in neurons and the quantum mind hypothesis). Schweiz Z Ganzheitsmed/Swiss J Integr Med 28(4):231–240

Schmid GB (2025) Selbstheilung durch Vorstellungskraft, 2. Aufl. Springer, Wien

Schmid GB, Benz M, Tononi G, Seifritz E, Vollenweider FX (2010) Disrupted cortical-subcortical connectivity in unmedicated first-episode schizophrenia (A new approach to schizophrenia: limbic autism). In: Vollenweider FX (Hrsg) „Tag der Forschung" an der PUK, 2.12.2010. Psychiatrische Universitätsklinik (PUK), Zürich

Shinhmar H, Grewal M, Sivaprasad S, Hogg C, Chong V, Neveu M, Jeffery G (2020) Optically improved mitochondrial function redeems aged human visual decline. J Gerontol Ser A 75(9):e49–e52

Shirkavand A, Akhavan Tavakoli M, Ebrahimpour Z (2023) A brief review of low-level light therapy in depression disorder. J Lasers Med Sci 14:e55

Smith J, Zadeh Haghighi H, Salahub D, Simon C (2021) Radical pairs may play a role in xenon-induced general anesthesia. Sci Rep 11(1):6287

Spitzer M (1999) Zur Bedeutung der Neuroplastizität kortikaler Karten für die Therapie schizophrener Störungen. Fortschr Neurol Psychiatr Grenzgeb 67(Sonderheft 2):53–57

Sponer J, Sponer JE, Petrov AI, Leontis NB (2010) Quantum chemical studies of nucleic acids: can we construct a bridge to the RNA structural biology and bioinformatics communities? J Phys Chem B 114(48):15723–15741

Stumpfe K-D (1973) Der psychogene Tod, Bd 22. Hippokrates, Stuttgart

Sutcliffe A, Dunbar R, Binder J, Arrow H (2012) Relationships and the social brain: integrating psychological and evolutionary perspectives. Br J Psychol 103(2):149–168

Szyf M, Slack AD (2000) Mechanisms of epigenetic silencing of the c21 gene in Y1 adrenocortical tumor cells. Endocr Res 26(4):921–930

Tarlaci S, Pregnolato M (2015) Quantum neurophysics: from non-living matter to quantum neurobiology and psychopathology. Int J Psychophysiol 103:161–173

Terman M, Remé CE, Rafferty B, Gallin PF, Terman JS (1990) Bright light therapy for winter depression: potential ocular effects and theoretical implications. Photochem Photobiol 51(6):781–792

Tinsley JN, Molodtsov MI, Prevedel R, Wartmann D, Espigule-Pons J, Lauwers M, Vaziri A (2016) Direct detection of a single photon by humans. Nat Commun 7:12172

Tirandaz A, Taher Ghahramani F, Salari V (2017) Validity examination of the dissipative quantum model of olfaction. Sci Rep 7(1):4432

Thompson B Petric Howe N (2021) Quantum compass might help birds ‚see' magnetic fields. Nature

Turin L (1996) A spectroscopic mechanism for primary olfactory reception. Chem Senses 21(6):773–791

Walach H (2003) Entanglement model of homeopathy as an example of generalized entanglement predicted by weak quantum theory. Forsch Komplementarmed Klass Naturheilkd 10(4):192–200

Wang Z, Wang N, Li Z, Xiao F, Dai J (2016) Human high intelligence is involved in spectral redshift of biophotonic activities in the brain. Proc Natl Acad Sci 113(31):8753–8758

Warrant EJ (2021) Unravelling the enigma of bird magnetoreception. Nature 594(7864):497–498

Weaver IC, Cervoni N, Champagne FA, D'Alessio AC, Sharma S, Seckl JR, Dymov S, Szyf M, Meaney MJ (2004) Epigenetic programming by maternal behavior. Nat Neurosci 7(8):847–854

Welberg L (2013) Epigenetics: a lingering smell? Nat Rev Neurosci 15(1):1

Wright RJ, Cohen RT, Cohen S (2005) The impact of stress on the development and expression of atopy. Curr Opin Allergy Clin Immunol 5(1):23–29

Zadeh-Haghighi H, Simon C (2021) Entangled radicals may explain lithium effects on hyperactivity. Sci Rep 11(1):12121

Zeiger B (2019) Quantenphysikalische Grundlagen der integrativen Medizin. In: Frass M, Krenner L (Hrsg) Integrative Medizin: Evidenzbasierte komplementärmedizinische Methoden. Springer, Wien, S 45–90

Zimmer KG (1956) The development of quantum biology during the last decade. Acta Radiol 46(4):595–602

7 Quantenphysik, Synchronizität, Kl!ck- und andere außergewöhnlichen Phänomene

> *„Wenn der Naturforscher die Werkstätte seiner begrenzten Sonderforschungen verläßt und eine Wanderung ins weite Reich philosophischer Betrachtungen wagt, wo er die Lösung jener großen Rätsel zu finden hofft, um derentwillen er der Lösung der kleinen seine Tage widmet: so begleiten ihn die geheimen Befürchtungen derer, die er am Arbeitstische der Spezialuntersuchung zurückläßt; und empfängt ihn das berechtigte Mißtrauen jener, die er als Eingeborene im Reiche der Spekulation begrüßt. So steht er in Gefahr, bei ersteren zu verlieren und bei letzteren nicht zu gewinnen."*
>
> *– Ewald Hering (1834–1918), deutscher Physiologe 1876*

Unvermeidbare erkenntnistheoretische Grenzen

> „Kein Problem kann von der gleichen Bewusstseinsebene aus gelöst werden, die es geschaffen hat."
>
> – Albert Einstein

Die moderne Hirnforschung hat mit der Komplexität unseres Gehirns mehr als genug zu tun, als dass sie sich noch mit Hypothesen über mutmaßliche quantentheoretische Denkvorgänge beschäftigen wollte. Trotzdem kann die Wissenschaft das Gehirn wahrscheinlich nicht von Grund auf verstehen, ohne sich mit der Quantenbiologie auseinanderzusetzen. Aber auch hier kann man Grenzen erwarten, jenseits derer sich weitere Geheimnisse verbergen.

Niemand kann bis heute erklären, wie es möglich ist, dass ein System sich selbst ganz beschreiben kann, ohne auf etwas noch Komplexeres verweisen zu müssen. Die Physik, ob sie nun unsere alltägliche, sogenannte klassische Welt oder die unseren Sinnesorganen verborgene Welt der Elementarteilchen beschreibt, beschränkt sich darauf, was ein Individuum von der Welt zuverlässig reproduzierbar wissen

G. B. Schmid, *Quantum-Mind-Hypothese*,
https://doi.org/10.1007/978-3-662-70831-6_7

und durch die Beobachtung eines anderen Individuums bestätigen kann. Viele Phänomene, die wir Menschen erleben, insbesondere Qualia, lassen sich nicht auf physikalische Modelle reduzieren, weder auf klassische noch auf quantentheoretische.

Dimensionalität: Flächenland

Dieses Problem wurde auf humorvolle und zugleich logische Art und Weise schon 1884 von Edwin A. Abbott (1838–1926), englischer Schulmeister und Theologe, in seinem Klassiker *Flächenland: Ein Märchen mit vielerlei Dimensionen* (Abbott 1952, 2009) behandelt. Die Geschichte ist sowohl eine Satire auf die eindimensionale Struktur der viktorianischen Gesellschaft als auch eine mathematische Abhandlung über erkenntnistheoretisch und ontogenetisch höhere Dimensionen.

Stellen Sie sich vor, dass Sie und ich – und alle anderen Menschen auch – als flache Wesen in einer zweidimensionalen Welt, d. h. auf einer Ebene leben: als (kürzere oder längere) Linien, (schiefe oder gleichschenklige) Dreiecke, Vierecke, Parallelogramme, Fünfecke, Sechsecke usw. bis hin zu Kreisen. In der Ebene würde jeder flache Mensch seinem Gegenüber als bloße Linie erscheinen. Ihr Verhalten wäre auf Wachstum und Bewegung einschließlich der Rotation innerhalb der Ebene beschränkt. Man könnte sich auch vorstellen, dass solche zweidimensionalen Wesen unterschiedliche Größen, Farben, Stimmen, Körpergerüche und Oberflächeneigenschaften (seidenweich bis schuppig) hätten.

Eine Ahnung für die Form eines Wesens, so wie wir sie von oben – außerhalb der Ebene – erkennen, wäre für die Bewohner von *Flächenland* eigentlich unbegreiflich. Wenn überhaupt, wäre für sie die Idee geometrischer Formen ein theoretisches Abstraktum. Nur durch äußerst komplizierte Methoden könnten die Bewohner anhand des Verhaltens eines Gegenübers annäherungsweise erahnen, dass ein Wesen so etwas wie eine Form haben könnte. Und wie diese Form aussehen könnte, wäre nur durch theoretische Überlegungen zu erschließen, die anhand von Änderungen im Erscheinungsbild des Gegenübers gemessen werden müssten, während das Wesen in der Ebene rotiert. Innerhalb *Flächenlands* gäbe es kein Konzept von zweidimensionalen Figuren oder überhaupt von so etwas wie Zweidimensionalität. Aber es bräuchte nur einen einfachen Blick von oben, aus der dritten Dimension, um alles in der zweidimensionalen Welt von Flächenland sofort verständlich zu machen.

Selbstverständlich gäbe es auch alle Arten physikalischer und biopsychosoziologischer Theorien, die das Verhalten der Einwohner und der Gegenstände in dieser Welt erklären sollten. Gleichwohl käme auch der intelligenteste zweidimensionale Gelehrte kaum auf die Idee – ja, es wäre für den durchschnittlichen Einwohner von *Flächenland* schier unmöglich –, sich sein flaches Land aus der Perspektive eines Höhenflugs über die zweidimensionale Heimat vorzustellen. Und jeder Versuch eines „flachen Einsteins" die Flachländer überzeugen zu wollen, dass es noch eine weitere – eine dritte – Dimension geben könnte, wäre sicher erfolglos, da nur für drei- oder mehrdimensionale Wesen aus einer höher dimensionierten Welt zu begreifen.

Diese Geschichte ist ein wunderbares „mathematikphilosophisches" mythopoetisches Gleichnis für die Idee, unsere Realität könnte viel mehr zu entschleiern haben, als mit bloßem Auge zu erkennen ist – siehe auch (Stewart 2002) und (Burger 1957).

Gödels Beweis

Tatsächlich wurde erst 47 Jahre nach dem Erscheinen von Edwin A. Abbotts *Flächenland* der mathematische Beweis für diese inhärente Einschränkung unseres rationalen Verständnisses von Kurt Gödel (1906–1978), dem genialen österreichischen Mathematiker und Logiker, geführt (Gödel 1931). Er zeigte, dass es in hinreichend logisch starken, widerspruchsfreien Systemen wie der Arithmetik Aussagen geben muss, die aus dem arithmetischen System selbst weder formal bewiesen noch widerlegt werden können. Es liegt unvermeidlich am selbstreferenziellen Charakter solcher logischen Systeme, dass sie der unbeweisbaren Aussagen wegen unvollständig bleiben.[1] Falls man eine (oder mehrere) solcher Aussagen zu den Prämissen des ursprünglichen Systems übernähme (und somit das System erweiterte und scheinbar vervollständigte), würde es weitere Aussagen geben müssen, die weder formal bewiesen noch widerlegt werden könnten.

Somit kann kein hinreichend logisch starkes, widerspruchsfreies System seine eigene Widerspruchsfreiheit beweisen. Daher kann es in der Physik keine Weltformel („Theorie von allem") geben, da kein Regelsatz jedes nur mögliche Ereignis oder Resultat erklären kann. Logisch beweisen die Gödel'schen Theoreme, dass aus der Perspektive der Logik *Beweis* ein schwächerer Begriff als *Wahrheit* ist (Gödel 1931). Selbstverständlich sind diese mathematischen Erkenntnisse für die exakten Wissenschaften sehr beunruhigend: Sie zeigen, dass es immer Tatsachen und Phänomene geben wird, die, obwohl in einem logischen System nachweislich wahr, nicht logisch hergeleitet werden können.

Die Gödel'schen Theoreme gelten auch im Bereich der EDV. Sie zeigen ferner, dass unser eigenes, vernünftiges Denken zwangsläufig unvollständig bleiben muss: Es gibt einige Ideen, die wahr sind, aber nie bewiesen werden können, einschließlich der Prämisse, dass unsere Psyche selbstkonsistent ist, d. h. keine Widersprüche in sich enthält. Anhand des zweiten Gödel'schen Unvollständigkeitssatzes wird gezeigt, dass kein in sich konsistentes System seine eigene Konsistenz beweisen kann. Das hat zur Folge – das müssen wir einfach akzeptieren –, dass kein vernünftiger Geist je in der Lage sein kann, seinen eigenen Verstand zu beweisen. Da dasselbe Gesetz besagt, dass jedes System inkonsistent sein muss, das in der Lage sein sollte, aus sich selbst heraus seine eigene Konsistenz zu beweisen, muss auch jeder Geist wahnsinnig sein, der von sich glaubte, seinen eigenen Verstand beweisen zu können.

Was ist Realität?

Die Quantenphysik fordert uns heraus, über die Beziehung des Beobachters zur realen Welt jenseits des Beobachters und somit über Konzepte nachzudenken, was „real" eigentlich bedeutet (Ney 2025 #13855). Die Betonung des Beobachters ist ein Schlüssel zum tieferen Verständnis der Quantenphysik und zwingt zu einer Neu-

[1] Die *Principia Mathematica* (Whitehead und Russell 1963) z. B. oder jedes andere System, in dem die Arithmetik entwickelt werden kann, ist im Wesentlichen unvollständig.

interpretation seiner Rolle in grundlegenden wissenschaftlichen Theorien. Der Quantenbayesianismus (QBism) beispielsweise konzentriert sich auf die zentrale Bedeutung von Informationen für unser Verständnis der Realität und interpretiert Quantenzustände anhand der subjektiven Wahrscheinlichkeiten, die Akteure Ereignissen zuordnen (Zeilinger 2005 #81; Fuchs et al. 2014 #13858; Brukner 2020 #13867).

Philosophen wünschen sich eine Realität, in der die Beobachter selbst nicht wesentlich sind, sondern das Sein an sich aus etwas noch Grundlegenderem hervorgeht. Der US-amerikanische Physiker John Archibald Wheeler soll gesagt haben: *„Philosophie ist zu wichtig, um sie den Philosophen zu überlassen"* (Misner et al. 2009 #13856). In der Tat galt die Physik mindestens seit Aristoteles (384–322 v. Chr.) bis ins 19. Jahrhundert als „Naturphilosophie".

Quantenphysiker ringen mit der Verbindung der Quantenphysik zur Struktur der Realität und mit der Fähigkeit der Theorie, eine kohärente Erklärung der Realität im Hinblick auf die fundamentale Rolle des Beobachters in der Welt zu liefern. Sie fragen, ob die Realität als etwas völlig Unzugängliches für unsere Eingriffe verstanden werden sollte oder ob sie als etwas betrachtet werden sollte, das auf die bloße Existenz des Menschen reagiert. Mit anderen Worten: Haben Beobachter einen privilegierten Status bei der Schaffung der Realität? (Fuchs 2017 #13857).

Zum Problem der Realität und ihrer Beobachtung gibt es aus der Sicht der Quantenphysik u. a. folgende Sichtweisen:

- *Idealismus*: Diese philosophische Position besagt, dass die Realität im Wesentlichen aus mentalen Entitäten wie Ideen besteht.
- *Realismus*: Die Quantenphysik wird als Versuch betrachtet, Erkenntnisse über die grundlegende Struktur der phänomenologischen Realität zu gewinnen.
- *Instrumentalismus*: Die Quantentheorie liefert keine wahre Beschreibung der tiefen Natur der Realität, sondern ist ein Werkzeug, das Beobachtern ermöglicht, bessere Vorhersagen über sie zu treffen.

Die Meinungsverschiedenheiten über diese Perspektiven in der Quantenphysik beginnen mit der mathematischen Beschreibung physikalischer Systeme anhand von „Wellenfunktionen", die den vielen möglichen Werten der messbaren Eigenschaften eines Systems, wie z. B. seiner Position und seines Impulses, Wahrscheinlichkeiten zuweisen:

> Wiederholte Messungen desselben Quantensystems liefern eine Reihe von Ergebnissen, die den in der Wellenfunktion kodierten Wahrscheinlichkeiten entsprechen.

Diese Standarderklärung stützt sich auf die Kopenhagener Deutung: ein Ansatz, der in den Anfängen der Quantentheorie von dem deutschen Physiker Werner Heisenberg und dem dänischen Physiker Niels Bohr vorgeschlagen wurde. Sie besagt, dass physikalische Objekte erst bestimmte Werte für ihre Eigenschaften haben, wenn sie mit einem externen Beobachter oder Messgerät in Kontakt kommen: Einem

Quantenobjekt kann nur durch Messergebnisse eine „Wahrheit“ im Sinne einer Existenz zugeschrieben werden; Quantenbeschreibungen sind unabhängig von den persönlichen Überzeugungen der Physiker und anderen psychischen Faktoren sind.

Laut der Quantenphysik ist die Wechselwirkung zwischen Beobachtern bzw. Messgeräten und Quantensystemen für die Eigenschaften einer bestimmten Realität unerlässlich. Diese Wechselwirkung wird typischerweise als „Zusammenbruch der Wellenfunktion“ beschrieben, obwohl Bohr und Heisenberg skeptisch waren, diesen „Zusammenbruch“ als einen echten physikalischen Prozess zu interpretieren.

Nach Niels Bohr wird die Realität dadurch bestimmt, *wie* wir sie messen, d. h. ein Phänomen ist kein reales Phänomen, bis es ein beobachtetes Phänomen ist. Diese Ansicht können wir vergleichen mit John Archibald Wheelers Idee von einem „partizipativen Universum“ – einem Konzept, in dem die Realität nicht statisch ist, sondern durch die Wahrnehmung bewusster Beobachter erzeugt und geformt wird („It“-from-„bit“-Doktrin).

Ich bevorzuge den Standpunkt der Quanteninformationstheorie: die Lehre, wie Quantensysteme zur Informationsverarbeitung genutzt werden können. Demnach sind die Merkmale der Welt, die wir erleben (das ist die Realität, die wir in unserer Vorstellung aus einer unendlichen Regression unserer „Beobachtungs- und Messakte“ schaffen), nicht vollständig repräsentativ für die reale Welt – unabhängig davon, ob es einen Beobachter gibt oder nicht.

Mit der Realität ist die uns Menschen umgebende, sog. wirkliche Welt gemeint, die wir gemeinsam und jeder für sich mit den Sinneskanälen wahrnehmen und für die wir zwecks besserer Orientierung im breiten Konsens vereinbaren, ob ein Ding da ist oder nicht da ist bzw. ob etwas existiert oder nicht existiert oder ob eine Eigenschaft wahr oder falsch ist oder ob ein Ereignis geschieht oder nicht.

Neben der mutmaßlich einzigen äußeren Welt der Sinneswahrnehmungen, die für alle Menschen mehr oder weniger gleich ist, gibt es auch die inneren Welten der Vorstellungen, die für jeden Menschen mehr oder weniger einzigartig sind. In ihnen ist vieles mehr möglich als in der Welt der Sinneswahrnehmungen. Mündliche, schriftliche, historische, religiöse und spirituelle Überlieferungen, Traditionen, Geschichten, Sagen usw. prägen diese Welten.

Wenn Menschen miteinander kommunizieren, wechseln sie mühelos von einer Welt in die andere, von der jede ihre eigene Wirklichkeit hat. Nicht nur in der Philosophie, auch in der Physik ist es üblich, von verschiedenen Welten zu sprechen, beispielsweise von einer aktuellen Welt der Beobachtung mit den ihr eigenen Empfindeungen und von weiteren Welten mit ganz anderen Wahrnehmungen.

Die Viele-Welten-Interpretation („many-worlds interpretation“ [MWI]) der Quantenphysik behauptet beispielsweise, dass die Wellenfunktion Ψ objektiv real ist und dass es keinen Kollaps der Wellenfunktion gibt, was bedeutet, dass alle möglichen Ergebnisse von Quantenmessungen in einer Welt oder einem Universum physikalisch realisiert werden. Die Viele-Welten-Interpretation der Quantenphysik impliziert, dass es höchstwahrscheinlich eine unendlich große Anzahl von Universen gibt (Everett 1957).

Die Physik, die wir in der Schule lernen, spricht von Teilchen und ihren Wechselwirkungen. Man kann aber genauso gut ein einfaches Weltbild auf den mengenartigen Größen und ihren Strömen aufbauen und auf dieselben Vorhersagen für die Welt kommen (Schmid 1983, 1984, 1986, 2006). Beides lehrt uns ein daraus konstruiertes, klassisch kausales Weltbild: das Bild einer Welt, die auch dann existiert, wenn niemand da ist, der diese Welt beobachtet (sog. *physischer Realismus*).

Um kompliziertere Phänomene, wie z. B. das Wetter, organisches Wachstum oder die Änderungen der Hirnströme im EEG eines Schizophreniekranken zu erklären, braucht man noch die nicht lineare Mathematik der deterministischen Chaostheorie (Schmid 1991, 1994, 1996a, b, 1997a, b; Schmid und Dünki 1996; Schmid und Koukkou 1997). So weit, so gut, um das Verhalten der Dinge dieser Welt in der Größenordnung des Menschen und aufwärts (Astronomie) zu verstehen, solange wir dabei noch die spezielle und die allgemeine Relativitätstheorie berücksichtigen.

Aber um das scheinbar verrückte Verhalten der Dinge dieser Welt in der Größenordnung der Atome zu erklären, braucht man die Quantenphysik, die bis heute noch nicht in mathematisch-theoretischen Einklang mit der Physik der makroskopischen Welt gebracht wurde, vor allem nicht mit der Gravitationslehre der Astronomie. Dabei ist gerade die Quantenphysik die genaueste und zuverlässigste Theorie, die wir derzeit überhaupt haben; sie beansprucht das Quantenwahrscheinlichkeitsfeld Ψ, das mit sich selbst interferieren, sich verschränken und kollabieren kann, das aber kein physikalisches Feld (mit einer Energiedichte usw.), sondern nur ein rein mathematisches Konstrukt ist.

Meiner Ansicht nach besteht einer der wichtigsten Beiträge der Quantenphysik darin, dass sie uns lehrt, mehr über physikalische Größen und ihre Werte (da sie den Zustand eines Systems angeben) zu sprechen und weniger über Teilchen und ihre Bewegungen.[2] Es ist eine irreführende Vorstellung, dass die Welt aus winzigen,

---

[2] Die Aufmerksamkeit richtet sich also einfach auf die Zustände der physikalischen Systeme, z. B. das Wetter, und nicht auf geometrische oder kinematische Beziehungen zwischen den Teilchen (Subsysteme, z. B. die Wolken), aus denen das Hauptsystem angeblich besteht. Im streng quantenphysikalischen (und auch thermodynamischen) Sinne wird ein Zustand durch eine Reihe von Werten für alle physikalischen Größen (z. B. Temperatur, Geschwindigkeit, Druck usw.) – die sog. Observablen) eines Systems – definiert. Ein physikalisches System, d. h. ein „Objekt" im umgangssprachlichen Sinne des Wortes, ist eine Menge von Zuständen.

Natürlich sind es die Wechselbeziehungen zwischen den Veränderungen dieser Größen aufgrund von Übergängen – ein Übergang ist ein geordnetes Paar von Zuständen, z. B. von stürmisch zu windstill – innerhalb eines bestimmten Systems, die das System charakterisieren und die ein physikalisches System von einem anderen unterscheiden. Diese Zusammenhänge werden in Form einer Funktion, z. B. der Hamilton-Funktion, aller relevanten Größen des Systems ausgedrückt. In der Quantenphysik (QP) nimmt diese Funktion die Rolle eines mathematischen Operators ein, aus dem sich die „Wellenfunktion" des betreffenden Systems ableiten lässt.

Da zu jedem beliebigen Zeitpunkt ein „Punkt des Hilbert-Raums" den Zustand dieser Wellenfunktion definiert und da die Werte (und ihre Varianzen) aller relevanten physikalischen Größen mithilfe dieser Wellenfunktion berechnet werden können, gibt ein „Punkt im Hilbert-Raum" einen Zustand eines quantenphysikalischen Systems an. All dies zeigt, dass die „fundamentalen Entitäten der QP" die Quantenzustände eines Systems sind.

wechselwirkenden Teilchen aufgebaut ist. Mit anderen Worten: Etwas Irreales kann anscheinend am besten erklären und vorhersagen, was real ist. Ist dann die Quantenwelt die eigentliche reale Welt, die unsere physische Welt als virtuelle Realität kreiert (sog. *Quantenrealismus*)? Mythopoetisch ausgedrückt bestünde unsere andauernde Wachexistenz aus den fortlaufenden Träumen unserer Doppelgänger in der Traumwelt.

Realität? Existiert eine Welt ausschließlich aus Dingen unabhängig von einem Bewusstsein, sodass das Bewusstsein bloß eine Art Epiphänomen dieser Ding-Welt ist (physischer Realismus)? Oder besteht unsere physische Existenz ausschließlich aus von einem Bewusstsein abhängigen Dingen, sodass die Ding-Welt bloß eine Art Epiphänomen des Bewusstseins ist (Quantenrealismus)?

Manche Forscher fragen, ob das, was wir mit unserem Gehirn und unseren Sinnen wahrnehmen, die wahre Natur der Realität widerspiegelt (Hoffman 2019; Paulson et al. 2019). Könnte die Evolution unsere Wahrnehmung so geformt haben, dass sie unser adaptives Verhalten steuert, ohne uns zu ermöglichen, die Realität so zu sehen, wie sie tatsächlich ist? In jüngster Zeit hat sich sogar eine bizarre Art von KI-Engelsforschung (Angelologie) herausgebildet: Ein mathematisches Modell des Bewusstseins, das sog. bewusste Agenten (Engel?) einbezieht, die in einem okkulten

---

Nun für die Physiker: Was verstehen wir eigentlich unter dieser Vorstellung von Teilchen und ihren Bewegungen?

> Lassen Sie uns kurz den Begriff der Bewegung aus der Sicht der traditionellen Mechanik betrachten. Der Begriff der Bewegung folgt aus der Annahme, dass jedem wägbaren (Masse $m > 0$) und bewegbaren (Geschwindigkeit $\mathbf{v}$) Objekt ein bestimmter Ort $\mathbf{x}$ und eine bestimmte Zeit t zugeordnet werden kann. Das bedeutet, dass jedes solches Objekt, zumindest was seine Bewegung betrifft, als Punkt in der Raumzeit mathematisch behandelt werden kann, d. h. keine Ausdehnung hat, z. B. in der Schreibweise $(m, \mathbf{v}, \mathbf{x}, t)$. Ein auf diese Weise behandeltes wäg- und bewegbares Objekt wird als Teilchen bezeichnet. Es wird identifiziert, indem ihm ein fester Parameter m (Masse) und $\mathbf{v}$ (Geschwindigkeit) zugewiesen werden. Es wird gesagt, dass es den Ort $(\mathbf{x}, t)$ einnimmt. Außerdem wird angenommen, dass dasselbe Teilchen zu anderen Zeiten andere Positionen einnehmen kann.
>
> Diese Aussage über den Individualismus eines Teilchens bildet die notwendige Grundlage, aus der sich der Begriff der Bewegung ergibt: Bewegung bei einer konstanten Geschwindigkeit $\mathbf{v}$ ist Ausdruck einer bestimmten Beziehung zwischen m, $\mathbf{x}$ und t. Gemäß dieser Beziehung ist der Wert von m ungleich null und konstant für alle Orte, die zu einer bestimmten Menge $\Gamma = \{(\mathbf{x},t)\}$ gehören. Mit anderen Worten: Es wird davon ausgegangen, dass jedem einzelnen Partikel eine bestimmte Menge Γ von Orten zugeordnet werden kann, die als die „Flugbahn" (Trajektorie) des Teilchens benannt wird.

Seit Einsteins spezieller Relativitätstheorie wissen wir, dass „Masse" ein anderer Name für „Energie" ist. Daraus lässt sich schließen, dass das Konzept der Bewegung notwendigerweise ein Konzept des Energietransports ist: Das Konzept der Bewegung ist physikalisch bedeutungslos, wenn es keinen Energietransport innerhalb eines Systems gibt. Dies zeigt deutlich, dass einige skurrile quantenphysikalische Konzepte wie z. B. die Nullpunktbewegung („zero point motion") Fantasie sind, ohne dass man sich auf abstrakte Ideen wie die Bewegung von Punkten im Hilbert-Raum beziehen muss. Eine moderne Version der Mechanik sollte sich auf die Übertragung (den Transport) von Energie konzentrieren und nicht auf das Konzept der Bewegung (Schmid 1982).

„Reich der Kooperation, ohne Wettbewerb und ohne begrenzte Ressourcen“ (Himmel?) – siehe https:www.youtube.com/watch?v=vhGYsUitgNk. Zugegriffen: 31.03.2024 – auf der Suche nach der „Wahrheit“ (Gott?) existieren (Hoffman et al. 2023). Diese clevere, aber fehlgeleitete Idee, dass die Realität eine Benutzeroberfläche für die „Wahrheit“ ist, wobei die „Wahrheit“ das Bewusstsein ist, basiert auf einer wörtlichen Interpretation eines enthusiastischen Slogans von Forschern der Stringtheorie:[3] *„Space-time is doomed“* (auf Deutsch: *„Der Begriff von Raumzeit ist dem Untergang geweiht“*).

Seit vielen Jahren besteht in weiten Teilen der theoretischen Physik ein Konsens darüber, dass das Problem der Quantisierung der Schwerkraft im Mittelpunkt stehen sollte und dass die herkömmlichen Vorstellungen von Quantentheorie und Raum-Zeit-Geometrie zugunsten von etwas radikal anderem aufgegeben werden müssen. (https://www.math.columbia.edu/~woit/wordpress/?p=12778. Zugegriffen: 29.03.2024).

Auf der Suche nach einer Theorie der Quantengravitation wurde eine neue geometrische Version der Quantenfeldtheorie postuliert, die die makro- und mikroskopischen Beschreibungen des Universums nahtlos miteinander verbinden würde. Diese Version führt ein juwelenartiges geometrisches Objekt ein, das als „Amplituhedron“ bezeichnet wird und konzeptionell nicht aus Raumzeit und Wahrscheinlichkeiten aufgebaut ist; diese Eigenschaften ergeben sich lediglich als Konsequenzen der Geometrie dieses mathematischen Objekts (Arkani-Hamed et al. 2019; Parke und Taylor 1986).

Das übliche Bild von Raum und Zeit und den sich darin bewegenden Teilchen kann aus diesen oder anderen Objekten und Variablen konstruiert werden, einschließlich der Dinge, die als „Twistors“ und das „positive Grassmannian“ bezeichnet werden, es ist jedoch nicht beschränkt auf diese (Arkani-Hamed et al. 2014). Die Idee, dass die Raumzeit dem Untergang geweiht ist, wie die KI-Angelologisten naiv predigen, ist noch lange nicht aus der Welt (Woit 2022): Die Möglichkeit, mithilfe der reinen Geometrie den Urknall und die kosmologische Entwicklung des Universums zu erklären, ersetzt die Realität von Raum und Zeit als grundlegende Bestandteile der Natur ebenso wenig wie die Verwendung einer Landkarte (z. B. Google Maps) das von ihr dargestellte Terrain.

Vermutlich haben wir es mit einer Subjekt-Objekt-Zweieinigkeit zu tun, wobei es weder ausschließlich eine Ding-Welt ohne Bewusstsein (Ding an sich) noch ausschließlich ein Bewusstsein ohne Ding-Welt (Bewusstsein an sich) gibt. Irgendwo dazwischen ist die Welt der Vorstellungen, die wie ein Fenster nach Belieben eines verborgenen Beobachters mehr in die eine oder andere Richtung verschoben werden kann; jedes bewusste Individuum hat eine eigene Vorstellungswelt.

---

[3] Die Stringtheorie ist ein theoretischer Rahmen, der Teilchen als unsichtbar kleine, schwingende Strings behandelt und beschreibt, wie sich diese Strings durch den Raum ausbreiten und miteinander interagieren. In Größenordnungen größer als die Stringskala sieht ein String wie ein gewöhnliches Teilchen aus, dessen Masse, Ladung und andere Eigenschaften durch den Schwingungszustand des Strings bestimmt werden.

Jede Vorstellung eines Individuums hat nur eine abstrakte Realität, es sei denn, diese Vorstellung bewirkt in der objektiven Welt eine messbare Veränderung, die von Drittpersonen bestätigt werden kann. In dem Fall wird diese Vorstellung zu einer konkreten, objektiven Realität.

Die *konkrete*, objektive Realität liegt nicht in dieser Vorstellung selbst, sondern in der von ihr erzeugten Wirkung. Auf diese Weise sind die meisten durch logische Induktion eruierten Tatsachen oder Gesetze der Physik (wie z. B. jene, die beweisen, dass die Sonne morgen wieder aufgehen wird, so wie sie es bereits gestern und heute getan hat), nichts anderes als *abstrakte*, objektive Realitäten (wie die in der Geschichte von Russells Huhn, das aus eigener Erfahrung fest daran glaubte, dass der Bauer es gut meinte mit ihm, da er jeden Tag frischen, schmackhaften Mais kredenzte. Und dieser Glaube hielt sich maximal bis zu diesem einen schicksalhaften Tag, an dem der Bauer statt dem Futter ein Beil mitbrachte!) (Russell 1959).[4] Dasselbe gilt für die vielfältigen psychologischen Theorien, ja, eigentlich für alle Modelle und Theorien. Somit müssen wir nicht darüber streiten, ob die Grundlage der Realität auf *sämtlichen* Fakten basiert, die wir über die Welt kennen und noch kennenlernen können, oder nur auf den *fundamentalen* Prämissen, die notwendig und hinreichend sind, den Rest herauszufinden.

Die verschleierte Realität hinter dem Erkenntnisprozess

Jedes Objekt gleicht einer Münze mit zwei Seiten: Auf der einen Seite ist das *Ding an sich* (Materie) und auf der anderen das *Subjekt an sich* (Geist), welches das Ding durch Beobachtung zum Objekt macht. Und wo genau die Schnittstelle oder Trennungslinie liegt, kann je nach philosophischer Ausrichtung beliebig definiert werden. Dabei sind wir in guter Gesellschaft mit antiken wie auch modernen Denkern.[5] Kurz zusammengefasst: Wir begegnen hier der tradierten Zweieinigkeit von Idealismus und Realismus (Schmid 1988, 2008, 2009, S. 184–188).

[4] Wissenschaftliche Hypothesen können also prinzipiell widerlegt werden, oder anders ausgedrückt: Jede wissenschaftliche Wahrheit basiert auf *Induktion*. *„Weil es gestern so war und heute so ist, wird es auch morgen so sein!“* Nicht ungleich Russells Huhn (Russell 1959, S. 63). So setzen auch wir im Alltag etwas leichtgläubig voraus, dass z. B. alles, was nach oben entschwindet, irgendwann wieder zu Boden fallen muss …

Letztlich weiß tatsächlich niemand, wie es morgen wirklich wird. Bei Verschwörungstheorien und Religionen ist es genau das Gegenteil: Verschwörungstheoretiker und Gläubige wissen zu 100 %, wie es wirklich ist, sie kennen die Wahrheit – ganz wie Bertrand Russells Huhn! Die drei Gedankenkonstrukte: Wissenschaft, Verschwörungstheorien und Religionen haben eine Ähnlichkeit mit dem Wahn oder, wie der Philosoph Theodor Wiesengrund Adorno (1903–1969) sagte, die Paranoia ist die Kehrseite des Wissens!

[5] Angefangen z. B. mit dem uralten Gedankengut von Platon (428/427 oder 424/423 BC – 348/347 BC) über den mittelalterlichen arabischen Philosophen Ibn ‘Arabî (1165–1240) (Ibn ‘Arabî 1329; Ibn ‘Arabî 1365/1946; Ibn ‚Arabî 1970; Ibn ‚Arabî 1980; Ibn ‘Arabî 1984), den modernen ungarischen Mathematiker und Physiker Johann von Neumann (1903–1957) (von Neumann 1932, 1958) bis hin zum gegenwärtigen französischen Physiker und Philosophen Bernard d’Espagnat (1921–2015) (d’Espagnat 2006; von Rauchhaupt 2008).

Jede Beobachtung erfordert ein Zusammenspiel der sechs Sinne: Sehen, Hören, Riechen, Schmecken, Tasten (Berühren) und Gleichgewicht. Schon vor über 300 Jahren dachte der englische Philosoph John Locke (1632–1704) in seinem Traktat *Über den menschlichen Verstand* (1690) über die Rolle der Sinne im Erkenntnisprozess nach.

Dabei interessierte ihn vor allem die Bedeutung des Seh- und des Tastsinns, und er spielte das folgende Gedankenexperiment durch[6]:

> Ein Blindgeborener lernt durch den Tastsinn, einen Würfel von einer Kugel zu unterscheiden. Beide bestehen aus demselben Material. Man stelle sich nun vor, dass der Blinde plötzlich sehen könnte und vor ihm auf dem Tisch der Würfel und die Kugel lägen. Wüsste der ehemals Blinde dann, welcher Gegenstand der Würfel und welcher die Kugel ist, ohne dass er sie berühren dürfte?

Das Beispiel stelle ich nun einmal andersherum vor:

> Ein Mensch ohne Hände lernt durch den Sehsinn, einen Würfel von einer Kugel zu unterscheiden. Beide bestehen aus demselben Material. Man stelle sich nun vor, dass dieser Mensch plötzlich Hände hätte: In der einen Hand läge der Würfel und in der anderen Hand die Kugel. Wüsste der ehemals Handlose – mit geschlossenen Augen – dann, in welcher Hand der Würfel ist und in welcher die Kugel?

John Locke meint zum Beispiel des Blindgeborenen, dass der Blinde, der die beiden Gegenstände bisher nur ertasten konnte, nicht auf Anhieb wissen könne, was die Kugel und was der Würfel ist. Nach Locke müssen Seh- und Tastsinn in der sinnlichen Erkenntnis zusammenwirken, um die Welt des Sehsinns mithilfe der Informationen des Tastsinns in eine neue, ergänzte Welt zu überführen. Und dazu braucht es Erfahrung, d. h. Zeit und Gewohnheit.

Die Erscheinungen sind irgendwie Abbilder einer „höheren Realität“, und wir – nicht ungleich den Bewohnern von *Flächenland* (s. unter Abschn. „Gödels Beweis“) – müssten irgendwie mithilfe unserer mentalen Fähigkeiten in eine höhere Bewusstseinsdimension eintreten, um besser eine übergeordnete Perspektive auf unser irdisches Dasein gewinnen zu können. Platon hoffte noch auf einen systematischen, quasi wissenschaftlichen Zugang zu dieser Einsicht in die Realität. Wie wir aber spätestens seit Kurt Gödel wissen, bleibt uns diese Möglichkeit verwehrt. Auch wenn es schwer zu ertragen sein mag, haben wir keine Wahl: Wir werden immer in

[6] Dieses geniale Beispiel habe ich im „Der Philosophie-Kalender 2023“ am 6. März 2023 gefunden und gebe es hier gerne weiter (Athesia Kalenderverlag GmbH. www.harenberg-kalender.de. Zugegriffen: 21.03.2024).

einer Wirklichkeit leben, die *mehr* ist, als sie den alltäglichen Sinneswahrnehmungen und einer mathematisch-physikalischen Rationalität[7] zugänglich ist.

Einerseits fällt es uns leicht zu akzeptieren, dass es sowohl in unserer physischen wie gedanklichen Welt Grenzen gibt: z. B. Lichtgeschwindigkeit bzw. Gödels Beweis. Andererseits haben wir große Schwierigkeiten mit dem Gedanken, es gäbe auch Grenzen in unserer Erkenntniswelt, wie der ewige Streit zwischen hartgesottenen Idealisten und knochentrockenen Realisten bezeugt.

Natürlich kann man wie die Realisten einfach dogmatisch behaupten: Was nicht wissenschaftlich erkannt und belegt werden kann, das gibt es nicht; oder umgekehrt wie die Idealisten: Nur die den naturwissenschaftlich erkennbaren Erscheinungen zugrunde liegende geistige Welt ist Realität. Entgegen dieser naturgegebenen Zweideutigkeit strebt der Mensch nach Eindeutigkeit. Mir scheint der Begriff der Zweieinigkeit hilfreich, um die beiden Seiten der Natur besser zu verstehen: die wissenschaftliche Rationalität und die mystische Spiritualität. So geben wir unserer Erlebniswelt genügend Raum für Akzeptanz und Glauben in Bezug auf Ahnungen, Intuitionen und sonderbare Einzelerlebnisse, wo und wann auch immer sie uns begegnen, eine Art von praktisch-spiritueller Vernunft.

Realitätsbildende, ontische Imagination?

> „The true sign of intelligence is not knowledge but imagination."
> – Albert Einstein

Vorstellungen jeglicher Art gehen Hand in Hand mit Beobachtungen physikalischer und geistiger Art.

Zwei Arten von Beobachtungen

Es gibt prinzipiell zweierlei Arten von Beobachtungen:

I. Klassische Beobachtung: Der physikalische Zustand des beobachteten Objekts ist nach der Messung (Beobachtung) unverändert und eineindeutig.
II. Quantenphysikalische Beobachtungen: Der physikalische Zustand des Systems verändert sich je nachdem, ob es beobachtbar ist oder nicht, z. B. erscheint ein Photon als Teilchen oder als Welle im Doppelspaltexperiment.

Die meisten Fakten und Gesetze der Physik folgen aus induktiven Schlussfolgerungen („inductive reasoning"), wie der Beweis, dass die Sonne morgen wieder aufgehen wird, wie sie es gestern und heute schon getan hat. Es sind eigentlich

---

[7] Wirklichkeit als Gestalt: Das, was aus Bestandteilen so zusammengesetzt ist, dass es ein einheitliches Ganzes bildet …, das ist offenbar mehr als bloß die Summe seiner Bestandteile. Nach der Lehre von Aristoteles (384–322 v. Chr.).

nichts weiter als epistemische Realitäten wie die im Abschn. „Was ist Realität?" erwähnte Geschichte von Bertrand Russells Huhn (Russell 1959).

Zweieinigkeit und die Zwischenwelt 'âlam al-mithâl (Imaginatrix)

Sensorische Beobachtungen rufen Vorstellungen hervor und jede Vorstellung ist eine Art geistige Beobachtung. Somit liegt jede Vorstellung in einer Art *Zwischenwelt* zwischen den physischen und geistigen Erlebniswelten.

In der arabischen Terminologie der *Creative Imagination* im Sufismus des Liebesmystikers Ibn 'Arabî (1165–1240) *findet die Vorstellung in einer Art Zwischenwelt,* genannt 'âlam al-mithâl, (Imaginatrix)[8] statt, wo die Wesenheiten der geistigen Welt in Bildern verkörpert und die Dinge der physischen Welt in Bildern vergeistigt werden (Schmid 1988, S. 59–74, 279–289, 2008; Corbin 1981, S. 217). Hier denke ich auch an die Ideenwelt Platons.

Die zentrale Zweieinigkeit bei den Liebesmystikern ist Liebe: keine Liebe ohne ein liebendes *und* ein geliebtes Wesen. Und ebenso gibt es kein Wesen, das liebt, ohne dass es so etwas wie Liebe gäbe und zugleich ein Wesen, das geliebt wird. Darüber hinaus gibt es kein Wesen, das geliebt wird, ohne dass es so etwas wie die Liebe gibt und zugleich ein Wesen, das liebt. Wäre Gott messbar, wäre das Von-Neumann-Erkenntnisfenster auch bei den Liebesmystikern anwendbar, insofern als sie die Schranke zwischen Mensch und Gott beliebig verschiebbar verstehen, wobei beide, Mensch wie Gott, die Rollen als Liebender und Geliebter beliebig tauschen können.

Für Ibn 'Arabî war die Zweieinigkeit von Erkenntnis genauso wichtig: Es gibt keine *Erkenntnis* ohne ein Wesen, das erkennt, und ein Ding, das erkannt wird. Und ebenso gibt es kein erkennendes *Wesen,* ohne ein Ding, das erkannt wird, und so etwas wie Erkenntnis. Darüber hinaus gibt es kein *Ding,* das erkannt wird, ohne Erkenntnis und ohne erkennendes Wesen. Auch hier gilt, wäre Gott messbar, wäre das Von-Neumann-Erkenntnisfenster wie bei den Liebesmystikern auch hier insofern anwendbar, als sie die Schranke zwischen Mensch und Gott als beliebig verschiebbar verstehen, wobei beide, Mensch wie Gott, die Rollen als Erkennender und Erkannter beliebig tauschen können.

Der Makrokosmos ist im Mikrokosmos enthalten. An anderer Stelle habe ich aus dieser Idee und zwei von mir postulierten Weltformeln die Zahl für den goldenen Schnitt (0,618033989 …) mathematisch abgeleitet (Schmid 1996b, 2015, S. 160–163).

Laut der Liebesmystik des Ibn 'Arabî´ herrscht – etwas überschwänglich ausgedrückt – eine Art Prinzip der „Selbstähnlichkeit des Bewusstseins mit der sich sehnsüchtig selbst erkennenden göttlichen Liebe durch den Menschen": Gott erkennt seine Liebe zum Menschen durch dessen Eigenliebe, wenn der Mensch sich selbst und somit das Göttliche in sich selbst liebt (Corbin 1981, S. 129) – siehe auch

[8] Im Sufismus von Ibn 'Arabî ist Imaginatrix die lateinische Bezeichnung für das arabische 'âlam al-mithâl. In diesem Buch hat der Begriff Imaginatrix nichts mit New Age- und Hypnose-Geschäftsmodellen zu tun, die heutzutage im Internet zu finden sind.

(Schmid 1988, Kap. 4). Oder anders gesagt: Liebe ich mich selbst, erkennt sich Gott in mir und liebt mich. Egal, ob er mit seiner Sinneswahrnehmung nach außen in die Welt oder mit seiner Vorstellungskraft nach innen schaut: Der Mensch erkennt sich selbst und zugleich seinen Gott, der sich selbst erkennt.[9]

Mithilfe von solch rekursivem Denken kann man das im Kap. 1, Abschn. „In der Physik“ erwähnte Henne-oder-Ei-Paradox angehen:

> Eine eierlegende Henne ist in jedem Ei enthalten.[10] Es herrscht eine Art Prinzip der „Henne-im-Ei-Selbstähnlichkeit“ des sich selbst reproduzierenden Eies durch die Henne.

Vielleicht ist der Tod eines Lebewesens identisch mit dem synchronen Einsturz des Körpers und des Geistes ins Von-Neumann-Erkenntnisfenster der Körper-Geist-Zweieinigkeit, die das Sein jedes Lebewesens ausmacht.

Globales okkultes Denken: GoD

Fast jeder hat schon einmal die Erfahrung einer entfernten Vorahnung gemacht und fühlte sich ernsthaft von etwas „Geheimnisvollem“ berührt: Das seltsame Gefühl, dass einem jemand in den Nacken starrt; dieser seltsame, unerklärliche Gedanke aus heiterem Himmel an jemanden, von dem man schon lange nichts mehr gehört oder an den man schon lange nicht mehr gedacht hat; das komische Gefühl, heute einen anderen Weg zur Arbeit zu nehmen; die Intuition, dass ein geliebter Mensch in Not sein könnte und sofortige Hilfe braucht … und dann drehen Sie sich um und entdecken tatsächlich jemanden, der Sie anstarrt; Sie gehen in die Nähe des Telefons, es beginnt zu klingeln, und es ist der, an den Sie gerade gedacht haben; Sie gehen einen anderen Weg zur Arbeit und treffen den Partner Ihrer Träume; Sie brechen Ihren Urlaub aus einem unerklärlichen Drang heraus ab, fahren nach Hause und stellen fest, dass ein geliebter Mensch erst gestern einen Autounfall hatte und auf der Intensivstation liegt.

Nun gibt es eine Menge merkwürdiger Berichte über Phänomene, die ich schon an anderer Stelle thematisiert habe (Schmid 2000, S. 206–228). Diese werden sehr unterschiedlich verstanden und benannt, wie z. B.: außersinnliche Wahrnehmung (ASW), Divination, Ferndenken in lebenden Systemen (DMILS), „distant anticipation“ (DIST-ANT) , „distant viewing“, Fernheilung, Ganzfeld-Experiment, Gedankenlesen, Anfängerglück, Glückssträhne, Intuition, Kairos, Meditation, Nahtoderfahrungen, (erhöhte) Sensibilität, sensorische Deprivation/Überflutung, Serendi-

---

[9] Das Glaubensbekenntnis *lâ illâ âllâh* (Es gibt keinen Gott, außer es sei Allah) wird bei den Liebesmystikern poetisch umgewandelt in *lâ ilâha illâ ʾl-ishq* (Es gibt keine Gottheit, außer es sei die (körperliche) Liebe).

[10] Ähnlich einer Matroschka, der russischen Schachtelpuppe, bei der sich eine Puppe in der Puppe versteckt, in der sich wieder eine Puppe … Der deutsche Kindervers dazu geht so: „Es war einmal ein Mann, der hatte einen hohlen Zahn, und in dem Zahn war ein Kistchen, und in dem Kistchen lag ein Zettel, und auf dem Zettel stand: Es war einmal ein Mann …“ usw.

pität,[11] spirituelle Heilung, Synchronizität, Verschränkung, Vorahnung, Wahrsagerei, Wahrträume, zweites Gesicht u. a. m.

Strenge Wissenschaftler tun solche persönlichen Erfahrungen als Zufall ab und weigern sich zu glauben, dass solche extrem seltenen, haarsträubenden Phänomene irgendeine reale Grundlage haben könnten. Aufgeschlossenere Forscher bleiben agnostisch und warten auf einen wissenschaftlich akzeptablen Erklärungsmechanismus. Solche Phänomene bzw. außergewöhnliche Bewusstseinszustände („expanded consciousness") werden von diesen heutzutage gerne mithilfe der Quantenverschränkung sowie der damit verbundenen physikalischen Prozesse, wie der Quantenteleportation erklärt. Neulich haben ernst zu nehmende Wissenschaftler postuliert/spekuliert, dass ein erweitertes Bewusstsein bei psychedelischen, mystischen oder Nahtoderfahrungen und anderen Arten von außergewöhnlichen Erlebnissen möglicherweise durch die Erhöhung der Anzahl von verschränkten Qubits auftrete, die an Überlagerungen im Gehirn beteiligt sind, statt durch Kopplung an ein externes System (Neven et al. 2024, Abschn. 2.1) – siehe Kap. 8, Abschn. „Verschränkung und Teleportation als Konsequenz des Quantenwahrscheinlichkeitsfeldes".

Es sind viele Modelle und Theorien wie morphische Resonanz, Parallelwelten, versteckte Variablen, höhere Dimensionen, Quantenmatrizen usw. entstanden, die keiner näheren quantenphysikalischen Prüfung standhalten. Im Folgenden versuche ich, eine eigene Erklärung anzubieten.

Wie lassen sich die schnellen, blitzartig auftretenden kohärent vernetzten Intuitionen und Antizipationen des Gehirns erklären, wenn die Nervenleitung – sie liegt bei ca. 300 ms für die kognitive Verarbeitung und Gedächtnisleistung – mit biochemischen Signalen so viel mehr Zeit braucht? Eine mögliche Antwort liegt in der Anwendung quantenphysikalischer Prinzipien auf das Geist-Gehirn, wie ich sie in meiner oben erwähnten Hypothese zum Ursprung des Bewusstseins postuliert habe.

Diese Prinzipien gestatten die Idee eines *globalen okkulten Denkens* (GoD),[12] das gleichzeitig und kohärent überall im Geist-Gehirn jedes Individuums stattfindet und eine mögliche Lösung für das Problem der relativ langsamen biochemischen Konnektivität im einzelnen Gehirn bietet. Diese Art von Denken ist vielleicht kein Denken im üblichen Sinne des Wortes, sondern eher die Informationsverarbeitung eines „reinen Bewusstseins". Es lässt sich spekulieren, ob dasselbe GoD auch eine mögliche Lösung des Problems der synchronen Konnektivität gleichzeitig und kohärent zwischen den einzelnen Gehirnen der Mitglieder einer Gruppe bietet – eine direkte Analogie zu der Verschränkung von Quantenzuständen zwischen raumzeitlich getrennten Systemen auf der atomaren Ebene.

Neuerdings wird das „Bewusstsein an sich" bzw. das „Bewusstsein per se" bzw. „reines Bewusstsein" („pure awareness" (Gamma und Metzinger 2021) bzw. „meta-awareness" (Dahl et al. 2015)) neurophänomenologisch untersucht, vor allem im Rahmen von wissenschaftlichen Erforschungen der Meditation (Dahl et al. 2015, 2016; Hasenkamp 2019; Lutz et al. 2008) und anderen außergewöhnlichen Bewusst-

[11] Serendipität ist die Gabe, zufällig glückliche und unerwartete Entdeckungen zu machen.

[12] Den Begriff *okkult* verwende ich im wörtlichen Sinn: *verborgen, nicht von außen wahrnehmbar*.

seinszuständen unter dem Einfluss von Hypnose und Psychedelika (Timmermann et al. 2023). Aber ohne das „Bewusstsein von" wäre allein ein „Bewusstsein an sich" eine darwinistische Sackgasse.

Zum Überleben muss jedes Lebewesen Informationen aus der Umwelt sammeln, speichern, mit den schon gespeicherten Informationen im Organismus vergleichen und darauf reagieren können. Dies kann auch ein Computer, aber ist der Computer sich dessen bewusst, dass er das tut (Mudrik 2023)? Diese Art Selbstreflexion wäre ein hinreichendes Kriterium für Bewusstsein, wobei man zwischen dem Begriff „Bewusstsein von" und „Bewusstsein an sich" differenzieren kann – s. Kap. 3, Abschn. „Hypothese zum Ursprung des Bewusstseins". Als Metapher könnte man sagen: Wenn das „Bewusstsein von" eine Landschaft wäre, wäre das „Bewusstsein an sich" das Licht.

Außersinnliche Wahrnehmung (ASW) und die Quantenphysik

Laut dem mathematischen Formalismus der Quantenphysik kann ein Ding der mikroskopischen Welt potenziell gleichzeitig sowohl hier als auch dort sein. Wenn man das Quantenwahrscheinlichkeitsfeld Ψ als ein reales physikalisches Feld und nicht einfach als ein mathematisches Konstrukt verstehen würde, könnte das Sein eines einzigen Dinges als eine Überlagerung von zwei oder mehr Objekten an zwei verschiedenen Orten existieren. Und wenn das *Ding* wiederum das Bewusstsein selbst wäre, könnten sich analog zwei Gedanken (Objekte im Bewusstsein) überlagern und so in *zwei verschiedenen Menschen an zwei verschiedenen Orten* sein? Dann könnte das Bewusstsein als eine Überlagerung von zwei Gedanken in zwei voneinander getrennten Menschen existieren. Somit hätten wir eine Art nicht lokales oder universales Bewusstsein (Thaheld 2003, 2004a, b).

Diese Überlegung mag uns sehr seltsam erscheinen, aber war es nicht Albert Einstein (1879–1955) selbst, der ein ähnliches, quantenphysikalisches Phänomen, die Quantenverschränkung, als *spukhafte Fernwirkung* bezeichnete (Einstein et al. 1935)?

Auf jeden Fall ist diese Analogie zwischen dem „Bewusstsein an sich" und dem Quantenwahrscheinlichkeitsfeld Ψ als eine Art reeller Repräsentant des Bewusstseins eine Fundgrube für viele interessante Spekulationen (Snyder 1995). Das Problem ist nur, dass das Quantenwahrscheinlichkeitsfeld Ψ *kein* reales physikalisches Feld ist, sondern bloß ein sehr brauchbares mathematisches Konstrukt – s. Kap. 5, Abschn. „B1) Der Messprozess führt zum Kollaps bzw. zur Dekohärenz des (mathematischen) Quantenwahrscheinlichkeitsfelds Ψ". Das bedeutet – weil das Quantenwahrscheinlichkeitsfeld *nicht* real ist –, dass Erklärungen von außersinnlichen Phänomenen anhand der Quantenphysik nur als Analogien betrachtet werden können – siehe (Schmid 2015).

Esoteriker sprechen von einer Aura oder einem Ätherleib usw. und bringen damit zum Ausdruck, dass die psychophysikalische Grenze zwischen dem Subjekt und der Außenwelt (Von-Neumann-Erkenntnisfenster) nicht so eindeutig definierbar ist. Hier denke ich auch an Nahtoderlebnisse („near-death experiences") und außerkörperliche Erfahrungen oder sog. Astralreisen („out-of-body experiences")

(Charland-Verville et al. 2014; Thonnard et al. 2013). Die Frage, ob ein Patient, der über angebliche Sinneswahrnehmungen im Operationssaal während eines Herzstillstands berichtet, irgendwie in Analogie zu einer Art Quantenverschränkung am kollektiven Bewusstsein der im OP-Saal Anwesenden teilnehmen könnte, ist sicher sehr gewagt, doch ebenso sicher auch berechtigt – siehe z. B. (Schmid 2015). In Trance kann der Mensch solche dissoziierten Erlebnisse seines Selbst ebenfalls erfahren, wie etwa sich von außen zu betrachten.

Die noch spekulativeren Behauptungen aus den fragwürdigen Studien von Masaru Emoto (1943–2014) zur Aufnahmefähigkeit des Wassers für Informationen, dargestellt in unterschiedlichen Kristallbildungen (Emoto 2004), lassen einen fantasieren, dass das Wasser in unserem Körper (intra- und extrazellulär) Träger/Speicher o. Ä. von „Bewusstsein" sein könnte – siehe auch (Brizhik et al. 2009). *„Wasser hat ja bereits eine Anomalie [Dichteanomalie des Wassers], warum nicht noch eine zweite?"*, denken wahrscheinlich viele Leute.

Nichtsdestotrotz steht das Wasser am Anfang der Evolution des Lebens; frühere Lebensformen, die sicher kein Gehirn hatten, nahmen auch Informationen aus ihrer Umgebung auf, speicherten sie und gaben sie bei der Fortpflanzung weiter – denn wie hätte es sonst einen evolutionären Fortschritt gegeben? Man denke nur an die Bakterien, die als Individuen und auch im Kollektiv erstaunliche Eigenschaften haben (Schlüsselbegriff: *Schwarmintelligenz*). Jede unserer Körperzellen hat noch immer – seit über 500 Mio. Jahren – den Grundaufbau und die Grundfunktionen[13] des Einzellers (Bakterium) in sich. Vermutlich ist „Bewusstsein" ein viel umfassenderer Begriff als unsere anthropozentrische Vorstellung davon.

Kl!ck-Phänomene

Die Hypothese eines globalen okkulten Denkens (GoD) lässt sich auch anwenden, um globales intuitives Denken im Sinne des Sozialhirns[14] zwischen Individuen einer Gruppe zu verstehen, insbesondere zur Erklärung von Kl!ck-Phänomenen oder Telepathie (Schmid 2015):

> Gemeinsam erlebte Situationen, in denen starke Emotionen eine existenzielle Rolle spielen, z. B. bei Überlebenden einer Naturkatastrophe oder Mitgliedern einer Selbsthilfegruppe für Geschiedene, ermöglichen die Etablierung instabiler, vieldeutiger, untrennbar verschränkter

[13] Das heißt: *sich ernähren, verteidigen, vermehren* und *fliehen* („*feed, fight, fornicate* and *flee*").

[14] Das Sozialhirn entspricht einer Verbindung oder Bündelung verschiedener, teils auseinanderliegender Hirnareale und kortikaler Karten, die mehr oder weniger gleichzeitig in den Gehirnen aller an einer Kommunikation beteiligten Teilnehmer aktiviert werden.

Das Sozialhirn umfasst u. a. den präfrontalen Kortex, die medialen und orbitofrontalen Regionen, den superioren temporalen Sulcus, die fusiforme Gesichtsregion, den primären visuellen und den auditorischen Kortex einschließlich der Spiegelneurone.

Basierend auf dem Spiegelneuronensystem (Nachahmung) ist das Sozialhirn verantwortlich für Empathie/Mitgefühl, Übertragungs- und Gegenübertragungsphänomene und Schwarmintelligenz; bei der Hypnose ist es wesentlich an der Induktion und Vertiefung einer Trance, Compliance, Widerstand und Reaktanz beteiligt.

Körper-Geist-Zustände zwischen zwei oder mehr beteiligten Personen, die vom sogenannten verborgenen Beobachter in Momenten einer ‚Denkpause' konsolidiert (kollabiert) werden können, auch wenn die so (durch die unsichtbaren ‚Fasern des Herzens') verschränkten Personen sich weit entfernt voneinander aufhalten bzw. voneinander isoliert sind.

Kl!ck-Phänomene erfüllen die folgenden Kriterien:

- Sie manifestieren sich quasi körperlich als eine „innere Stimme" oder als Bauchgefühl, spontan, plötzlich und unerwartet: wie aus dem Nichts heraus geschehen sie, man kann sie nicht herbeiführen und ist ihnen ausgeliefert. Die Botschaft kommt einem fremd vor, ohne offensichtliche logische Zusammenhänge.
- Sie sind klar von anderen, offensichtlich rein subjektiven Vorstellungen zu unterscheiden, wie z. B. Ängste, Halluzinationen, Projektionen/Übertragungen, Wünsche oder Zwänge.
- Sie haben den subjektiven, dringlichen Charakter einer glaubwürdigen, überzeugenden Sicherheit oder Unsicherheit im Sinne einer inneren Gewissheit, dass etwas stimmt oder nicht stimmt; wobei es logisch nicht nachvollziehbar ist.
- Sie vermitteln dem Betroffenen ein Bedürfnis zu handeln, aktiv zu werden; auch wenn nicht klar ist, worum es eigentlich geht und wie man damit umgehen sollte.
- Wenn man solch einem Phänomen nachgeht, hat sich tatsächlich etwas von persönlichem, emotionellem Belang ereignet, was das Gefühl im Nachhinein bestätigt und Drittpersonen gegenüber objektiv belegbar ist.
- Sie sind unter kontrollierten Bedingungen nicht zuverlässig wiederholbar, obwohl gewisse Randbedingungen, z. B. hohe Emotionalität, das Auftreten eines Kl!ck-Phänomens wahrscheinlicher machen.
- Sie entsprechen einer synchronen, d. h. zeitgleichen Übereinstimmung zwischen Ereignissen, die objektiv räumlich getrennt, aber subjektiv psychologisch kontextbezogen sind, ohne dass ein psychophysikalisches Signal, also ein stofflicher Träger einer Absicht, einer Entscheidung oder eines Wunsches, zwischen den entsprechenden Phänomenen durch den Raum fließt.

Ich vermute, dass das Entstehen eines Kl!ck-Phänomens begünstigt wird, wenn eine Person sich annähernd in einem Zustand des „reinen Bewusstseins" befindet: vollständig im Hier und Jetzt sein, ohne Ablenkungen, Entscheidungen oder Wünsche in Bezug auf die Zukunft. Ich nenne einen solchen geistigen Zustand der erwartungsvollen Aufmerksamkeit – eine Kombination von Sympathie/Offenheit, Empathie/Interesse und Neugier, ohne konkrete Gedanken – *Präsenz* – s. Kap. „Bewusstseinsmedizin: Selbstheilung durch Vorstellungskraft" in (Schmid 2025). Eine „präsente" Person A kann eher zulassen, dass sich lokale Ereignisse in der gegenwärtigen (raumzeitlichen) Situation auf persönlich sinnvolle Weise verflechten: hier dringliches Bauchgefühl bei Person A, dort tatsächlich hochemotionales Erlebnis bei Person B.

In meinem Buch *Klick! Warum wir manchmal etwas wissen, das wir eigentlich nicht wissen können* (Schmid 2015) habe ich im Kap. *„Klick-Geschichten"* dokumentiert, dass solche Kl!ck-Phänomene eine empirische Realität sind:

> „Wir Menschen ahnen manchmal etwas, das wir eigentlich nicht wissen können, z. B. verspüren wir plötzlich, unerwartet und quasi körperlich eine Dringlichkeit, eine uns nahestehende Person zu kontaktieren; wir handeln danach und unser Handeln erweist sich im Nachhinein als richtig."

Solche Erlebnisse werden von so vielen besonnenen Menschen bestätigt, dass wir sie als eine anthropologische Konstante verstehen müssen. Diese Fähigkeit liegt offensichtlich fest verankert in der Gattung Mensch und dieses Spüren ist so weit verbreitet, so autonom, aber auch so unkontrollierbar wie Träume oder eine hypnotische Trance. Gewisse organische Strukturen, vor allem im Gehirn, weisen mikroskopische dimensionale Eigenschaften auf, die denen der atomaren Mikrowelt sehr nahe kommen und daher eher den Gesetzen der Quantenmechanik als denen der Newtonschen Mechanik unterliegen. Nennen wir diese QBSs' ('Quantum-behavioral Substructures'). Auf der neurophysiologischen Ebene sind solche menschlichen Zellstrukturen die Gliazellen, Mikrotubuli und Tubuline, die in verhaltenssteuernden Netzwerken organisiert sind. In einem besonders intensiven emotionalen Kontext wie z. B. dem zwischen zwei Überlebenden einer Katastrophe oder einer anderen Leidensgemeinschaft könnten sich unbewusste und archaische mentale Mechanismen so konstellieren, gegenseitig beeinflussen und gemeinsame QBSs aktivieren, dass Quantenverschränkungsphänomene auftreten. Diese Personen wären somit evtl. in der Lage, Quantenverschränkungsphänomene zu erleben, die eine „ferne", „augenblickliche" und „akausale" psychische Korrelation zwischen den beiden beteiligten Personen herstellen und Merkmale von sog. telepathischen Phänomenen aufweisen (Frati 2025, S. 120).

Wir wissen, dass bei diesen Phänomenen keine Information im Sinne eines Signals ausgetauscht wird, mit dem eine Absicht, eine Entscheidung oder ein Wunsch vermittelt werden könnte. Sogar die bemerkenswerte, statistisch belegbare Beeinflussung von Zufallszahlen im PEAR-Programm (Princeton Engineering Anomalies Research, PEAR),[15] die während der affektgeladenen Konzentration einer großen Anzahl von Menschen auf ein hochinteressantes Ereignis erzeugt werden, ist nur anhand der Zusatzinformation feststellbar, die auf einer Schablone bzw. einem Zeit-Ereignis-Protokoll vermerkt ist – Einzelheiten in (Schmid 2015, S. 142–148). Allein durch die Untersuchung der Zufallsdaten kann man nicht wissen, in welchen Zeitabschnitten der hochinteressanten Ereignisse bzw. in welchen nicht, die Zufallsdaten generiert wurden. Das Gleiche gilt für die Vergleiche aus den EEG-Korrelationsexperimenten. Die mit den Kl!ck-Phänomenen verwandten Synchronizitäten übermitteln ebenfalls keine Information zwischen den beteiligten Menschen.

[15] Das Princeton Engineering Anomalies Research Program (PEAR) hat unter der Ägide der School of Engineering and Applied Science der Princeton University ein experimentelles Programm zur Untersuchung der Interaktion des menschlichen Bewusstseins mit sensiblen physikalischen Geräten, Systemen und Prozessen durchgeführt; aus den erhobenen Daten wurden theoretische Modelle entwickelt, die ein besseres Verständnis der Rolle des Bewusstseins bei der Erfassung der physikalischen Realität ermöglichen (http://pearlab.icrl.org. Zugegriffen am 22.03.2024). PEAR setzte elektronische Zufallsgeneratoren (Random Event Generators - REGs) ein, um die Fähigkeit von Versuchspersonen zu erforschen, die Zufallsverteilung dieser Geräte durch Psychokinese so zu beeinflussen, dass sie mit ihren vorher aufgezeichneten Absichten übereinstimmen und höhere oder niedrigere Zahlen oder nominale Grundwerte erzeugen.

C. G.Jung hat den Begriff Synchronizität geprägt, um die seltenen, aber beeindruckenden Erlebnisse zu kennzeichnen, bei denen eine gefühlsmäßig bedeutsame, subjektive Haltung mit einem relativ unwahrscheinlichen, für die beteiligte Person aber wichtigen oder sinnvollen, objektiven Ereignis in der Außenwelt zusammenfällt. Zum Beispiel: Sie fragen sich eines Tages, wie es Ihrem Onkel Oskar gehen möge, der vor Jahren nach Neuseeland ausgewandert ist und von dem Sie seither nichts mehr gehört haben. Im selben Augenblick bekommen Sie einen Anruf von ihm („*Wenn man vom Teufel spricht, ist er nicht weit*", auf Englisch: „*Speaking of the devil*") – s. auch Kap. 5, Abschn. „A2) Eine mentale Haltung, die einer bewussten Entscheidung entspricht, *zerstört die Verschränkung* (Synchronizität) zwischen raumzeitlich getrennten Vorstellungsmöglichkeiten" und (Schmid 2015, Kap. „Klick und Synchronizität").

Auch wenn Kl!ck-Phänomene empirisch überprüfbar sind, sie immer wieder einmal geschehen und von Drittpersonen bestätigt werden (können), können sie doch nicht absichtlich herbeigeführt werden.

Es sind genau diese beiden Eigenschaften

1. die Korrelation im Verhalten zwischen Menschen und Dingen oder zwischen Menschen und Menschen ohne die Übermittlung von Information und
2. die Unmöglichkeit, das Resultat solcher Phänomene gezielt herbeizuführen,

die den Eigenschaften einer Quantenverschränkung ähnlich sind:

1. die Korrelation im Verhalten zwischen verschränkten Teilchen unter Verletzung des Prinzips des Lokalrealismus und
2. die Zerstörung der Verschränkung, sobald man versucht, ein bestimmtes Ergebnis zu erzwingen.

Viele Anekdoten zu Kl!ck-Phänomenen sind in der Hypnose-Literatur zu finden (Schütz 1999). Ärzte kennen das Phänomen der Duplizität der Fälle, wobei zwei Patienten, die im normalen Leben nichts miteinander zu tun haben, innerhalb einer kurzen Zeit (Tage bis Wochen) mit derselben extrem raren Krankheit (Diagnose) in die Praxis kommen. Eine besonders merkwürdige Geschichte, die ich hier aus den Überlieferungen etwas freizügig weitergebe, stammt von Pierre Marie Félix Janet (Blum 2006). Janet war der Meinung, dass der menschliche Geist in Hypnose den Körper verlassen und wie ein Ballon an einen anderen Ort treiben könne, wohin auch immer der Hypnotisierte wolle.

> „Eines Abends hypnotisierte er Léonie, eine sensitive Patientin, und forderte sie in der Trance auf, ihr abgelegenes Zuhause in Le Harvre geistig zu verlassen und sich in der Vorstellung nach Paris zu begeben, wo sie seinen Freund Charles Robert Richet (1850–1935) aufsuchen sollte. Nach einer anfänglichen ruhigen Entspannungsphase rief sie plötzlich erschrocken [Kl!ck]: ‚*Es brennt!*' Sie war außer sich und fing an, verzweifelt zu zucken und sich zu winden. Janet glaubte an Einbildung und versuchte, Léonie zu beruhigen, doch sie bestand darauf, ein Feuer wäre ausgebrochen. Es stellte sich dann tatsächlich heraus, dass am selben Tag Richets Laboratorium in Paris, 180 km entfernt, in Flammen aufgegangen war."

Die gemessenen Hirnströme bei Trancezuständen und bei der Untersuchung psychokinetischer Effekte zeigen eine gewisse Ähnlichkeit. Diese Muster werden auch als „ramp function“ bezeichnet (Johnson und Tricoche 2008, S. 213–214). Mutmaßlich außersinnliche Wahrnehmungen werden vor allem außerhalb hypnotischer Trancezustände berichtet. Während unerklärliche Begleiterscheinungen nicht selten mit tiefen Trancezuständen einhergehen, werden ähnliche Phänomene, die auf außersinnliche Wahrnehmung zurückzuführen sind, eher nicht wissenschaftlich akzeptiert. Gleichwohl werden paranormale Erscheinungen offenbar durch Zustände begünstigt, in denen die Bewusstseinsspannung herabgesetzt ist. In der französischen Psychopathologie ist dieser Vorgang unter der Bezeichnung „abaissement du niveau mental“ (Senkung des mentalen Niveaus) bekannt.

Der darwinistische Vorteil des nicht lokalen Bewusstseins: Antizipation oder Vorhersage von Ereignissen

Es ist vernünftig anzunehmen, dass jede geistige Fähigkeit, die den Erfolg anthropologisch grundlegender kooperativer Manöver wie Gesunderhaltung, Nahrungsbeschaffung (Sammeln, Jagen), Partnerwahl (Konkurrenz, Fortpflanzung) Selbsterhaltung/-schutz erhöht, den Individuen, die über diese Fähigkeit verfügen, einen gewissen Vorteil im Sinne der darwinistischen Evolution verschafft. In gleicher Weise wäre die Fähigkeit, entfernte Ereignisse zu erahnen („distant anticipation“, DISTANT (Radin 1997, 2006)) und sie so gewissermaßen vorwegzunehmen, für alle Individuen sicherlich von großem Nutzen für das Überleben: Eine Anlage zu einem mutmaßlichen nicht lokalen Bewusstsein (DMILS, GoD, Kl!ck o. Ä.) könnte im Sinne des Darwinismus mit einem höheren Überlebenswert einhergehen.

Das Geist-Gehirn könnte von der Evolution ausgewählt worden sein, weil seine biophysikalischen Eigenschaften Zugang zu einem zusätzlichen strategischen Prinzip der Vorhersagbarkeit bieten, das formale Rechensysteme nicht besitzen, nämlich das nicht lokale Bewusstsein – als Ergänzung zum individuell verkörperten Bewusstsein (King 1978, S. 10, 1996, S. 212; Llinâs 1987, S. 339). Neben dem Zufall bietet die Idee eines nicht lokalen Bewusstseins eine einfache Erklärung für die Antizipation oder die Vorhersage von Ereignissen im Alltag, z. B. wenn eine Person im selben Moment an etwas denkt, in dem eine weitere Person an dasselbe denkt und es sich im Nachhinein bestätigt.

Eine nicht lokale Antizipation oder Vorhersage von Ereignissen impliziert eine augenblickliche Koordination des individuellen menschlichen Bewusstseins zwischen dem gegebenen Geist-Gehirn und (1) einem oder mehreren anderen Geist-Gehirnen oder (2) externen Ereignissen, wenn Quantenwellenreduktionen auf nicht lokale Weise in der Raumzeit zwischen den gegebenen Systemen korreliert sind – siehe z. B. (Penrose 1995).

Eine Überlebensstrategie eines Organismus könnte also auf dem Zugang zur Quanten-Nichtlokalität beruhen. Es könnte sogar sein, dass das sog. reine Bewusstsein selbst eine direkte Manifestation der Quanten-Nichtlokalität ist, die allen

Membranfunktionen im Allgemeinen und der Gehirnfunktion im Besonderen zugrunde liegt, wobei das Gehirn als nicht lokaler, antizipierender Detektor von Korrelationen in einer ansonsten stochastischen, d. h. ungeordneten Welt dient.

Es ist nicht unvorstellbar, dass nicht lokales Bewusstsein aus der Orchestrierung der verteilten Informationsverarbeitung in der Welt entstehen könnte. Folglich könnte das individuelle Bewusstsein Teil einer globalen zwischenmenschlichen Manifestation sein, die zwei oder mehr aufmerksame Geist-Gehirn-Funktionen beinhaltet. Letzteres könnte eine Erklärung für die „Synchronizitäten" und „archetypischen" Manifestationen des „kollektiven Unbewussten" sein, die in den Werken von C. G. Jung (Jung 1979) ausführlich diskutiert werden. Ich betone hier die Hypothese, dass DIST-ANT an sich ein unbewusster Geist-Gehirn-Prozess ist. In diesem Zusammenhang zitiere ich C. G. Jung:

> „... nach der allgemeinen Ansicht, das Bewußtseinsleben für die Existenz des Individuums von ungleich größerer Bedeutung ist als das Unbewußte. Diese allgemeine Ansicht dürfte aber noch zu revidieren sein, denn mit steigender Erfahrung wird sich auch die Einsicht vertiefen, dass die Funktion des Unbewußten im Leben der Psyche von einer Wichtigkeit ist, von der wir vielleicht jetzt noch eine zu geringe Meinung haben. ... Nach meiner Ansicht ... ist die Bedeutung des Unbewußten für die Gesamtleistung der Psyche wahrscheinlich ebenso groß wie die des Bewußtseins. Sollte diese Ansicht richtig sein, dann dürfte ... der Bewußtseinsinhalt als relativ zum momentanen konstellierten unbewussten Inhalt (betrachtet werden). In diesem Falle wäre dann die aktive Orientierung nach Zweck und Absicht nicht nur ein Vorrecht des Bewußtseins, sondern würde auch vom Unbewußten gelten, so dass also das Unbewußte auch imstande wäre, so gut wie das Bewußtsein, bisweilen eine final orientierte Führung zu übernehmen (Jung 1982, Par. 491, S. 282)."

Meine Herangehensweise an diese Fragen deutet auf ein „kollektives Unbewusstes" hin, das nur insofern unbewusst ist, als es sich dem willentlichen, persönlichen Zugang zu entziehen scheint, dem aber Phänomene innewohnen, die DIST-ANT mit bewusst gewordenen Konsequenzen betreffen (s. Kap. 2, Abschn. „Bewusstseinswissenschaft"). Ich erwähne nur am Rande, dass DIST-ANT auch bei psychotischen Erfahrungen in einer eigentümlichen, pathologischen Weise beteiligt zu sein scheint (s. Kap. 5, Abschn. „Die Welt des an einer Psychose leidenden Menschen ist eine Quantenwelt: Fünf logische Analogien").

Die Idee eines *globalen okkulten Denkens (GoD)* , das gleichzeitig und kohärent überall zwischen Individuen stattfindet und sich zeitweise stark ausprägt (Kl!ck), ist eine mögliche Lösung des Problems der Informationsverarbeitung im psychosozialen Alltag, insbesondere wenn die (verschränkte) Gesellschaft, eine Gruppe oder zwei Personen plötzlich und unerwartet mit einer Situation konfrontiert werden, für die keine – gelernte – Analogie zur Verfügung steht, die das weitere, überlebensgerechte Verhalten steuern könnte. Das wäre darwinistisch von Vorteil (Garcia und Ibanez 2014; Leong und Schilbach 2019; Liu und Pelowski 2014; Saul et al. 2021, 2022; Syal und Anderson 2013). Nochmals und wohlgemerkt: Meines Erachtens werden mit dem GoD im Sozialhirn keine Informationen – weder physikalische Signale (Bits) noch Absichten, Entscheidungen oder Wünsche – zwischen den verschränkten Beteiligten ausgetauscht. Vielmehr wird das Denken zwischen den Individuen einer Gruppe vom GoD geleitet wie das Orchester von einem Dirigenten. Der Dirigent ist hier das (rein mathematische) Quantenwahrscheinlichkeitsfeld Ψ.

Gibt es eine Möglichkeit, diese Dinge zu verstehen, ohne auf esoterische, mystische oder religiöse Erklärungen zurückzugreifen? Die Gesetze der Quantenphysik können erklären, dass DIST-ANT ein Quantenkommunikationsphänomen sein könnte. Möglich, dass es sich bei DIST-ANT um ein ganz reales und normales Phänomen handelt, das nach denselben Regeln der Quantenphysik abläuft, wie Atome und Lichtteilchen miteinander „kommunizieren".

Ich argumentiere hier, dass das menschliche Gehirn in der Lage sein könnte, nicht lokal nach derselben Logik zu kommunizieren wie Atome und Lichtteilchen. Der Begriff „nicht lokal" bezieht sich auf Synchronizitäten, also auf Korrelationen, die augenblicklich und ohne jeglichen physischen oder sensorischen, lokal bedingten Informations- oder Energieaustausch, d. h. ohne Signalisierung, zwischen psychologisch verschränkten lebenden Systemen entstehen. Physiker sprechen hier von Quantenverschränkung und Quantenteleportation. Das Konzept der psychologischen Verschränkung ist analog zum Konzept der Quantenverschränkung. Psychologische Verschränkung bezieht sich auf eine Verknüpfung des Verhaltens entfernter Personen. Es gibt mehrere Aspekte zu bedenken:

> Zum einen wird „distant anticipation" durch die psychologische Verschränkung zwischen Leidensgenossen statistisch erhöht, die durch ein gemeinsames, emotionsgeladenes Erlebnis psychologisch näher gerückt sind und die sich beide in einem Zustand der Präsenz befinden. Die Empfänglichkeit für „distant anticipation" steigt noch, wenn sich eine Person in einem mental oder körperlich labilen Zustand befindet. Mit *labil* meine ich empfindlich reagierend. Das können völlig gesunde Menschen sein: Tennisspieler in der Hitze des Gefechts befinden sich in einem solchen Zustand, ebenso wie Finanzmanager unter Eustress und verliebte sehnsüchtige Menschen. Solche Zustände können aber auch die eine oder andere körperlich oder psychisch kranke Person und seine Behandler betreffen, die sich in intensiver Behandlung befinden.
>
> Zum anderen wird „distant anticipation" durch Intention gehemmt, d. h. man kann sie nicht willentlich herbeiführen.
>
> Ein weiterer Aspekt ist die Hypothese, dass Initiationsriten sog. natürlicher Völker die Funktion von „distant anticipation" erfüllen können. Eine solche unmittelbare, nicht lokale Korrelation zwischen ausreichend verschränkten Geist-Gehirn-Zuständen könnte eine wichtige evolutionäre Rolle bei kooperativen Manövern während grundlegender kollektiver Handlungen gespielt haben, wie z. B. der Erhaltung der Gesundheit, beim Jagen, Sammeln, bei der Konkurrenz in der Gruppe, bei der Partnersuche und beim Schutz vor Gefahren, die für das Überleben der menschlichen Spezies notwendig sind. Diese Fähigkeit zu gegenseitiger, sofortiger Antizipation aus der Ferne kann für den modernen Menschen auch in anderen Bereichen von Vorteil sein, z. B. im Finanzwesen, im Management, im Sport und in der Heilkunde. Möglicherweise spielt sie auch beim Phänomen bzw. der Krankheit der Psychose eine entscheidende Rolle.

Bislang fußen meine Ausführungen auf quantenphysikalischen Analogien; ob überhaupt, wie genau und in welchem Umfang Quantenphänomene wie die Quantenverschränkung bei den o. g. Phänomenen (DIST-ANT, Kl!ck, Synchronizität usw.) wirklich eine Rolle spielen, ist genauso rätselhaft wie diese Phänomene selbst.

Bewusstsein jenseits eines lebenden Körpers?[16]

Das Bewusstsein ist genauso wenig ein Ding, wie die Farbe Blau eins ist (Stichwort: Qualia). Es ist ein besonderer, selbstreferenzieller Zustand des Körper-Geists; und keine mengenartige, physikalische Größe oder substanzartig wie z. B. ein physikalisches Feld, das per definitionem in jedem Punkt der Raumzeit eine wohldefinierte Energiedichte oder Dichte irgendeiner anderen mengenartigen Größe hat (Heiduck et al. 1987; Schmid 1982, 1983, 2006).

Nichtsdestotrotz streben manche Menschen intuitiv nach einem Verständnis des Bewusstseins, welches die Begrenzung auf das Gehirn und auf den Körper überschreitet. Hier denke ich z. B. an die Begriffe der „Schwarmintelligenz", dazu zählen Phänomene wie das Raunen der Stare und die Erkenntnis, dass Zusammenarbeit in einer Gruppe das Lösen von kognitiven Problemen erleichtern kann, die über die Fähigkeiten Einzelner hinausgehen (Beni und Wang 1993; Chambers 2011; Katsikopoulos und King 2010; Krause et al. 2010), sowie „aktive Materie"[17] („active matter"). Die gemeinsame Idee ist, dass Mengen von Untereinheiten (Menschen, Tiere, Pflanzen, Zellen, Biopolymere usw.) Energie lokal aufnehmen und diese Energie dann in eine Aktivität (Wachstum, Bewegung) umsetzen, die wiederum eine große, dynamisch sich selbst organisierende Verwandlung erzeugt (Joanny und Ramaswamy 2010; Ramaswamy 2010). Die ubiquitäre dynamische Bewegung innerhalb eines aktiven Materials kann auch zur Bildung von sich selbst organisierenden dynamischen Strukturen führen einschließlich topologischer Defekte, bei denen die Ordnung lokal aufbricht.

Der physikalische Feldbegriff liegt hier auf der Hand, weil er im Umgang mit *Information* und der Idee, dass Bewusstsein eine Gestaltung von Information ermöglicht, sowohl lokale wie weit vernetzte (= verteilte und verknüpfte) Information berücksichtigt: Jede lokale Änderung in einem physikalischen Feld führt zu einer entsprechenden Änderung in jedem anderen Teil des Feldes durch die Ausbreitung eines Signals mit einer Geschwindigkeit kleiner oder gleich der Lichtgeschwindigkeit. Darüber hinaus enthält jedes Raumelement eines physikalischen Feldes sämtliche physikalischen Größen in sich, wie z. B. Energie, Impuls, Drehimpuls usw. – es ist also keineswegs frei von Materie (Falk et al. 1983; Herrmann und Schmid 1985; Schmid 1981, 1982, 1983, 1984, 1986).[18]

---

[16] Für die Ideen in diesem Abschnitt insbesondere den Hinweis auf F. A. Popp und M. Emoto bin ich meinem Freund und Bewusstseinswissenschaftler-Kollegen Dr. med. Robert Lüchinger dankbar.

[17] Aktive Materie ist – im Gegensatz zu den klassischen, unbelebten Festkörpern, Flüssigkeiten und Gasen – nicht im thermodynamischen Gleichgewicht (Hirst und Charras 2017). Hier distanziere ich mich von den m. E. weniger wissenschaftlich fundierten Ideen der sog. morphogenetischen Felder deutlich (Sheldrake 1989).

[18] So etwas wie „reine Energie" gibt es in der Physik nicht. Für das sog. Gravitationsfeld kann keine Energiedichte definiert werden, weil die Einstein'sche allgemeine Gravitationstheorie (allgemeine Relativitätstheorie) die Anziehung zweier Massen über eine Raum-Zeit-Metrik beschreibt, und diese Metrik ist kein physikalisches Feld, sondern ein geometrisches Konstrukt. Auch die Wellenfunktion Ψ in der Quantenphysik ist kein physikalisches, sondern bloß ein rein mathematisches Feld.

In der Tat hat der Biophysiker Fritz-Albert Popp (*1938) einen Vorschlag zur Ausdehnung des Bewusstseins außerhalb des Körpers mithilfe des (physikalischen) Feldbegriffs gemacht, und zwar mit der Hypothese, dass das Informations-/Bewusstseinsfeld (immerwährende Photonenemissionen lebendiger Systeme, sog. Biophotonen) alle Zellkerne (DNA) des Körpers umfassen könnte (Popp 2003; Popp et al. 1988, 1984; Rattemeyer et al. 1981; Cohen und Popp 2003). Aber wie schon gesagt, ist das Bewusstsein m. E. keine mengenartige Größe bzw. kein „Ding".

In diesem Zusammenhang ist auch das Phänomen „Mikrochimerismus" erwähnenswert. Der Mikrochimerismus – die anhaltende Präsenz einiger genetisch verschiedener Zellen in einem Organismus – wurde bei Müttern erstmals vor ein paar Jahren bemerkt, als nach der Schwangerschaft Zellen in ihrem Blut zirkulierten (Chan et al. 2012; Nelson 2012), die das männliche Y- Chromosom enthielten. Inzwischen wurden auch bei Kindern noch Zellen ihrer Mütter gefunden, und dieses Phänomen tritt ebenfalls bei Organtransplantierten auf (Araujo et al. 2004; Kanaan et al. 2017; Rowntree et al. 2013). Interessant ist in diesem Zusammenhang die Überlegung, dass eine Schwangerschaft rein biologisch gesehen ein natürliches Transplantat ist – Kind und die Plazenta sind der Mutter zu 50 % fremd.

Binding wieder aufgegriffen

Ich habe bereits im Kap. 2, Abschn. „Bewusstseinswissenschaft" das Phänomen „Bindung" angesprochen. Falls Bindung tatsächlich als Ergebnis nicht lokaler Quantenkommunikation innerhalb eines individuellen Gehirns auftreten kann, erlaubt die Mathematik der Quantentheorie dasselbe zwischen den Geist-Gehirn-Zuständen entfernter Individuen. Mit anderen Worten: Die gleiche quantenphysikalische Verschränkung zwischen entfernten neuronalen Ensembles innerhalb eines individuellen Gehirns könnte evtl. auch zwischen neuronalen Ensembles innerhalb der Gehirne entfernter Individuen stattfinden, d. h. von Personen, die durch eine zu große oder undurchdringliche Entfernung für eine Kommunikation mittels üblicher physikalischer Signale getrennt sind (von mir als Kl!ck-Phänomene bezeichnet) (Schmid 2015)).

Ausklang Kap. 7

Der österreichisch-schweizerische Biochemiker Gottfried Schatz (1936–2015) hat einmal gesagt, dass lebende Materie die komplexeste Materieform ist, die wir im Universum bisher gefunden haben (Schatz 2012). In der Tat: Wegen seiner kaum überschaubaren Komplexität könnten Lebewesen Gesetzmäßigkeiten unterliegen, die wir noch nicht kennen. Für solche extrem komplexen Systeme – dazu zähle ich insbesondere den menschlichen Körper und die Galaxien – gelten evtl. Gesetzmäßigkeiten außerhalb der uns bis dato bekannten Naturgesetze. Letztlich gilt alles, was wir kennen, nur innerhalb gewisser Grenzen. Hier erinnere ich wieder einmal gern an Bertrand Russells Huhn – s. unter Abschn. „Was ist Realität?".

Auf jeden Fall brauchen wir beides: die Fakten wie auch die Geheimnisse der Quantenphysik und der Psychologie. An den Schluss seiner Exposition zur Interpretation der Quantentheorie (Schilpp 1951) stellte Albert Einstein den folgenden Dialog, den er mit einem seinerzeit bedeutenden theoretischen Physiker hatte (zit. in (Selleri und Tarozzi 1981)):

- Kollege: *„Ich neige dazu, an Telepathie* zu glauben.“
- Einstein: *„Dies hat wahrscheinlich mehr mit Physik als mit Psychologie zu tun.“*
- Kollege: *„Jawohl!“*

Literatur

Abbott EA (1952) Flatland: a romance of many dimensions, 6. Aufl. Dover Publications, New York

Abbott EA (2009) Flächenland: Ein Märchen mit vielerlei Dimensionen, 1. vollst. neu übers. Aufl. Rabaka-Publishing, Neuenkirchen

Araujo MB, Leonardi LS, Boin IF, Leonardi MI, Magna LA, Donadi EA, Kraemer MH (2004) Development of donor-specific microchimerism in liver transplant recipient with HLA-DRB1 and -DQB1 mismatch related to rejection episodes. Transplant Proc 36(4):953–955

Arkani-Hamed N, Bourjaily JL, Cachazo F, Goncharov AB, Postnikov A, Trnka J (2014) Scattering amplitudes and the positive Grassmannian. arXiv:1212.5605 oder arXiv:1212.5605v2 – https://doi.org/10.48550/arXiv.1212.5605

Arkani-Hamed N, Langer C, Srikant AY, Trnka J (2019) Deep into the amplituhedron: amplitude singularities at all loops and legs. Phys Rev Lett 122(5):051601

Beni G, Wang J (1993) Swarm intelligence in cellular robotic systems. Springer, Berlin

Blum D (2006) Ghost hunters. William James and the search for scientific proof of life after death. Penguin Books, New York

Brizhik LS, Del Giudice E, Popp FA, Maric-Oehler W, Schlebusch KP (2009) On the dynamics of self-organization in living organisms. Electromagn Biol Med 28(1):28–40

Brukner Č (2020) Facts are relative. Nat Phys 16(12):1172–1174

Burger D (1957) Silvestergespräche eines Sechsecks. Deubner, Köln

Chambers DW (2011) Swarm intelligence. J Am Coll Dent 78(2):34–43

Chan WFN, Gurnot C, Montine TJ, Sonnen JA, Guthrie KA, Nelson JL (2012) Male microchimerism in the human female brain. PLoS ONE 7(9):e45592

Charland-Verville V, Jourdan JP, Thonnard M, Ledoux D, Donneau AF, Quertemont E, Laureys S (2014) Near-death experiences in non-life-threatening events and coma of different etiologies. Front Hum Neurosci 8:203

Cohen S, Popp FA (2003) Biophoton emission of human body. Indian J Exp Biol 41(5):440–445

Corbin H (1981) Creative imagination in the Sufism of Ibn ‘Arabi (Manheim R, Übers, Bd XCI). Princeton University Press, Princeton

d’Espagnat B (2006) On physics and philosophy. Princeton University Press, Princeton

Dahl CJ, Lutz A, Davidson RJ (2015) Reconstructing and deconstructing the self: cognitive mechanisms in meditation practice. Trends Cogn Sci 19(9):515–523

Dahl CJ, Lutz A, Davidson RJ (2016) Cognitive processes are central in compassion meditation. Trends Cogn Sci 20(3):161–162

Einstein A, Podolsky B, Rosen N (1935) Can quantum-mechanical description of physical reality be considered complete? Phys Rev 47:777–780

Emoto M (2004) The hidden messages in water (Thayne DA, Übers). Atria Books, New York

Everett, Hugh (1957) „Relative State Formulation of Quantum Mechanics: An Abridged Summary of the Theory of the Universal Wavefunction.“ Reviews of Modern Physics 29:454–62

Falk G, Herrmann F, Schmid GB (1983) Energy forms or energy carriers? Am J Phys 51(12):1074–1077

Frati, Fulvio. „Quantum Psychotherapy: What Prospects?“, Ricerca Psicoanalitica XXXVI, no. 1, FOCUS: IN DIALOGUE WITH NEUROSCIENCE (2025): 97–129. https://doi.org/10.4081/rp.2025.911

Fuchs C (2017) On participatory realism. In: Durham IT, Rickles D (Hrsg) Information and interaction. Springer, Heidelberg, S 113–134

Fuchs CA, Mermin ND, Schack R (2014) An introduction to QBism with an application to the locality of quantum mechanics. Am J Phys 82:749–754

Gamma A, Metzinger T (2021) The minimal phenomenal experience questionnaire (MPE-92M): towards a phenomenological profile of „pure awareness“ experiences in meditators. PloS One 16(7):e0253694

Garcia AM, Ibanez A (2014) Two-person neuroscience and naturalistic social communication: the role of language and linguistic variables in brain-coupling research. Front Psych 5:124

Gödel K (1931) Über formal unentscheidbare Sätze der Principia Mathematica und verwandter Systeme I. Monatsh Math Phys 38:173–198

Hasenkamp W (2019) Fruits of the Buddhism-science dialogue in contemplative research. Curr Opin Psychol 28:126–132

Heiduck G, Herrmann F, Schmid GB (1987) Momentum flow in the gravitational field. Eur J Phys 8:41–43

Herrmann F, Schmid GB (1985) Momentum flow in the electromagnetic field. Am J Phys 53(5):415–420

Hirst LS, Charras G (2017) Biological Physics: Liquid Crystals in Living Tissue. News & Views Nature 544(7649):164–165. https://doi.org/10.1038/544164a

Hoffman DD (2019) Did we evolve to see reality, or are spacetime and objects just our user interface? Ann N Y Acad Sci 1458(1):65–69

Hoffman DD, Prakash C, Prentner R (2023) Fusions of consciousness. Entropy (Basel) 25(1):https://www.mdpi.com/1099-4300/25/1/129

Ibn ‘Arabî, Muhyiddin (1329) Al-Futûhât Al-Makkîya. 4 vols. Kairo

Ibn ‘Arabî, Muhyiddin (1365/1946) Fusûs Al-Hikam. Vol. Fusûs I = Ibn ‚Arabî‘s text; Fusûs II = Affifi‘s commentary, edited by A.E. Affifi. Cairo

Ibn ‘Arabî, Muhyiddin (1970) Die Weisheit Der Propheten (Fusûs Al-Hikam). Translated by Hans Kofler. Graz, Austria: Akademische Drucku. Verlagsanstalt

Ibn ‘Arabî, Muhyiddin (1980) The Bezels of Wisdom (Fusûs Al-Hikam). Translated by R.W.J. Austin. The Classics of Western Spirituality: A Library of the Great Spiritual Masters, edited by Richard J. Payne. New York, Ramsey, Toronto: Paulist Press

Ibn ‘Arabî, Muhyiddin (1984) Die Reise Zum Herrn Der Macht: Ein Sufi-Lehrbuch über Die Uebung Der Einsamkeit. Translated by Rabia Terri Harris ins Dt. übertr. von Franz Langmayr. Esotera. Freiburg im Breisgau: Verlag Hermann Bauer

Joanny JF, Ramaswamy S (2010) Biological physics: filaments band together. Nature 467(7311):33–34

Johnson CR, Tricoche X (2008) Biomedical visualization. In: Verdonck P (Hrsg) Advances in biomedical engineering. Elsevier, Amsterdam

Jung CG (1979) Gesammelte Werke, 1. Aufl. Walter, Olten

Jung CG (1982) Allgemeine Gesichtspunkte zur Psychologie des Traumes. In: Jung-Merker L, Rüf E (Hrsg) Die Dynamik des Unbewussten (GW 8), Bd 8, 4. Aufl. Walter, Olten, S 265–308

Kanaan SB, Gammill HS, Harrington WE, De Rosa SC, Stevenson PA, Forsyth AM, Allen J, Cousin E, van Besien K, Delaney CS, Nelson JL (2017) Maternal microchimerism is prevalent in cord blood in memory T cells and other cell subsets, and persists post-transplant. Onco Targets Ther 6(5):e1311436

Katsikopoulos KV, King AJ (2010) Swarm intelligence in animal groups: when can a collective out-perform an expert? PloS One 5(11):e15505

King C (1978) Unified field theories and the origin of life, Series Volume 134. University of Auckland, Auckland, New Zealand, S 1–200

King C (1996) Fractal neurodynamics and quantum chaos: resolving the mind-brain paradox through novel biophysics. In: MacCormac E, Stamenov MI (Hrsg) Fractals of brain, fractals of mind: in search of a symmetry bond, Bd 7. Benjamins, Amsterdam, Niederlande, S. 179–233

Krause J, Ruxton GD, Krause S (2010) Swarm intelligence in animals and humans. Trends Ecol Evol 25(1):28–34

Leong V, Schilbach L (2019) The promise of two-person neuroscience for developmental psychiatry: using interaction-based sociometrics to identify disorders of social interaction. Br J Psychiatry 215(5):636–638

Liu T, Pelowski M (2014) Clarifying the interaction types in two-person neuroscience research. Front Hum Neurosci 8:276

Llinâs R (1987) Mindfulness as a functional state of the brain. In: Blakemore C, Greenfield S (Hrsg) Mindwaves. Basil Blackwell, Oxford, S 339–360

Lutz A, Slagter HA, Dunne JD, Davidson RJ (2008) Attention regulation and monitoring in meditation. Trends Cogn Sci 12(4):163–169

Misner CW, Thorne KS, Zurek WH (2009) John Wheeler, relativity, and quantum information. Phys Today 62:40–46

Mudrik L (2023) Consciousness: what it is, where it comes from – and whether machines can have it. Nature 623(7985):25–26

Nelson JL (2012) The otherness of self: microchimerism in heath and disease. Trends Immunol 33(8):421–427

von Neumann J (1932) Mathematische Grundlagen der Quantenmechanik. Springer, Berlin

von Neumann J (1958) The computer and the brain. Yale University Press, Yale

Neven H, Zalcman A, Read P, Kosik KS, van der Molen T, Bouwmeester D, Bodnia E, Turin L, Koch C (2024) Testing the conjecture that quantum processes create conscious experience. Entropy 26(6):460

Ney A (2025) Do our observations make reality happen? Finally answering the most-vexed question in quantum theory might mean redefining what is real. Nature 642:294–297

Parke SJ, Taylor TR (1986) Amplitude for n-gluon scattering. Phys Rev Lett 56(23):2459–2460

Paulson S, Hoffman DD, O'Sullivan S (2019) Reality is not as it seems. Ann N Y Acad Sci 1458(1):44–64

Penrose R (1995) Shadows of the mind. Vintage, London

Popp FA (2003) Properties of biophotons and their theoretical implications. Indian J Exp Biol 41(5):391–402

Popp FA, Nagl W, Li KH, Scholz W, Weingartner O, Wolf R (1984) Biophoton emission. New evidence for coherence and DNA as source. Cell Biophys 6(1):33–52

Popp FA, Li KH, Mei WP, Galle M, Neurohr R (1988) Physical aspects of biophotons. Experientia 44(7):576–585

Radin DI (1997) The conscious universe: the scientific truth of psychic phenomena. HarperEdge, San Francisco

Radin DI (2006) Entangled minds. Extrasensory experiences in a quantum reality. Paraview Pocket Books, New York, NY

Ramaswamy S (2010) The mechanics and statistics of active matter. Ann Rev Condensed Matter Phys 1:323–345

Rattemeyer M, Popp FA, Nagl W (1981) Evidence of photon emission from DNA in living systems. Naturwissenschaften 68(11):572–573

von Rauchhaupt U (2008) Die Realität ist nicht in den Dingen. Viele Naturwissenschaftler glauben, was sie erforschen, sei schlicht die gegebene Wirklichkeit. Der französische Physiker und Philosoph Bernard d'Espagnat sieht das anders. Frankfurter Allgemeine Sonntagszeitung, 2. März, S 69

Rowntree LC, Bayliss J, Nguyen TH, Kotsimbos TC, Mifsud NA (2013) Human leucocyte antigen-defined microchimerism early post-transplant does not predict for stable lung allograft function. Clin Exp Immunol 172(3):483–489

Russell B (1959) The problems of philosophy. Oxford University Press, Oxford

Saul MA, He X, Black S, Charles F (2021) A two-person neuroscience approach for social anxiety: a paradigm with interbrain synchrony and neurofeedback. Front Psychol 12:568921

Saul MA, He X, Black S, Charles F (2022) Corrigendum: a two-person neuroscience approach for social anxiety: a paradigm with interbrain synchrony and neurofeedback. Front Psychol 13:871022

Schatz G (2012) The fires of life. Annu Rev Biochem 81:34–59

Schilpp P (Hrsg) (1951) Albert Einstein: Philosopher-scientist. Open Court, La Salle, Ill

Schmid GB (1981) Energy: the cornerstone of a unified approach to the physical sciences. Vortrag bei der International Conference on Energy Education am 04.08.1981 in Providence. Rhode Island

Schmid GB (1982) Energy and its carriers. Phys Educ 17:212–218

Schmid GB (1983) A new approach to physics based upon substance-like quantities and their currents. Vortrag bei der 7th International Congress of Logic, Methodology and Philosophy of Science am 11. Juli 1983 in Salzburg, Österreich

Schmid GB (1984) An up-to-date approach to physics. Am J Phys 52(9):794–799

Schmid GB (1986) A new approach to traditional physics. Phys Teach 24(6):349–352

Schmid GB (1988) The roles of knower & known in the Sufism of Ibn 'Arabî, analytical psychology of C.G. Jung, quantum theory of John von Neumann: Concepts and logic with implications to the phenomena of psychogenic death & psychotherapy (Diploma thesis: C.G. Jung-Institut Zürich/Zentral Bibliothek Zürich, Hrsg). C.G. Jung-Institut Zürich, Zürich

Schmid GB (1991) Chaos theory and schizophrenia: elementary aspects. Psychopathology 24(4):185–198

Schmid GB (1994) Chaostheorie und Prognose: Ein Plädoyer für eine neue prognostische Methode. Vortrag bei der 4. Herbstakademie „Selbstorganisation in Psychologie und Psychiatrie“ am 4. Oktober 1994 an der Universität Münster

Schmid GB (1996a) Chaos Theorie: Der Makrokosmos im Mikrokosmos. Schlichter Atelierverlag, Stuttgart

Schmid GB (1996b) Sorpresa! In: Turno MF, Liotta E, Orsucci F (Hrsg) Fra ordine e caos: Confronti della ricerca. Edizioni Cosmopoli srl, Bologna, S 82–95

Schmid GB (1997a) Chaostheoretische Betrachtungen zu Psychiatrie, Psychologie und Psychotherapie. Teil 1: Die Sechs Grundeigenschaften des Chaos und eine Prozess-Orientierte Psychiatrie (POPSY). Forsch Komplementarmed/Res Complement Med 4(3):146–163

Schmid GB (1997b) Chaostheoretische Betrachtungen zu Psychiatrie, Psychologie und Psychotherapie. Teil 2: Neue Hypothese zur Natur der Psychose. Forsch Komplementarmed/Res Complement Med 4(4):194–208

Schmid GB (2000) Tod durch Vorstellungskraft: Das Geheimnis psychogener Todesfälle, 1. Aufl. Springer, Wien

Schmid GB (2006) Substance-like quantitites and their primary role in physics. Vortrag bei der Chinese Conference on Physics Education am 16.09.2006 in Shaoxing, China. Minhua Chen – Teacher Education Center, Shaoxing County, Shaoxing, China

Schmid GB (2008) Biunity (Îkilibirlik) (Emed O, Übers). Agarta Yayinlari, Ankara

Schmid GB (2009) Tod durch Vorstellungskraft: Das Geheimnis psychogener Todesfälle, 2. Aufl. Springer, Wien

Schmid GB (2015) Klick! Warum wir manchmal etwas wissen, das wir eigentlich nicht wissen können. Orell-Füssli, Zürich

Schmid GB (2025) Selbstheilung durch Vorstellungskraft, 2. Aufl. Springer, Wien

Schmid GB, Dünki RM (1996) Indications of nonlinearity, intraindividual specificity and stability of human EEG. The unfolding dimension. Physica D 93:165–190

Schmid GB, Koukkou M (1997) Die dimensionale Komplexität des EEG in psychotischen und remittierten Zuständen. In: Schiepek G, Tschacher W (Hrsg) Selbstorganisation in Psychologie und Psychiatrie. Vieweg, Braunschweig, S 151–170

Schütz G (1999) Träume, Trance und Kreativität: Über Hypnose und die erstaunliche Macht des Unbewussten. Hypnos, Stuttgart

Selleri F, Tarozzi G (1981) Quantum mechanics reality and separability. Rivista del Nuovo Cimento Serie 3 4(2):1–53

Sheldrake R (1989) Das schöpferische Universum. Goldmann, München

Snyder DM (1995) On the quantum mechanical wave function as a link between cognition and the physical world: a role for psychology. J Mind Behav 16(2):151–179

Stewart I (2002) The annotated flatland. Perseus Publishing, Cambridge

Syal S, Anderson AK (2013) It takes two to talk: a second-person neuroscience approach to language learning. Behav Brain Sci 36(4):439–440

Thaheld F (2003) Biological nonlocality and the mind-brain interaction problem: comments on a new empirical approach. Biosystems 70(1):35–41

Thaheld F (2004a) Comments on the paper „Correlations between brain electrical activities of two spatially separated human subjects", by Wackermann J, Seiter C, Keibel H, Walach H, Neurosci Lett 336:60–64. Neurosci Lett 360(3):178–179; author reply 179

Thaheld FH (2004b) A method to explore the possibility of nonlocal correlations between brain electrical activities of two spatially separated animal subjects. Biosystems 73(3):205–216

Thonnard M, Charland-Verville V, Brédart S, Dehon H, Ledoux D, Laureys S, Vanhaudenhuyse A (2013) Characteristics of near-death experiences memories as compared to real and imagined events memories. PLoS One 8(3):e57620

Timmermann C, Bauer PR, Gosseries O, Vanhaudenhuyse A, Vollenweider F, Laureys S, Singer T, Mind, Life Europe Encecon Research Group , Antonova E, Lutz A (2023) A neurophenomenological approach to non-ordinary states of consciousness: hypnosis, meditation, and psychedelics. Trends Cogn Sci 27(2):139–159

Woit P (2022) Is space-time really doomed? Int J Mod Phys D 31(14). https://doi.org/10.1142/S0218271822420056

Whitehead, AN, Russell B (1963) Principia Mathematica. Cambridge University Press, Cambridge

Zeilinger A (2005) The message of the quantum. Nature 438(7069):743

Fibel der Quantenphysik

8

„Es gab eine Zeit, in der in den Zeitungen stand, dass nur zwölf Menschen die Relativitätstheorie verstanden haben. Ich glaube nicht, dass es jemals eine solche Zeit gab. Es mag eine Zeit gegeben haben, in der nur ein Mensch die Relativitätstheorie verstand, weil er der einzige war, der sie verstand, bevor er seine Arbeit schrieb. Aber nachdem die Leute die Abhandlung gelesen hatten, haben viele Leute die Relativitätstheorie auf die eine oder andere Weise verstanden, sicherlich mehr als zwölf. Andererseits kann ich wohl mit Sicherheit sagen, dass niemand die Quantenmechanik versteht." („There was a time when the newspapers said that only twelve men understood the theory of relativity. I do not believe there ever was such a time. There might have been a time when only one man did, because he was the only guy who caught on, before he wrote his paper. But after people read the paper a lot of people understood the theory of relativity in some way or other, certainly more than twelve. On the other hand, I think I can safely say that nobody understands quantum mechanics." Richard Phillips Feynman (1918–1988) in The character of physical law (1965), Kap. 6 „Probability and uncertainty – the quantum mechanical view of nature".)

– Richard P. Feynman

Da diese Arbeit für einen größeren Leserkreis und nicht in erster Linie für Physiker gedacht ist, gebe ich in diesem Kapitel eine didaktische Übersicht über wichtige quantenphysikalische Eigenheiten, die für das Verstehen meiner *Quantum-Mind-Hypothese* essenziell sind. Damit hoffe ich, meinen Lesern das Verständnis für die komplexen Zusammenhänge zu erleichtern.

Ergänzende Information Die elektronische Version dieses Kapitels enthält Zusatzmaterial, auf das über folgenden Link zugegriffen werden kann [https://doi.org/10.1007/978-3-662-70831-6_8]. Die Videos lassen sich durch Anklicken des DOI-Links in der Legende einer entsprechenden Abbildung abspielen, oder indem Sie diesen Link mit der SN More Media App scannen.

G. B. Schmid, *Quantum-Mind-Hypothese*,
https://doi.org/10.1007/978-3-662-70831-6_8

Ich gehe davon aus, dass die meisten meiner Leser bereits mehr oder weniger mit einer gewissen Vorstellung von der Quantenphysik aus der populärwissenschaftlichen Literatur und den medialen Darstellungen vertraut sind. Mit dem Risiko, dass die Metaphorik dieser Arbeit als zu spekulativ aufgefasst wird und die strengen Anforderungen des Quantenphysikers hie und da verletzen könnte, entschuldige ich mich im Voraus bei meinen Fachkollegen und wünsche ihnen trotzdem viele vergnügliche, durchaus auch wissenschaftlich durchdachte Überraschungen bei der Lektüre dieses Kapitels.

Was ist Physik?

> „Die Physik ist ein Versuch, die Wirklichkeit, wie sie gedacht wird, unabhängig von ihrer Beobachtung begrifflich zu erfassen. In diesem Sinne spricht man von ‚physikalischer Realität'."
>
> – Albert Einstein (Einstein 1969, S. 83).

Die Physik versucht mit der Sprache „Mathematik" Fragen zur Natur der Welt zu beantworten. „Naturphilosophie" stellt Fragen im Grenzbereich zwischen Philosophie und den Naturwissenschaften – sprich auch der Physik. Somit kann man sagen, dass die Physik auch Naturphilosophie ist.

In der klassischen Mechanik von Isaac Newton (1642–1726/1727) wird die Welt anhand von Teilchen und ihren Bewegungen unabhängig von irgendeinem Beobachter beschrieben. Die physikalischen Größen, die man für die Beschreibung verwendet, z. B. Masse, Ort, Geschwindigkeit und Kraft, sind mutmaßliche Eigenschaften der Teilchen und ihrer Umgebung. In der Theorie des Elektromagnetismus von James Clerk Maxwell (1831–1879) ist es ebenfalls so, dass die physikalischen Größen, welche die Felder beschreiben, sich direkt auf ein reelles Feld beziehen, ein echtes Objekt mit Werten für die Energie-, Impuls- und Drehimpulsdichte in jedem einzelnen Raumpunkt. In dieser sog. klassischen Physik wird stillschweigend angenommen, dass die Dinge der Welt sämtliche physikalischen Eigenschaften besitzen, auch bevor sie je, wenn überhaupt, gemessen werden.

Die Quantenphysik kann als „Physik der molekularen, atomaren und subatomaren Welt" oder als „Physik des Lichts" bezeichnet werden. Sie benutzt auch Wörter wie Teilchen und Welle, Ort, Masse, Energie, Impuls und Drehimpuls aus der Sprache der klassischen Physik, aber sie geht anders mit ihnen um, um die Wirklichkeit begrifflich zu erfassen. Dazu brauchte es ein völlig neues Konzept, nämlich das von einem Quantenwahrscheinlichkeitsfeld Ψ bzw. einer rein mathematischen Wellenfunktion Ψ.

Meilensteine der Quantenphysik

Einige grundlegende Experimente und Theorien führten zur Entwicklung der mathematischen Grundlagen der Quantenphysik:

- Thomas Young (1803): Interferenz des Lichts, **Doppelspalt**-Interferometer (Young 1803).
  Das Young'sche Interferenzexperiment, auch Young'sches Doppelspalt-Interferometer genannt, war die ursprüngliche Version des modernen Doppelspaltexperiments, das Anfang des 19. Jahrhunderts von Thomas Young durchgeführt wurde (Young 1803). Dieses Experiment spielte eine wichtige Rolle bei der allgemeinen Akzeptanz der Wellentheorie des Lichts.
- Max Planck (1900): **Quantenhypothese** (Planck 1900).
  Strahlung kann mit Materie nicht beliebige Energiemengen austauschen, sondern nur bestimmte diskrete „Energiepakete", die Quanten genannt werden. Hier ist die Energiemenge ΔE des Quants mit der Frequenz ν der Strahlung durch die Beziehung $\Delta E = h\nu$ verbunden, wo h die Planck'sche Konstante (ca. $6{,}63 \times 10^{-34}$ J-s) ist.
- Philipp Lenard und Albert Einstein (1902/1905): Licht als Teilchen, „Photon", **photoelektrischer Effekt** (Einstein 1905; Lenard 1902).
  Wenn Licht auf eine Metalloberfläche gerichtet wird, kommt es zu einer Art Kollision mit Lichtteilchen, den Photonen. Dieser Vorgang wird als photoelektrischer Effekt bezeichnet, wobei das Atom im Metall entweder ein ganzes Photon absorbieren kann oder gar nichts.
- Niels Bohr (1913): **Quantenmodell des Atoms** (Bohr 1913).
  Die Elektronen bewegen sich nur in einem bestimmten Abstand zum Kern und in festen oder quantisierten Bahnen um einen Kern. Die höheren Bahnen haben mehr Energie als die niedrigeren. Das Modell war recht erfolgreich bei der Vorhersage der Struktur von Atomen wie Wasserstoff, aber nicht für größere Atome.
- Otto Stern und Walter Gerlach (1922): **Quantenspin** (Gerlach und Stern 1922).
  Die Teilchen, die den Stern-Gerlach-Apparat durchlaufen, werden entweder um einen bestimmten Betrag nach oben oder nach unten abgelenkt. Diese Beobachtung führte zur Entdeckung einer Quantengröße, die als „Spin-Drehimpuls" bekannt ist.
- Arthur Holly Compton (1923): **Compton-Streuungseffekt** – die Quantennatur der Röntgenstrahlen und die Existenz des Photons (Compton 1923).
  Einige der Röntgenstrahlen, die von den locker gebundenen Elektronen eines Targets abgelenkt werden, haben längere Wellenlängen als die ursprünglichen Röntgenstrahlen, was bedeutet, dass ein Teil der Energie des einfallenden Photons auf das zurückprallende Elektron übertragen wird. Es wurde somit bestätigt, dass Licht tatsächlich aus teilchenartigen Quanten, Photonen, besteht. (Bei anderen Phänomenen wie Brechung, Reflexion, Beugung usw. ist es genau umgekehrt – das Licht verhält sich als Welle).
- Louis de Broglie (1924): **Welle-Teilchen-Dualismus** (Broglie 1924).[1]
  De Broglie postulierte, dass die Elektronen und andere Teilchen ähnliche Eigenschaften wie die Photonen haben, d. h. Energie und Materie können die Eigen-

[1] Ich ziehe es vor, von einer Welle-Teilchen-Zweieinigkeit zu sprechen (siehe meine Diskussion zum Begriff *Zweieinigkeit* im Kap. „Das Psychogene" in (Schmid 2025).

schaften von Wellen oder Teilchen zeigen, jeweils abhängig von der experimentellen Anordnung. Dass Elektronen sich wie Wellen verhalten können, wurde später im Jahr 1927 bewiesen.
Nicht nur kann sich das wellenartige Licht als ein Fluss von Teilchen verhalten, sondern Elementarteilchen auch als Wellen. Hierbei ermöglichen die Energie-Frequenz-Gleichung von Max Planck (E = hf; E = Energie, f = Frequenz, h = Planck'sche Konstante), Albert Einsteins Energie-Masse-Gleichung ($E = mc^2$; E = Energie, m = Masse, c = Lichtgeschwindigkeit), die Wellenlänge-Geschwindigkeit-Gleichung (v = λf; v = Geschwindigkeit, λ = Wellenlänge, f = Frequenz) und die Gleichung für Impuls (p = mv; p = Impuls, m = Masse, v = Geschwindigkeit) die Bestimmung der Wellenlänge von sog. materiellen Wellen[2]:

$$\lambda = h/p$$

- Wolfgang Pauli (1925): **Ausschlussprinzip** („exclusion principle“) (Pauli 1925). Dieses Prinzip besagt, dass die Gesetze der Quantenphysik nicht funktionieren, wenn identische Teilchen denselben Zustand zur selben Zeit am selben Ort einnehmen. Jedes Elektron hat einen einzigartigen Code, der durch seine vier Quantenzahlen – Spin, Energie, Drehimpuls und Spin-Drehimpuls – beschrieben wird. Zwei Elektronen mit denselben vier Quantenzahlen müssten also in einem Atom verschiedene Energieniveaus („Orte“) einnehmen.
- Werner Heisenberg (1925): **Unbestimmtheitsprinzip** bzw. **Unschärferelation** (Heisenberg 1925).
  Dadurch wurde das deterministische Modell des Universums von Laplace (s. Kap. 2, Abschn. „Der (verborgene) Beobachter und das Doppelspaltexperiment“) völlig verändert. Die Unschärferelation besagt, dass man zukünftige Trajektorien in der Quantenwelt desto ungenauer vorhersagen kann, je genauer man die gegenwärtige Trajektorie messen kann. Mit einfachen Worten: Die Quantenteilchen haben keine unabhängigen, genau definierten Positionen und Geschwindigkeiten. Daraus ergab sich das Element der Unvorhersehbarkeit, in der Sprache der Wissenschaft: Unbestimmtheit oder Unschärfe.
- Erwin Schrödinger (1926): **Schrödinger-Gleichung** (Schrödinger 1926).
  Elektronen und andere Elementarteilchen sind keine kugelförmigen Objekte, sondern Strukturen aus stehenden Wellen. Diese werden als subatomare Phänomene/Entitäten quantifiziert. Schrödinger verstand, dass das Quantenteilchen keine genau definierte Position und Geschwindigkeit hat, und entwickelte die Idee einer Wellenfunktion bzw. eines Quantenwahrscheinlichkeitsfeldes Ψ. Die Schrödinger-Gleichung (https://en.wikipedia.org/wiki/Schrödinger_equation – zugegriffen: 17.08.2025) ist eine „quantenphysikalische“ Alternative zu Newtons zweitem Gesetz der Mechanik (Kraft [F] gleich Masse [m] mal Beschleunigung [a]: $F = ma$).
- Max Born (1926): **Wahrscheinlichkeitsinterpretation der Quantenphysik** (Born 1955).
  Die Wellenfunktion gibt die Wahrscheinlichkeit an, dass ein Teilchen irgendwo mit einer gewissen Geschwindigkeit zu finden ist, und wir werden niemals ein

[2] Die Planck-Konstante h entspricht dem Wert $6{,}62607015 \times 10^{-34}$ J-s und die Lichtgeschwindigkeit c dem Wert 299.792.458 m/sec.

Teilchen finden, dessen Wellenfunktion null ist. Die Wahrscheinlichkeitsdichte, ein Teilchen an einem bestimmten Punkt zu entdecken, ist proportional zum Quadrat des Betrags der Wellenfunktion des Teilchens an diesem Punkt. Die Wellen der Wellenfunktion Ψ sind keine ontischen Realitäten, sondern epistemische Wahrscheinlichkeitswellen (Born 1955; Born und Jordan 1925).

- Sir George Paget Thomson, Clinton Joseph Davisson und Lester Halbert Germer (1927): **Doppelspaltexperiment** (Davisson und Germer 1927).
  Das Experiment gilt als empirischer Nachweis der Welle-Teilchen-Zweieinigkeit, wobei Atome und Moleküle wellenartige Eigenschaften (Beugung/Diffraktion) haben.
- Leo Esaki, Ivar Giaever und Brian David Josephson (1974): **Quanten-Tunneling** (Josephson 1974).
  Der sog. Tunneleffekt ist nur quantenphysikalisch zu erklären: Teilchen mit bestimmter Energie können eine Schwelle höherer Energie überwinden („durchtunneln").
- Ronald Hanson et al. (2015): „Schlupflochfreies" **Quantenverschränkungsexperiment** (Hensen et al. 2015).
  Ein sog. Bell-Experiment, das frei von Schlupflöchern ist und keinen Raum für Erklärungen lässt, die auf experimentellen Unzulänglichkeiten beruhen, weist einen statistisch signifikanten Konflikt mit dem Lokalrealismus auf.
- Johann von Neumann (1932): Die erste vollständige und mathematisch in sich selbst konsistente Theorie sämtlicher quantenphysikalischer Phänomene: **Mathematische Grundlagen der Quantenmechanik** (von Neumann 1932).
  Unsere Beobachtungen basieren auf Messprozessen, die letztendlich zu einer Beschreibung der Natur führen. Die mathematischen Grundlagen der Quantenphysik enthalten dabei eine „*eigenartige Duplizität ihres Vorgehens*": eine kausale, thermodynamisch reversible Naturbeschreibung durch einzelne Quantenzustände und eine nicht kausale, statistische durch Gemische. Dieses Problem diskutiert er, wie ich ihn schon im Kap. 1, Abschn. „Das Von-Neumann-Erkenntnisfenster und die Subjekt-Objekt-Zweieinigkeit des Bewusstseins" zitiert habe, folgendermaßen (von Neumann 1932, S. 223):

> „*Vergleichen wir nun diese Verhältnisse mit denjenigen, die in der Natur bzw. bei ihrer Beobachtung wirklich bestehen. Zunächst ist es an und für sich durchaus richtig, daß das Messen, bzw. der damit verknüpfte Vorgang der subjektiven Apperzeption eine gegenüber der physikalischen Umwelt neue, auf diese nicht zurückführbare Wesenheit ist. Denn sie führt aus dieser hinaus, oder richtiger: sie führt hinein, in das unkontrollierbare, weil von jedem Kontrollversuch schon vorausgesetzte, gedankliche Innenleben des Individuums (vgl. das w. u. zu Sagende). Trotzdem ist es aber eine für die naturwissenschaftliche Weltanschauung fundamentale Forderung, das sog.* ***Prinzip vom psychophysikalischen Parallelismus*** [Fettung durch Verf.], *daß es möglich sein muß, den in Wahrheit außerphysikalischen Vorgang der subjektiven Apperzeption so zu beschreiben, als ob er in der physikalischen Welt stattfände – d. h. ihren Teilen physikalische Vorgänge in der objektiven Umwelt, im gewöhnlichen Raume, zuzuordnen. (Natürlich ergibt sich bei diesem Zuordnungsprozeß immer wieder die Notwendigkeit, diese Prozesse in solche Punkte zu lokalisieren, die im von unserem Körper eingenommenen Raumteile liegen. Dies ändert aber nichts an ihrer Zugehörigkeit zur Umwelt.)*"

Diese verblüffenden Meilensteine unserer Erkenntnis der physikalischen Welt rufen einige rätselhafte Fragen auf, mit denen sowohl die Gründerväter der Quantenphysik als auch die modernsten Vertreter von heute konfrontiert waren bzw. sind, und zeigen auf, wie diese Fragen beantwortet wurden:

- Dekohärenz/Kollaps der Wellenfunktion Ψ?
  Führt zum *Prinzip vom psychophysikalischen Parallelismus*!
- Verstoß gegen den Lokalrealismus?
  Führt zum Konzept der *Verschränkung*!
- Komplementarität von Ort und Impuls?
  Führt zur *Unschärferelation* bzw. zum *Unbestimmtheitsprinzip!*
- Welle-Teilchen-Zweieinigkeit (bzw. -Dualismus).
  Führt zum Konzept des *Tunnelns*!

Ein Verständnis dieser Experimente, Grundlagen und Meilensteine bedürfte eines längeren Physikstudiums und sprengte den Zweck dieser Arbeit bei Weitem. Ich halte es jedoch für wichtig, meinen Lesern einen kurzen Überblick über die Unterschiede zwischen der klassischen und der Quantenphysik zu geben sowie auch über die Art und Weise, wie die Quantenphysik mit physikalischen Daten umgeht. Letztendlich verlasse ich mich darauf, dass der interessierte Leser sich die notwendigen Hintergrundinformationen zu den hier erwähnten Konzepten im Selbststudium aneignet.

Hauptunterschiede zwischen der klassischen und der Quantenphysik

In der klassischen Physik braucht es für das Resultat einer Beobachtung keinen Beobachter. Die klassische Physik beschreibt mathematisch Tatsachen, die unabhängig von der Beteiligung irgendeines Beobachters ablaufen. Die Quantenphysik hingegen beschreibt mit ihren mathematischen Grundlagen die Entwicklung von (im Prinzip) unendlich vielen Möglichkeiten, von denen sich erst bei einer Beobachtung eine einzige Tatsache hypostasiert (s. Kap. 5, Abschn. „B1) Der Messprozess führt zum Kollaps bzw. zur Dekohärenz des (mathematischen) Quantenwahrscheinlichkeitsfelds Ψ“). Das ist aber nicht das einzige Merkmal, das die klassische von der quantenphysikalischen Physik unterscheidet.

In den beiden folgenden Listen vergleiche und unterscheide ich die Hauptmerkmale der klassischen und der Quantenphysik eins zu eins.

Newton'sche Physik: Acht Eigenheiten

1. Symbolische Darstellungen beruhen auf Sinneswahrnehmungen des Verhaltens von physikalischen Dingen im täglichen Leben.

2. Die Physik beschreibt die Welt auf der Grundlage von wahrgenommenen Teilchen und ihren Wechselwirkungen (Mechanik) oder von gedachten stoffähnlichen Größen und ihren Strömen (Thermodynamik).
3. Das Subjekt und das Objekt seiner Beobachtungen sind völlig unabhängig voneinander (Subjekt-Objekt-Dualismus/-Polarität). Die objektive Realität ist unabhängig vom Beobachter: Das Prinzip der Objektivität wird erhalten.
4. Das Prinzip der Lokalität ist erhalten.
5. Das Prinzip des Lokalrealismus (= Objektivität und Lokalität) ist gültig.
6. Wir beobachten etwas, ohne es zu verändern.
7. Die mathematische Rolle der Zeit in den physikalischen Gesetzen ist klar: Kausalität ist eindeutig und im Prinzip reversibel.
8. Die klassische Statistik basiert auf der Mengenlehre.

Quantenphysik: Acht Eigenheiten

1. Symbolische Darstellungen beruhen auf experimentellen Messungen des Verhaltens von physikalischen Dingen in einer Mikrowelt, die nicht direkt wahrgenommen werden können.
2. Die Quantenphysik beschreibt die Welt auf der Grundlage der zeitlichen Entwicklung von Möglichkeiten in einem Vektorraum, die durch eine mathematische Funktion (Wellenfunktion Ψ) beschrieben wird. Dabei wird nur eine dieser Möglichkeiten bei Beobachtung zu einer Tatsache in der realen Welt („Dekohärenz bzw. Kollaps der Wellenfunktion Ψ").
3. Das Subjekt und das Objekt seiner Beobachtungen stehen in Wechselwirkung (Subjekt-Objekt-Zweieinigkeit[3]). Nur die Erfahrungen eines Beobachters sind real. Die objektive Realität ist abhängig vom Beobachter: Das Prinzip der Objektivität wird verletzt.
4. Das Prinzip der Lokalität wird verletzt.
5. Das Prinzip des Lokalrealismus (= Lokalität und Objektivität) wird verletzt: Quantenverschränkung.
6. Wir können nichts beobachten, ohne es zu verändern (das Unbestimmtheitsprinzip bzw. die Unschärferelation).
7. Die Rolle der Zeit ist unklar: Kausalität ist zweideutig und im Prinzip nicht reversibel.
8. Die Quantenstatistik basiert auf der Geometrie.

Für den Zweck dieser Arbeit sind eine ausführliche Erörterung der acht Eigenarten der Quantenphysik sowie eine detailliertere Gegenüberstellung der acht Eigenarten der Newton'schen Physik nicht notwendig.

[3] Siehe Diskussion zum Begriff *Zweieinigkeit* im Kap. „Das Psychogene" in (Schmid 2025).

Statistik: Der Unterschied zwischen der klassischen und der Quantenphysik

Während klassische wie auch quantenphysikalische Theorien formale mathematische Grundlagen für probabilistische Auffassungen und Vorhersagen von objektiven Phänomenen darstellen und auf gemeinsamer, mengentheoretisch begründeter Wahrscheinlichkeitsrechnung aufbauen, berücksichtigt die Quantenphysik einen anderen Formalismus für die Bestimmung der Wahrscheinlichkeit.

Hier ein paar Beispiele für die unterschiedlichen Betrachtungsweisen.

Klassische Statistik (Mengenlehre)

Die klassische Statistik basiert auf der Mengenlehre.

Nehmen wir als Beispiel die Prävalenzrate für Schizophrenie. Sie liegt weltweit bei ca. 1 %, d. h. einer von hundert Menschen der Weltbevölkerung wird irgendwann an Schizophrenie erkranken, unabhängig davon, ob eine Schizophrenie diagnostiziert wird oder nicht. Das bedeutet, dass die Wahrscheinlichkeit, dass jemand jemals die Diagnose „Schizophrenie" erhält, 1 % oder weniger beträgt.

Diese empirische Beobachtung kann nach der klassischen Statistik unter der Vernachlässigung von sämtlichen biografischen und genetischen Risikofaktoren sehr einfach berechnet werden: Das individuelle Risiko, an Schizophrenie zu erkranken, lässt sich für jeden Weltenbürger, auch für Sie, als ein persönliches Glücksrad mit einhundert Sektoren/Keilen darstellen, wobei Ihr Name auf nur einem der 3,6° großen Sektoren steht (1 %).

Gedankenexperiment: Das Rad wird irgendwann zwischen Geburt und Tod ein einziges Mal in Drehung versetzt: Bleibt das Rad mit dem Zeiger auf Ihrem Namen stehen, werden Sie schizophren, ansonsten bleiben Sie gesund. Wichtig ist hier vor allem, dass das mathematische Risiko, schizophren zu werden, immer durch den physikalischen Sektor repräsentiert ist; aber Sie, als ontisches Wesen, bleiben völlig gesund, solange der Zeiger nicht auf Ihrem Sektor landet: Erst dann *sind* Sie schizophren, und zwar zu 100 %. Die Vorstellung, an Schizophrenie zu erkranken, je nachdem auf welchem Feld der Zeiger stehen bleibt, impliziert etwas Schicksalhaftes – ein von außen nicht zu beeinflussendes Geschehen.

Quantenstatistik (Geometrie)

Die Quantentheorie basiert auf der Geometrie.

Schauen wir als Beispiel nochmals die weltweite Prävalenz der Schizophrenie an. Aus Sicht der Quantenstatistik *ist* jeder einzelne Weltbürger schon gegenwärtig, d. h. zu jeder Zeit, mit einer Wahrscheinlichkeit von 1 % *potenziell* schizophren. Potenziell heißt, vor dem eigentlichen Ausbruch der Schizophrenie liegt diese Krankheit mit der Wahrscheinlichkeit von 1 % in der Natur jedes Menschen, sozusagen endogen, vor.

Nach der Quantenstatistik wird der Mensch persönlich und als ontisches Wesen durch einen „Schicksalsvektor" (oder eine komplexe Zahl) Ψ in einem abstrakten, mathematischen Hilbert-Raum dargestellt. Formal ist ein Hilbert-Raum ein sog. *metrischer* Vektorraum. Dieser ist mathematisch so ausgestattet, dass er die eindeutige Bestimmung der Abstände zwischen seinen Elementen ermöglicht, die in der Regel als Punkte bezeichnet werden. Solch ein Abstand wird durch eine metrische Funktion bzw. Abstandsfunktion gemessen. Im Gedankenexperiment hat dieser Raum so viele Dimensionen, d. h. Achsen, wie es Krankheiten gibt, und eine dieser Achsen steht für Schizophrenie. Um die empirische Sachlage nun darzustellen, muss man sich vorstellen, dass dieser Schicksalsvektor (sagen wir: von der Länge h) eine Projektion von 1 % seiner Länge (0,01 h) auf diese Achse (sagen wir: auf die x-Achse) hat, d. h., dass der Winkel zwischen dem Schicksalsvektor und der Achse *Schizophrenie* 89,4° (cos[89.4] = 0,01) beträgt.

Unabhängig von der Art der Statistik ist das Ergebnis dasselbe: 1 Person von 100 erkrankt an einer Schizophrenie. Der Unterschied bezieht sich auf das Krankheitsverständnis: In der klassischen Physik kann nur eine Person von hundert Personen erkranken – der Grund, das Warum bzw. die Ursache, warum eine bestimmte Person zu einem Zeitpunkt erkrankt, ist unbekannt, aber da nur eine erkrankt, *hat nur eine von 100 die Veranlagung*.

Laut Quantenstatistik kann grundsätzlich jede Person erkranken, d. h., *jede hat eine Veranlagung von 1 %*. Auch hier ist die Ursache bzw. der Grund, warum diese Person erkrankt, unbekannt. Unter der Annahme, dass jede Person schizophren erkranken könnte, wäre es möglich, die erkrankte Person mit den anderen 99 zu vergleichen und nach Faktoren zu suchen, die die erkrankte Person von den gesunden unterscheidet. Erst wenn die Bedingungen hinreichend sind, *eine Veranlagung zur Schizophrenie zu triggern*, stellt sich heraus (Diagnose), ob dieser Mensch die Krankheit tatsächlich – zu 100 % – bekommt oder nicht. Dies ist analog zur „Dekohärenz" bzw. zum „Kollaps der Wellenfunktion Ψ".

Das durch die Quantenstatistik entstehende Krankheitsverständnis, das spezifische Bedingungen für den Ausbruch einer Schizophrenie impliziert, könnte der Stigmatisierung durch Schizophrenie entgegenwirken, da jeder Mensch potenziell betroffen ist.

Klassische und Quantenstatistik am Beispiel des menschlichen Geistes

Stellen Sie sich eine Trance vor, in der Sie in der Mitte eines Raumes mit mehreren Türen stehen, sagen wir vier Türen, auf jeder Seite eine: links, rechts, vorne und hinten. Hinter jeder Tür befindet sich eine Möglichkeit für eine bevorstehende Entscheidung, z. B. eine neue Arbeitsstelle oder ein möglicher Ferienort. Die Wahrscheinlichkeit, durch die eine oder die andere der vier Türen zu gehen, ist kleiner oder größer, je nach der Konstellation Ihrer unbewussten Einstellung zu den potenziellen Konsequenzen der Entscheidung. Obwohl alle vier Möglichkeiten gleichzeitig vorhanden sind, ist die eine aus der Perspektive Ihres Unbewussten mehr oder weniger attraktiv als die andere. Mathematisch lässt sich diese Situation auf zwei prinzipiell verschiedene Arten veranschaulichen:

(1) mengenlehreartig durch ein Glücksrad mit vier *unterschiedlich großen Keilen* oder
(2) geometrisch durch einen Vektor mit *unterschiedlichen Projektionen* entlang vier verschiedener Achsen.

In der Glücksrad-Metapher wird Ihr momentanes Dasein durch den sich drehenden Pfeil dargestellt, der sich vorerst in keinem der vier möglichen Entscheidungsräume befindet: Der Zustand, in dem Sie sich befinden, ist augenblicklich unentschieden. Erst wenn der Pfeil zum Stillstand kommt, ist dieser Zustand genau definiert, je nachdem auf welchen der unterschiedlich großen Keile er dann zeigt. Das ist der Ansatz der klassischen Statistik.

In der Vektor-Metapher der Quantenphysik wird Ihr Wesen, d. h. der Zustand, in dem Sie sich befinden, die ganze Zeit über durch den Vektor repräsentiert, der zu jedem Zeitpunkt alle vier (unterschiedlich großen) Projektionen gleichzeitig umfasst. Erst nach der Projektion – Beobachtung – „kollabiert" der Vektor dann auf einen einzigen Seinszustand. Das ist der Ansatz der Quantenstatistik.

Welche Metapher passt besser auf die Situation einer Trance während einer explorativen Hypnosesitzung: das Glücksrad oder der Vektor?

Im Vektor sind – wie im Unbewussten – bereits alle Möglichkeiten vorhanden! Aber die Projektionen auf die verschiedenen Achsen sind ungleich und treten erst bei der Messung auf, z. B. durch Fragen des Hypnotiseurs während einer geführten Imagination oder in einer Situation, die ein High-Expressed-Emotion-Muster („pattern of high expressed emotion") aufweist und zum Ausbruch einer Schizophrenie führt.

Hier denke ich wieder an das Kind, das entscheiden soll, ob es den einen oder den anderen Pullover anziehen soll, oder an den Erwachsenen, der vom Kollegen gefragt wird, ob er in diesem oder jenem Restaurant zum Mittagessen gehen möchte (s. Kap. 5, Abschn. „A5) Eine mentale Haltung, die einer bewussten Entscheidung entspricht, *zeigt die Eindeutigkeit versus Mehrdeutigkeit* der Gedanken- und Trancewelt auf, wobei ein Gedanke/eine Vorstellung mit sich selbst interferieren kann (Rekursivität der Psyche)".[4]

Klassische und Quantenstatistik am Beispiel eines Münzwurfs

Im Alltag (klassische Physik) hat jedes mögliche Resultat eines Ereignisses eine numerische Wahrscheinlichkeit (reale Zahl) und die Summe sämtlicher Wahrscheinlichkeiten, die mit sämtlichen möglichen Resultaten eines gegebenen Ereignisses assoziiert sind, ergibt eins. Nehmen wir z. B. eine ideale Münze M: Die Wahrscheinlichkeit $p_{\uparrow}^{M}$, dass ein Münzwurf das Resultat *Kopf* ergibt, ist 0,5 und die

[4] Die Entscheidung wird im Unbewussten schon gewichtet, bevor die Person sie bewusst wahrnimmt.

Wahrscheinlichkeit $p_{\downarrow}{}^{M}$, dass ein Münzwurf das Resultat *Zahl* ergibt, ist ebenso 0,5, sodass die Verbindung der Wahrscheinlichkeiten die Formel p↑ ∪ ↓M ergibt, wobei das Symbol „∪" für „logische Verknüpfung" steht.[5]:

$$p_{\uparrow\cup\downarrow}{}^{M} = p_{\uparrow}{}^{M} + p_{\downarrow}{}^{M} = 1{,}0$$

In der Informationswissenschaft sagt man daher, dass eine Münze eine Informationsmenge von insgesamt einem *Bit* enthält. Ein *Bit* ist die kleinste Informationseinheit in der klassischen Physik und entspricht z. B. der Informationsmenge, die wir aus dem Ereignis *Münzwurf* bekommen, wenn die Münze M wieder ruhig auf der Tischplatte liegt, nämlich entweder zu 100 % *Kopf* (↑) oder zu 100 % *Zahl* (↓).

In der Quantenphysik kann man sich die kleinste Informationseinheit bildlich als eine sich unendlich schnell drehende Münze M vorstellen. Nennen wir so etwas eine *Quantenmünze* und stellen diesen Zustand, wie unter Physikern üblich, mit dem griechischen Buchstaben Ψ^{M} (Psi) dar. Ψ^{M} wird zugleich mathematisch bezeichnet mit einem Vektor (bzw. einer komplexen Zahl, die man auch *Wahrscheinlichkeitsamplitude* $\mathit{\Psi}$ oder *Wellenfunktion* Ψ oder Quantenwahrscheinlichkeitsfeld Ψ nennt).

Nun besteht $\Psi_{\uparrow\downarrow}{}^{M}$ gleichzeitig, d. h. zu jedem gegebenen Zeitpunkt, aus zwei möglichen Zuständen: Kopf $\Psi_{\uparrow}{}^{M}$ und Zahl $\Psi_{\downarrow}{}^{M}$, sodass man schreibt:

$$\Psi_{\uparrow\downarrow}{}^{M} = \Psi_{\uparrow}{}^{M} + \Psi_{\downarrow}{}^{M}$$

Gehen wir nun zurück zum Quantenmünzen-System im Kap. 5, Abschn. „B2) Der Messprozess zerstört die Verschränkung („quantum entanglement") zwischen raumzeitlich getrennten Seinsmöglichkeiten".[6]

Nehmen wir an, Annette und Bruno haben je eine Münze: ***A*** und ***B***. Die Zustände $\underline{A}$ und $\underline{B}$ der jeweiligen Münzen könnte man also wie folgt bezeichnen:

$$\Psi^{\underline{A}} = \Psi_{\uparrow}{}^{\underline{A}} + \Psi_{\downarrow}{}^{\underline{A}}$$

$$\Psi^{\underline{B}} = \Psi_{\uparrow}{}^{\underline{B}} + \Psi_{\downarrow}{}^{\underline{B}}$$

Erst die Summe der Zahlengrößen dieser Vektoren (bzw. komplexen Zahlen oder Wahrscheinlichkeitsamplituden) im Quadrat ergibt eins. Gäbe es so etwas wie eine Quantenmünze, so würden die Wahrscheinlichkeiten anhand einer Superposition[7] der Wahrscheinlichkeitsamplituden so gerechnet[8]:

$$p_{\uparrow\cup\downarrow}{}^{M} = \left|\Psi_{\uparrow\downarrow}{}^{M}\right|^{2} = \left|\Psi_{\uparrow}{}^{M} + \Psi_{\downarrow}{}^{M}\right|^{2} = \left|\Psi_{\uparrow}{}^{M}\right|^{2} + \left|\Psi_{\downarrow}{}^{M}\right|^{2} + \left(\Psi_{\uparrow}{}^{M*} \times \Psi_{\downarrow}{}^{M} + \Psi_{\uparrow}{}^{M} \times \Psi_{\downarrow}{}^{M*}\right) = 1{,}0.$$

[5] Das Symbol „∪" steht für „logische Verknüpfung".

[6] Mathematisch gesehen, sind Systeme verschränkt, wenn sie sich *nicht* als Tensorprodukt einzelner Teilchen schreiben lassen.

[7] Achtung! Das ist gar nichts Spezielles. Ob ein Zustand aus einem Basiszustand oder einer Überlagerung besteht, ist *keine* Systemeigenschaft, sondern eine Eigenschaft der Messung: Diese definiert die Basisvektoren, die *keine* Eigenschaft des Systems sind.

[8] Hier ist $|\mathit{\Psi}|^2 = \mathit{\Psi}^*\mathit{\Psi}$ und das Symbol * bedeutet die konjugiert komplexe Zahl einer imaginären Zahl, z. B. $(a + bi)^* = (a - bi)$, sodass $(a + ib)(a + ib)^* = (a + ib)(a - ib) = a^2 + b^2$.

wobei das Symbol × „zusammen mit“ (mathematisch „mal“) bedeutet und das Plus-Symbol „oder“.

Vor allem das Glied

$$\left(\Psi_{\uparrow}^{M^*} \times \Psi_{\downarrow}^{M} + \Psi_{\uparrow}^{M} \times \Psi_{\downarrow}^{M^*}\right)$$

in Gleichung (4) entsteht darum, weil eine solche Quantenmünze M in ein und demselben Zeitpunkt zugleich im Zustand Kopf $\Psi_{\uparrow}^{M}$ wie auch im Zustand Zahl $\Psi_{\downarrow}^{M}$ mit der Wahrscheinlichkeit ($\Psi_{\uparrow}^{M*} \times \Psi_{\downarrow}^{M} + \Psi_{\uparrow}^{M} \times \Psi_{\downarrow}^{M*}$) sein kann. Solch eine Wahrscheinlichkeit gibt es nicht in Gleichung (1). (Hier denke ich vor allem an die Eigenheiten des berühmten Bell’schen Theorems (Bell 1964, 1966)).

In einer Quantenwelt werden daher andere mengentheoretische Vereinigungen der Werte physikalischer Größen ermöglicht oder verunmöglicht als jene, die in der klassischen Physik, für unsere alltäglichen lokal-realistischen Beobachtungen, charakteristisch sind.

Verhalten sich die beiden Münzen so, dass sie nach einem Wurf immer gegengleich auf dem Tisch landen (d. h. zeigt Annettes Münze ***A*** *Kopf*, zeigt Brunos Münze ***B*** immer *Zahl* und umgekehrt), so sagt man, dass die Münzen verschränkt sind und sich in einem Bell-Zustand befinden, nach dem Physiker John Stewart Bell genannt (Schumacher 1995). Die Schreibweise für diese Zustände lautet immer $\Psi_{\uparrow}\underline{A}$ mit $\Psi_{\downarrow}\underline{B}$ oder $\Psi_{\downarrow}\underline{A}$ mit $\Psi_{\uparrow}\underline{B}$. Für einen derart verschränkten Zustand $\underline{AB}$ ergibt sich sodann

$$\Psi^{\underline{AB}} = \Psi_{\uparrow}^{\underline{A}} \times \Psi_{\downarrow}^{\underline{B}} + \Psi_{\downarrow}^{\underline{A}} \times \Psi_{\uparrow}^{\underline{B}}$$

Achtung: Die Quantenphysik lässt mathematisch zu und verlangt unter bestimmten experimentellen Bedingungen sogar, dass ein einziges Teilchen einer Verteilung zugeordnet wird, die das Teilchen gleichzeitig zwei oder mehreren verschiedenen Orten oder Zuständen zuordnet. Dabei sagt die Quantenphysik aus, dass wir prinzipiell nicht wissen können – z. B. mithilfe von irgendwelchen verborgenen Variablen o. Ä. –, wo bzw. in welchem Zustand sich ein Teilchen aus der Verteilung eigentlich befindet, bis wir eine entsprechende Messung durchführen – siehe z. B. (Golub und Lamoreaux 2024) und das Kochen-Specker-Theorem (Appleby 2005 sowie https://plato.stanford.edu/entries/kochen-specker/ Zugegriffen: 18.09.2024). Das heißt aber nicht, dass das Teilchen vor der Beobachtung in Wirklichkeit gleichzeitig an zwei oder mehreren verschiedenen Orten bzw. in zwei oder mehreren verschiedenen Zuständen ontisch existierte.

Klassische und Quantenstatistik am Beispiel des Unbestimmtheitsprinzips

Wenn zwei Fragen A, B über ein System S kompatibel sind, ist es immer möglich, die Konjunktion (d. h. die Verknüpfung zweier oder mehrerer Aussagen durch „und“) zwischen A und B zu definieren. In klassischen Systemen und in der formalen Logik wird standardmäßig angenommen, dass alle Fragen kompatibel sind. Daher wird zum Beispiel die konjunktive Frage: *„Ist (A und B) wahr?“* immer mit

„Ja!“ oder *„Nein!“* beantwortet. Und die Reihenfolge zwischen A und B spielt in der Konjunktion keine Rolle:

Wenn (A und B) wahr/falsch ist, dann ist (B und A) genauso wahr/falsch.

So haben wir in der klassischen Physik für ein Teilchen S:

A:	„Ist die Position von S:	‚x‘ zum Zeitpunkt t?“	„Ja!“
B:	„Ist der Impuls von S:	‚p‘ zum Zeitpunkt t?“	„Ja!“
A und B:	„Ist die Position von S:	‚x‘ zum Zeitpunkt t *und*	
	ist der Impuls von S:	‚p‘ zum Zeitpunkt t?“	„Ja!“
B und A:	„Ist der Impuls von S:	‚p‘ zum Zeitpunkt t *und*	
	ist die Position von S:	‚x‘ zum Zeitpunkt t?“	„Ja!“

Im Gegensatz dazu und laut der Heisenberg’schen Unschärferelation können die jeweiligen Werte bestimmter Wertepaare komplementärer physikalischer Größen wie z. B. Position (x) und Impuls (p) eines Elementarteilchens S nicht gleichzeitig beobachtet und gemessen werden.

Je genauer der Wert der einen oder der anderen Größe zu einem beliebigen Zeitpunkt gemessen wird, desto ungenauer ist der Wert der anderen Größe, der zum selben Zeitpunkt gemessen wird.

So haben wir in der Quantenphysik:

„Ist die Position von S:	‚x‘ zum Zeitpunkt t?“	„Ja!“
„Ist der Impuls von S:	‚p‘ zum Zeitpunkt t?“	„Ja!“
„Ist die Position von S:	‚x‘ zum Zeitpunkt t und	
ist der Impuls von S:	‚p‘ zum Zeitpunkt t?“	„Ich weiß nicht!“
„Ist der Impuls von S:	‚p‘ zum Zeitpunkt t und	
ist die Position von S:	‚x‘ zum Zeitpunkt t?“	„Ich weiß nicht!“

Wie wir schon im Abschn. „Die Unschärferelation bzw. das Unbestimmtheitsprinzip in der Quantentheorie und in der Psychologie“ in Kap. 4 gesehen haben:

$$\Delta \underline{x}\,\mathbf{x}\,\Delta \underline{p} \geq \hbar / 2,$$

wobei ħ die sog. reduzierte Planck’sche Konstante h/2π ist, d. h. *je genauer wir den Ort $\underline{x}$ eines atomaren Teilchens bis auf eine Ungenauigkeit $\Delta\underline{x}$ messen, desto ungenauer können wir seinen Impuls $\underline{p}$ bis auf eine Ungenauigkeit $\Delta\underline{p}$ bestimmen.*

Das Quantenwahrscheinlichkeitsfeld Ψ

Es gibt einige Synonyme für den Begriff des Quantenwahrscheinlichkeitsfeldes wie z. B. Quantenwahrscheinlichkeitsamplitude, Quantenwahrscheinlichkeitsverteilung, Quantenmatrix, Quantenzustand, Quantenwellenfunktion, Wellenfunktion,[9] denen das Symbol Ψ („Psi“) zugeordnet wird. Das Quantenwahrscheinlichkeitsfeld

[9] Siehe unter Abschn. „Materie in Bewegung“ im Kap. 3.

Ψ, das mit einem Elementarding (physikalische Existenz) verbunden ist, ist die Grundlage für alles, was über dieses bekannt ist. Laut der Quantentheorie hat das (elementare, noch nicht beobachtete) Ding (Teilchen, Welle, Feld …) bis zur Beobachtung unendlich viele potenzielle Realitäten.

Die von der Raumzeit abhängige Wahrscheinlichkeit der Existenz jedes einzelnen möglichen Seinszustands eines Objekts ist durch das Quantenwahrscheinlichkeitsfeld Ψ gegeben. Statt von einem Quantenwahrscheinlichkeitsfeld spricht man sehr häufig von einer Wellenfunktion Ψ, die als Vektor in einem abstrakten mathematischen Hilbert-Raum dargestellt wird. Die Projektion dieser Wellenfunktion Ψ führt zum sog. Kollaps der Welle auf eine einzige aus einer unendlich großen Vielfalt von Seinsmöglichkeiten für das Objekt, das durch die Wellenfunktion beschrieben wird.

Wenn eine physikalische Größe (Ort, Impuls, Drehimpuls, Energie, Spin u. a.) in einem Raumzeit-Punkt beobachtet wird, wird den entsprechenden mathematischen Wahrscheinlichkeiten für alle anderen Raumzeit-Punkte sofort der Wert null zugeschrieben. Das ist es, was Physiker Dekohärenz oder Kollaps der Wellenfunktion Ψ nennen. Durch eine Beobachtung „kollabiert" sozusagen das Ding (= in potentia liegendes Objekt) hier und jetzt mit seinen sämtlichen Seinsmöglichkeiten auf ein einziges, reales Objekt.

Das Quantenwahrscheinlichkeitsfeld Ψ ist kein physikalisches Feld, wie z. B. das elektromagnetische Feld, da in ihm keine stoffähnlichen, physikalischen Größen wie Masse, Energie, Impuls, Drehimpuls, Entropie, Stoffmenge usw. in jedem einzelnen Raum-Zeit-Volumen enthalten sind (Schmid 2006). Ψ ist ein rein mathematisches Konstrukt, das nur abstrakte Aussagen oder Schlüsse über die konkrete Realität ermöglicht – s. Kap. 7, Abschn. „Was ist Realität?" – ein Konstrukt, das also nur epistemisch mit der physikalischen Existenz verbunden ist.

Die Messung ist ein Prozess, der eine Störung des Systems von außen impliziert, sog. Dekohärenz bzw. Kollaps der Wellenfunktion Ψ; es wäre naiv zu denken, dass das System schon vor der Messung einen bestimmten Zahlenwert für eine Größe q gehabt hätte. Im Rahmen der Quantentheorie kann man nicht sagen, dass die Dinge der Welt irgendwelche physikalischen Eigenschaften besitzen, bis sie tatsächlich gemessen werden.

Hier ein einfaches Beispiel für Dekohärenz bzw. den Kollaps der Wellenfunktion Ψ:

> Auf einer Tischplatte wird ein Kugelschreiber beim Balancieren auf seiner Spitze festgehalten und dann losgelassen. Wäre der Stift ein mikroskopisches Objekt, würde sein Verhalten den Gesetzen der Quantenphysik gehorchen. Erst wenn der Stift flach auf die Tischplatte in eine bestimmte Richtung gefallen ist, kann man durch den Akt der Beobachtung des Stiftes feststellen, in welchem Zustand seine Wellenfunktion Ψ „kollabierte".

Die quantenphysikalische Wellenfunktion Ψ wird benutzt, um Teilchen in der mikroskopischen Welt zu beschreiben. Ein isoliertes Teilchen gibt es in der Quantenphysik nicht. Analog lässt sich zur Psychologie sagen, dass es kein einzelnes oder reines Gefühl, keine reine Idee, keinen reinen Gedanken, keine reine Intuition, keine reine Sinneswahrnehmung usw. gibt. All diese Funktionen interagieren miteinander in jedem Individuum als sich gegenseitig beeinflussende Komplexe bzw. Ich-Zustände bzw. Ego-States bzw. Teile – wie auch immer man sie nennen möchte. Zudem steht auch jede Person immer mit ihrer Umwelt in Beziehung.

In den Worten von Selleri und Tarozzi (1981) stellen die triumphalen Erfolge der Quantentheorie bei der Erklärung der Welt der Atome und Moleküle und, in geringerem Maße der Nukleonen und Elementarteilchen, „... *für sich genommen ein schwerwiegendes Argument gegen eine realistische Auffassung der Natur dar: Ein Physiker, der volles Vertrauen in die Quantenmechanik hat, kann nicht behaupten, dass atomare und subatomare Systeme objektiv in Raum und Zeit existieren und kausalen Gesetzen gehorchen.*"

Verschränkung und Teleportation als Konsequenz des Quantenwahrscheinlichkeitsfeldes

Physiker reden von Quantenverschränkung, wenn zwei oder mehrere, sogenannte verschränkte Teilchen als Ergebnis des Messvorgangs jeweils bestimmte Quantenzustände gleichzeitig und unmittelbar zueinander ausrichten. Die Verschränkung von zwei oder mehr physikalischen Zuständen in der mikro- und mesoskopischen Welt der Elementarteilchen ist auch eine gute Analogie oder Metapher für die romantische Vorstellung, dass zwei oder mehr Menschen irgendwie telepathisch miteinander kommunizieren können.

Verschränkung erlaubt keine Übertragung von physikalischen Informationen oder von psychologischen Entscheidungen oder Wünschen; „Bits" werden nicht über die Raumzeit gesendet. Nichtsdestotrotz habe ich mich als Psychotherapeut und Physiker ernsthaft mit dem Thema *Synchronizität* auseinandergesetzt und verblüffende „verschränkungsartige" Beobachtungen beschrieben (Schmid 2015c). Diese, laut Einstein „spukhafte Fernwirkung" hängt, wie man in der Zwischenzeit herausgefunden hat, mit einem anderen, noch spukhafteren Quantenphänomen zusammen, nämlich mit dem der sog. *Quantenteleportation.* Dabei ist die unmittelbare Übertragung und Rekonstruktion des Zustands eines Quantensystems über beliebige Entfernungen im Sinne von Verschränkung gemeint (Hu et al. 2023). Um eine Idee zu bekommen, was mit dem Begriff „Teleportation" gemeint ist, stellen Sie sich einen Astronauten irgendwo in einem Raumschiff im All vor und sein Surrogat als Roboter auf der Erde: Nun „teleportiert" er sich selbst, d. h. seinen kompletten psychobiologischen Zustand unmittelbar ins Surrogat; er selbst als lebendiger Organismus bleibt „komatös" zurück im Raumschiff, während „er" – verkörpert im Organismus seines Surrogats – die Welt auf der Erde stellvertretend erlebt. Bislang fehlen mir psychobiologische Beobachtungen, die ich mit dem Phänomen der Quantenteleportation in Zusammenhang bringen könnte.[10]

[10] Für eine sachliche Auseinandersetzung mit den verblüffenden Beobachtungen zu den Phänomenen Quantenverschränkung und -teleportation verweise ich auf die Literatur: zum psychophysikalischen Thema Verschränkung siehe (Schmid 2015c); zum physikalischen Thema Teleportation siehe (Bouwmeester et al. 1997; Zeilinger 2000; Hermans et al. 2022).

Am Mittwoch, 4. November 1964, traf in der Redaktion der Zeitschrift *Physics* ein Fachartikel des inzwischen berühmten nordirischen Physikers John Stewart Bell (1928–1990) ein. Mit dem bescheidenen Titel „On the Einstein Podolsky Rosen Paradox“ wurde diese Arbeit noch im selben Jahr veröffentlicht (Bell 1964). Kurz zusammengefasst waren seine Überlegungen, dass in der Quantenphysik „*... die Einstellung einer Messeinrichtung das Resultat der Beobachtung an einem anderen Instrument beeinflussen kann, unabhängig davon, wie weit entfernt voneinander die beiden Messeinrichtungen sein mögen*“[11] – und zwar sofort: Eine Wirkung kann simultan an zwei verschiedenen Orten geschehen!

Quantentheoretische Überlegungen, so bewies Bell, erfordern eine Verknüpfung – von Physikern *Verschränkung* genannt – zwischen Eigenschaften von Teilchen, absolut gleichzeitig und egal, wie weit sie voneinander entfernt sind. In der klassischen Physik unterliegt diese Art von Verknüpfung einer statistischen Ungleichheit, der sogenannten Bell’schen Ungleichung, die in der Quantenphysik verletzt wird. Diese theoretische Behauptung – die Verletzung der Bell’schen Ungleichung in der Quantenphysik – wurde über die letzten Jahrzehnte mehrmals experimentell bestätigt (Aspect 1999; Aspect et al. 1982; Clauser und Shimony 1978; Shadbolt et al. 2012; Wiseman 2014).

Aber die Physik ist Theorie, nicht Natur. Auch wenn die Physik Aussagen und Vorhersagen macht, die mit der Natur genau übereinstimmen, kann es in der Natur Dinge geben, über die die Physik keine Aussagen macht. Umgekehrt kann es in der Physik Dinge geben, die es in der Natur gar nicht gibt, wie z. B. das Quantenwahrscheinlichkeitsfeld Ψ. Physikalische Theorien, die quantitative Beobachtungen korrekt und präzise vorhersagen, beschreiben eine *abstrakte,* aber weder notwendigerweise noch hinreichend eine *konkrete* Realität.

Die Quantenphysik berechnet die Wahrscheinlichkeiten für Ereignisse anhand der Superposition von Wahrscheinlichkeits*amplituden* auf solch eigenartige Weise,[12] dass – mathematisch gesehen – zwei oder mehr verschiedene Zustände gleichzeitig (auf Papier) existieren, z. B. kann ein Schwarm (Ensemble/System) von Teilchen (mathematisch gesehen) gleichzeitig sowohl „hier“ als auch „dort“ verteilt sein. *Das besagt aber nicht, dass ein experimentell örtlich lokalisiertes Teilchen vor der Beobachtung in Wirklichkeit gleichzeitig an zwei verschiedenen Orten konkret existierte.* Die Mathematik wie auch die Resultate von Experimenten, die den mathematischen Formalismus der Quantenphysik empirisch überprüfen (Giustina et al. 2013), besagen einfach, dass wir prinzipiell nicht wissen können – z. B. mithilfe von irgendwelchen versteckten Variablen –, wo ein einzelnes Ding *wirklich* ist, bis wir eine Messung mehrmals an einer Verteilung von Teilchen durchführen und deren Positionen beobachten.

Ein treffendes Beispiel dieses Phänomens findet man in der dritten Folge („Beyond the Sea“) der sechsten Staffel der Anthologie-Serie „Black Mirror“. Sie wurde vom Serienschöpfer Charlie Brooker geschrieben und von John Crowley inszeniert. Der Film spielt in einem retrofuturistischen Jahr 1969 und handelt von zwei Astronauten, Cliff (Aaron Paul) und David (Josh Hartnett), die auf der Erde Nachbildungen ihrer Körper bewohnen. Nachdem Davids Familie auf der Erde getötet wurde, beginnt er, Cliffs Nachbildung zu benutzen und kommt Cliffs Frau Lana (Kate Mara) näher (siehe https://en.wikipedia.org/wiki/Beyond_the_Sea_(Black_Mirror). Zugegriffen: 04.01.2024).

[11] Auf Englisch: „*... the setting of one measuring device can influence the reading of another instrument, however remote.*“

[12] Siehe Gleichung (2) im Abschn. „Klassische und Quantenstatistik am Beispiel eines Münzwurfs“.

Würden wir dem mathematischen Konstrukt (Wellenfunktion Ψ), das bloß die Wahrscheinlichkeiten für experimentelle Resultate (Messungen) darstellt, ein reales Dasein als physikalisches Feld beimessen, so schiene es, *als ob* ein Quantenteilchen gleichzeitig in zwei verschiedenen Zuständen konkret existieren könnte, d. h. *wirklich* sowohl „hier" als auch „dort" sein könnte. Diesem philosophisch gesehen verführerisch anmutenden, konzeptuellen Fehler erliegen leider allzu oft Laien und sogar Berufsphysiker.[13] Der Zusammenbruch der Wellenfunktion Ψ ist nicht geheimnisvoller als die Bayes'sche Aktualisierung einer Wahrscheinlichkeitsverteilung bei der Erlangung neuer Informationen – s. unter Abschn. „Das klassische Prinzip der Objektivität: Bayes'ische Theorem".

Zur Deutung der Quantenphysik

Ich persönlich vertrete die orthodoxe (Kopenhagener) Deutung der Quantenphysik, nach der die Dinge oder Entitäten der Welt nicht im Sinne unserer alltäglichen Auffassung eines Teilchens oder einer Welle konkret existieren, sondern erst nach der Beobachtung (physikalische Messung) zu Objekten reduziert werden, deren statistisches Verhalten entweder eher im Sinne eines Teilchens oder einer Welle erklärt und verstanden werden kann. Die Quantenphysik beschreibt keine objektive Realität an sich, sondern bloß die Wahrscheinlichkeiten psychobiologischer Beobachtungen mithilfe von physikalischen Messprozessen. Nochmals in den Worten des mathematischen Physikers Johann von Neumann (s. Kap. 1, Abschn. „Das Von-Neumann-Erkenntnisfenster und die Subjekt-Objekt-Zweieinigkeit des Bewusstseins"): *„Denn die Erfahrung macht nur Aussagen von diesem Typus: ein Beobachter hat eine bestimmte (subjektive) Wahrnehmung gemacht, und nie eine solche: eine physikalische Größe hat einen bestimmten Wert."*

Obwohl ich das Quantenwahrscheinlichkeitsfeld Ψ als ein rein mathematisches Konstrukt verstehe und keineswegs als ein konkretes physikalisches Feld – s. unter Abschn. „Das Quantenwahrscheinlichkeitsfeld Ψ" –, neige ich in Abweichung von einer strengen Ensemble-Interpretation der Quantenphysik zu einem epistemischen, subjektiven Standpunkt, wenn es um Anwendungen auf psychologische Systeme geht. Laut der Ensemble-Interpretation gilt die Beschreibung eines Quantenwahrscheinlichkeitsfeldes Ψ immer nur für ein Ensemble bzw. eine Menge ähnlich prä-

[13] Die Wellenfunktion Ψ ist ein Wahrscheinlichkeitsvektor, d. h. eine mathematische Funktion, die die Wahrscheinlichkeit für ein reales Ding (Teilchen, Welle, Feld …), irgendwo zu sein oder bestimmte Werte für die eine oder andere physikalische Größe zu haben, darstellt. Sie repräsentiert das Wissen oder die Informationen (mögliche Messergebnisse) über einige Aspekte der Realität (= der objektive Zustand eines Systems).

Viele eher romantisch denkende Physiker wollen genauso hartnäckig und passioniert nicht akzeptieren, dass die Wellenfunktion Ψ kein physikalisches Feld ist, wie manch ein Kind nicht akzeptieren will, dass es in Wirklichkeit keinen Osterhasen gibt. Wäre Ψ ontisch real als Feld, müsste sie in jedem Raum-Zeit-Punkt wohldefinierbare Dichten für sämtliche mengenartigen Größen haben, z. B. für Stoffmenge, Energie, Impuls, Drehimpuls usw., und das hat sie nicht. Ψ ist ein rein mathematisches Konstrukt. Andere Interpretationen von Ψ grenzen an Fantasie oder bestenfalls an „ontic structural realism".

parierter physikalischer Systeme, aber niemals für ein einzelnes physikalisches System. Ich betrachte es aber doch als möglich, dass das Quantenwahrscheinlichkeitsfeld Ψ den Quantenzustand eines einzelnen psychologischen Systems beschreiben könnte und somit auch auf unser individuelles subjektives psychologisches Verständnis der Welt anwendbar wäre, d. h. ein einzelnes psychologisches System erschöpfend darstellen könnte.

Streng wissenschaftlich gesehen ist Objektivität bloß unsere gemeinsame, kollektive Subjektivität. Hier stimme ich mit der Ansicht der Physiker Niels Bohr, Johann von Neumann, John Archibald Wheeler und vielen moderneren Vertretern[14] verwandter Variationen[15] der Kopenhagener Interpretation der Quantenphysik überein, dass jeder Beobachter von den Phänomenen, die er hervorbringt, nicht losgelöst betrachtet werden kann – Zweieinigkeit lässt grüßen!

Diese Deutung der Quantenphysik stellt eine Schnittstelle zwischen Geist und Materie bzw. Körper dar. Insbesondere unterstütze ich das *Participatory Anthropic Principle (PAP)* von John Archibald Wheeler als Unterform des *Strong Anthropic Principle (SAP)* von John D. Barrow (*1952) und Frank J. Tipler (*1947) (Barrow und Tipler 1988), bei dem Beobachtungen des physikalischen Universums kompatibel sein müssen mit der Existenz bewusster Lebewesen, die das Universum beobachten. J. A. Wheeler stellte fest: „*Observers are necessary to bring the universe into being*",[16] oder mit anderen Worten: Information ist *die* grundlegende Realität schlechthin (Wheeler 1990). Ich vertrete letztlich eine eigene Variation der Von-Neumann-Wigner-Wheeler-Interpretation der Quantenphysik, wobei ich die Wellenfunktion Ψ als *nicht* real betrachte.

Die Von-Neumann-Wigner-Auslegung des Problems des quantenphysikalischen Messprozesses wird auch als „Bewusstsein verursacht Kollaps" bezeichnet. Sie ist eine Interpretation der Quantenphysik, in der das Bewusstsein als notwendig für den Abschluss des Prozesses der Quantenmessung postuliert wird. Ich bringe lieber das Universum selbst rekursiv ins Spiel, das letztlich hinreichend für *die Dekohärenz bzw. den sog. Kollaps der Wellenfunktion* Ψ verantwortlich ist und nicht notwendigerweise irgendein Bewusstsein – s. Kap. 1, Abschn. „In der Physik".

In einem gewissen Sinne könnte man sogar sagen, dass die Natur, wie wir sie wahrnehmen und aufgrund von Beobachtungen bzw. Messungen verstehen, prinzipiell gar nicht vorhanden ist, sondern in jedem einzigen Augenblick, in dem wir sie beobachten, erzeugt wird. Diese Idee erinnert an die Philosophie des Denkers Ibn 'Arabî. Laut der Lehre seiner mythopoetischen, mystischen Kosmologie ist es weder die gleiche Welt, die fortlaufend in jedem Augenblick neu erzeugt wird, noch eine statische unaufhörliche Wiederholung derselben Realität, sondern eine zeitliche Reihe von neueren Welten, wobei jede Welt zugleich neu erschaffen und ver-

---

[14] Wie z. B. Carlton Morris Caves, Rüdiger Schack und Christopher A. Fuchs.

[15] Dabei handelt es sich z. B. um informationstheoretische, qbistische bzw. quanten-bayesianistische oder subjektivistische Interpretationen, wobei Christopher A. Fuchs und Rüdiger Schack ihre eigene Betrachtungsweise des Quanten-Bayesianismus *QBismus* nennen.

[16] Siehe auch http://www.abc.net.au/radionational/programs/scienceshow/the-anthropic-universe/3302686. Zugegriffen: 12.03.2024.

nichtet wird in einem einzelnen, einzigartigen Augenblick, der unmittelbar auf den vorhergegangenen Augenblick und unmittelbar vor dem darauf folgenden Augenblick entsteht (Schmid 1988, S. 77; siehe auch (Ibn ‘Arabî 1980, S. 147, 155)). Auch der Dichter Rainer Maria Rilke hatte solche Ideen, die er in seinem Brief vom 12. August 1904 an den damals noch jungen Dichter Franz Xaver Kappus treffend zum Ausdruck brachte: „*... wir werden es vielleicht nie wissen, aber es sprechen viele Anzeichen dafür, dass die Zukunft in solcher Weise in uns eintritt, um sich in uns zu verwandeln, lange bevor sie geschieht.*“[17] Der Mensch als Wandlungsstätte der Zukunft?

In Anbetracht der vielen Interpretationen der Quantenphysik sieht man, dass sie als eine Art mathematisches Märchen verstanden werden kann, das mehrere sinnvolle Deutungen ohne eine jeweils eindeutige konkrete Wahrheit zulässt.

Zur Kausalität in der Quantenphysik

Einerseits beschreibt die Quantenphysik die im beobacht*bar*en Teil der Welt stattfindenden Ereignisse rein kausal, solange sie mit dem Beobachter *nicht* in Wechselwirkung stehen. Ein physikalischer Zustand $\phi(t)$ entwickelt sich vom Zeitpunkt t in den Zustand $\phi(t')$ zum Zeitpunkt t′ kontinuierlich über sämtliche Zwischenzeiten zwischen den Zeitpunkten t und t′ usw., so wie sich z. B. der Körper eines Kindes während des Wachstums von Augenblick zu Augenblick weiterentwickelt.

Andererseits erfährt der Zustand $\phi(t')$ bei einer Messung zum Zeitpunkt t′ eine akausale Veränderung, indem jeder der einzelnen sog. Eigenzustände $\phi_1(t')$, $\phi_2(t')$, $\phi_3(t')$, … entstehen kann, und zwar mit den Wahrscheinlichkeiten w_1, w_2, w_3, … Es ist, als ob das Kind erst bei der ärztlichen Untersuchung des Körpers zum Zeitpunkt t′ – und nicht vorher – plötzlich mit einer jeweiligen Wahrscheinlichkeit von w_1 oder w_2 oder w_3, … entweder gesund, d. h. im Zustand $\phi_1(t')$ wäre, oder die eine oder die andere Krankheit $\phi_2(t')$, $\phi_3(t')$, … hätte. „*Da hier Zustände wie $\phi(t')$ in Gemische übergehen, ist dieser Prozeß nicht kausal*“ (von Neumann 1932, S. 222).

Die erwähnte *akausale Veränderung* ist das, was Physiker unter dem hier schon mehrmals genannten Begriff *Dekohärenz/Kollaps der Wellenfunktion Ψ* verstehen.

Obwohl er es nie wortwörtlich so ausgedrückt hat, ist die reale Welt für von Neumann eine Zweieinigkeit von Subjekt und Objekt. Etwas weniger physikalisch und mehr medizinisch-psychologisch spreche ich gern von einer Körper-Geist-Zweieinigkeit. Diese Bezeichnung *Körper-Geist* lässt sich mit dem Begriff *Biologie der Subjekte* aus der Semiotik vergleichen: „*... in der zeitlebens Körper und Seele als eine unverbrüchliche Einheit unserer psychosomatischen Existenz angesehen werden und erhalten bleiben. ... Die ‚Biologie der Subjekte‘ geht auf allen Stufen von Einheiten aus, in denen sich, wie es das Modell des Funktionskreises beschreibt, Subjekt und Objekt gegenseitig (kontrapunktisch) bestimmen*“ (Sauer und Emmerich 2009, S. 145, 150).

[17] Brief an Franz Xaver Kappus (1883–1966), Borgeby gård, Flädie, Schweden, am 12. August 1904 (Rilke 1998).

Das Prinzip des Lokalrealismus

Der Lokalrealismus ist eine Kombination aus Lokalität und Objektivität. Beginnen wir mit einer Erläuterung der Objektivität.

Das klassische Prinzip der Objektivität: Bayes'sches Theorem

Das *Objektivitätsprinzip* besagt, dass ein Ding als physikalische Größe zu jedem Zeitpunkt zwischen seiner Bewegung von einem Ort zum anderen ununterbrochen existiert, auch wenn es auf dem Weg dorthin nicht beobachtet wird. Mathematisch wird die Objektivität nach dem Bayes'schen Theorem behandelt, das nach dem englischen Statistiker, Philosophen und presbyterianischen Pfarrer Thomas Bayes (1702–1761) benannt ist:

$$p(a,b) = p(a|b) \times p(b) = p(b|a) \times p(a) = p(b,a)$$

Diese Gleichung bezieht sich auf zwei isolierte, d. h. getrennte oder unabhängige Systeme *A* und *B*, die jeweils eine entsprechende messbare Größe A und B besitzen, deren mögliche Werte mit a bzw. b bezeichnet werden.

p(a) ist die Wahrscheinlichkeit, dass das Ereignis „a" in dem System A eintritt, und p(b) die Wahrscheinlichkeit, dass das Ereignis „b" im System B eintritt.

p(a|b) ist die Wahrscheinlichkeit, dass das Ereignis „a" in A eintritt, unter der Bedingung, dass das Ereignis „b" auch in B eintritt, d. h. die Wahrscheinlichkeit, den Wert a für A zu finden, wenn man bereits den Wert b für B erhalten hat, und ähnlich für p(b|a). Die Wahrscheinlichkeiten p(a|b) und p(b|a) nennt man „bedingte Wahrscheinlichkeiten" („conditional probabilities") für die Ereignisse „a" und „b".

p(a,b) und p(b,a) stellen die Wahrscheinlichkeiten dar, sowohl das Ereignis „a" als auch das Ereignis „b" gleichzeitig in den Systemen A bzw. B zu finden, und sind offensichtlich identisch. Die Wahrscheinlichkeit p(a,b) und p(b,a) nennt man „gemeinsame Wahrscheinlichkeit" („joint probability") für die Ereignisse „a" und „b".

Das Bayes'sche Theorem und die Diagnosestellung

Zum besseren Verständnis nehmen wir ein Beispiel aus der klinischen Praxis.

Objektivität: Beispiel für die Diagnose Harnwegsinfektion (HWI)

K = Das klinische System: klinischer Untersuchungsbefund und die Krankengeschichte (KG)

K = Diagnose des Arztes anhand von *K*

k = die genaue Diagnose anhand des klinischen Befundes und der KG

B = Das biologische System: der biologische Befund nach den Labordaten

B = Diagnose des Arztes anhand von *B*

b = die genaue Diagnose anhand des biologischen Befundes

p(k) = Wahrscheinlichkeit, dass der Arzt k = HWI anhand von *K* diagnostiziert

p(b) = Wahrscheinlichkeit, dass der Arzt b = HWI anhand von *B* diagnostiziert

Im Idealfall erwarten wir: p(k) = p(b), d. h., die Diagnosen sind konsistent und stimmen miteinander überein. Im Idealfall sollte das Resultat einer Untersuchung auch unabhängig davon sein, ob der Arzt zuerst die biologischen Labordaten studiert und danach die KG: p(k|b) oder zuerst die KG und danach die biologischen Labordaten: p(b|k). In dem Fall und laut dem Bayes'schen Theorem folgt, dass p(k|b) = p(b|k). In der Praxis ist das oft nicht der Fall, und die KG mit der klinischen Untersuchung weist eher mehr oder eher weniger als die biologischen Labordaten auf eine mutmaßliche Diagnose hin. Es liegt in der Kunst des Arztes sodann die Entscheidung zu treffen, ob er den Patienten letztendlich eher anhand der Diagnose K oder der Diagnose B behandelt.

Nehmen wir nun an, dass p(k) = 0,68 beträgt, d. h. die KG und klinische Untersuchung deuten mehrheitlich auf die Diagnose HWI, aber dass p(b) = 0,55, d. h. die biologischen Labordaten deuten kaum auf die Diagnose hin. In diesem Fall haben wir nach dem Bayes'schen Theorem

$$p(b,k) = p(b|k) \times p(k) = p(k|b) \times p(b) = p(k,b)$$

$$p(b|k) \times 0,68 = p(k|b) \times 0,55$$

$$p(b|k) = 0,81 \times p(k|b)$$

Wir erwarten somit, dass die Reihenfolge, in der die klinischen Informationen den Medizinern gegeben wird, ihre Einschätzung der Wahrscheinlichkeit einer Krankheit beeinflusst. Die Krankengeschichte zusammen mit dem klinischen Untersuchungsbefund (System *K*) würde bei der Diagnosestellung 0,81-mal weniger ins Gewicht fallen, wenn diese Informationen zuletzt gegeben wären.

Im Kap. 4, Abschn. „Die Unschärferelation bzw. das Unbestimmtheitsprinzip in der Quantentheorie und in der Psychologie" ist eine Studie zitiert, die genau dieses psychologische Verhalten nachweist. So ist es klar, dass das menschliche Urteilsvermögen bayesisch funktioniert: *Wir haben ein Bayes'sches Gehirn* (Seth 2015), und wenn es um das Denken und Urteilen geht, läuft alles klassisch ab.

Selbstverständlich wissen wir nicht, welche Realität für welches Individuum gilt, d. h. ob eine gegebene Person, die diagnostiziert wird, tatsächlich eine HWI hat oder nicht. Nehmen wir an, dass die Informationen in der KG ebenso zuverlässig sind wie die biologischen Labordaten. Falls der Patient tatsächlich eine HWI hat und der behandelnde Arzt die Krankengeschichte zusammen mit der klinischen Untersuchung nach dem biologischen Laborbefund studiert, wird die Diagnose höchstwahrscheinlich richtig gestellt. Falls der Arzt die Krankengeschichte zusammen mit der klinischen Untersuchung vor dem biologischen Laborbefund studiert, läuft der Patient Gefahr, eine „falsch negative" Diagnose zu bekommen. Auch umgekehrt kann die Sachlage ablaufen. Falls der Patient keine HWI hat und der behandelnde Arzt die Krankengeschichte zusammen mit der klinischen Untersuchung vor dem biologischen Laborbefund studiert, wird er höchstwahrscheinlich richtig diagnostiziert. Falls der Arzt die Krankengeschichte zusammen mit der klinischen

Untersuchung nach dem biologischen Laborbefund studiert, läuft der Patient Gefahr, eine „falsch positive“ Diagnose zu bekommen.[18]

Das Bayes'sche Theorem und die Trennwand

Ein anderes Beispiel könnte das folgende sein: Stellen Sie sich einen Raum vor, in dem sich eine Trennwand befindet. Eine bestimmte Person kann entweder in diesem Raum sein oder nicht in diesem Raum sein (Stichwort: sekundärprozesshaftes Denken). Und wenn sich diese Person tatsächlich in dem Raum befindet, dann kann sie sich entweder hinter dem Raumteiler befinden oder nicht.

Mathematisch gesehen können wir das Problem des Auffindens einer Person folgendermaßen angehen. Hierbei gehen wir selbstverständlich davon aus, dass sie tatsächlich existiert, und zwar zu 100 %, egal, ob ich die Person sehe, höre, rieche, die Wärme ihres Körpers oder die Vibrationen ihrer Schritte spüre oder nicht.

Objektivität: Gedankenspiel für das Auffinden einer Person

A = ein 10 m breiter Raum.
B = der Raum hinter einem 2 m breiten Raumteiler in diesem Raum.
p(a) = Wahrscheinlichkeit, dass eine Person sich überhaupt im Zimmer befindet.

Sagen wir, p(a) = 0,50.

p(b) = Wahrscheinlichkeit, dass eine Person sich hinter der Trennwand befindet.
p(b|a) = Wahrscheinlichkeit, dass eine Person sich im Bereich hinter der Trennwand befindet, wenn sie im Zimmer ist. Offensichtlich ist p(b|a) = 0,20.
p(a|b) = Wahrscheinlichkeit, dass eine Person im Zimmer ist, wenn sie sich hinter der Trennwand befindet. Offensichtlich ist p(a|b) = 1,00.

Dann ist die Wahrscheinlichkeit, eine Person gleichzeitig im Zimmer und hinter dem Raumteiler zu finden, nach dem Satz von Bayes auf zweierlei zu rechnen:

$$p(a,b) = p(a|b) \times p(b) = 1,00 \times p(b)$$
$$p(b,a) = p(b|a) \times p(a) = 0,20 \times 0,50 = 0,10$$

Die Wahrscheinlichkeit, dass die Person unsichtbar hinter dem Raumteiler steht, ist also nach dem Bayes'schen Theorem:

$$p(a,b) = p(b,a) \text{ oder}$$
$$p(b) = 0,10.$$

[18] „falsch negativ“ bedeutet, dass eine tatsächlich vorhandene Krankheit diagnostisch übersehen wird. „falsch positiv“ bedeutet, dass eine nicht vorhandene Krankheit diagnostiziert wird.

Auch wenn wir diese Person nicht sehen, hören oder riechen oder die Wärme ihres Körpers oder die Vibrationen ihrer Schritte spüren, können wir unter der gegebenen Situation zu 100 % sicher sein, dass sie tatsächlich existiert und sich mit einer Wahrscheinlichkeit von 10 % hinter dem Raumteiler befindet.

Das wahrnehmende, erwachsene Gehirn ist ein Bayes'sches Gehirn. Aber für ein Kleinkind könnte es so aussehen, als sei die Person „zerstört" worden, sobald sie den Raum verlässt oder im Bereich hinter dem Raumteiler verschwindet, um dann wieder „erschaffen" zu werden, wenn sie wieder ins Zimmer eintritt resp. aus dem Bereich hinter dem Raumteiler hervorkommt, genau so, als wäre die Mutter ein Quantenteilchen – s. Kap. 5, Abschn. „Die Welt des Kleinkinds ist eine Quantenwelt: Fünf logische Analogien" und „Das Prinzip der Objektivität".

Das Bayes'sche Theorem und die Traumlogik

Noch ein Beispiel eines ähnlichen Denkprozesses, der – wie die Quantenphysik – das Prinzip der Objektivität verletzt:

Stellen Sie sich vor, allein in einem Raum zu sitzen. Wer kann mit 100 %iger Sicherheit nicht von außen an die Tür klopfen? Sie selbst natürlich, das ist offensichtlich! Diese Art von Bewusstsein oder Informationsverarbeitung heißt *sekundärprozesshaftes Denken* („secondary process thinking").

S = Das Sein.
S = Ob ich bin oder nicht bin.
W = Die Welt.
W = Ob mein Körper hier ist oder dort ist.
p(s) = Wahrscheinlichkeit, dass ich überhaupt existiere.
p(w) =Wahrscheinlichkeit, dass ich mich hier befinde.
p(w|s) = Wahrscheinlichkeit, dass ich mich hier befinde, wenn ich existiere.
Offensichtlich ist p(w|s) = 1,00.
p(s|w) = Wahrscheinlichkeit, dass ich existiere, wenn ich mich hier befinde.
Offensichtlich ist p(s|w) = 1,00.

Zur Erinnerung: p(s,w) und p(w,s) stellen die Wahrscheinlichkeiten dar, das Ereignis „Existenz" und das Ereignis „Präsenz" gleichzeitig in den Systemen S bzw. W zu finden, und beide sind offensichtlich identisch.

$$p(s,w) = p(s|w) \times p(w) = p(w|s) \times p(s) = p(w,s)$$
$$p(s,w) = 1{,}00 \times p(w) = 1{,}00 \times p(s) = p(w,s)$$

p(w) = p(s), d. h., wenn ich präsent bin, existiere ich, und wenn ich existiere, bin ich präsent.

Aber während eines Traums, in einer hypnotischen Trance oder während eines psychotischen Schubs können Sie sowohl in einem Raum sitzen, als auch draußen vor der Tür stehend an die Tür klopfen und in den Raum hineingehen, vielleicht sogar als jüngere oder ältere Version ihrer selbst. Diese Art von Bewusstsein oder Informationsverarbeitung wird als primärprozesshaftes Denken bezeichnet und ist der Kern der sog. Trancelogik.[19] In diesem Fall kann ich sogar irgendwo präsent sein, wo ich gar nicht existiere: $p(w) \neq p(s)$.

Das Lokalitätsprinzip

Das *Lokalitätsprinzip* besagt, dass keine „Substanz" (fest, flüssig, gasförmig, physikalisches Feld …) an einem Ort verschwindet und an einem anderen wieder auftauchen kann, ohne dass sie kontinuierlich durch die sie trennenden Zwischenräume geflossen wäre. Das bedeutet, dass eine Beobachtung oder Messung in einem System ein anderes, davon getrenntes System nicht stören kann (Prinzip der Störfreiheit – auf Englisch: „no-disturbance principle").

Für ein sehr junges Kind – oder für einen Erwachsenen in Trance unter Hypnose – könnte es jedoch so aussehen, als ob die Mutter in grenzenloser, zeitloser, allumfassender Verbindung mit ihm und seinen inneren Bedürfnissen steht, ohne dass es notwendig wäre, dass das Kind ihr diese (durch Raum und Zeit) mitteilt! Das bedeutet, dass ein Säugling möglicherweise das Prinzip der Lokalität noch nicht versteht bzw. es nicht erleben kann – s. Kap. 5, Abschn. „Die Welt des Kleinkinds ist eine Quantenwelt: Fünf logische Analogien" und „Zweite Analogie: Verletzung der Lokalität".

Wenn andererseits sowohl der Säugling als auch die Mutter Elementardinge wären, könnte sich der Säugling in einem von zwei Zuständen befinden: „*Ich bin hungrig*" und „*Ich bin nicht hungrig*", während die Mutter in einem von zwei Zuständen sein könnte: „*Ich stille mein Kind*" und „*Ich stille mein Kind nicht*". Nach der Quantentheorie könnten die entsprechenden Zustände der Mutter und des Kindes zu einem sogenannten Qubit verschränkt werden – s. Kap. 5, Abschn. „B2) Der Messprozess zerstört die Verschränkung („quantum entanglement") zwischen raumzeitlich getrennten Seinsmöglichkeiten", sodass sich das Mutter-Kind-Qubit immer in einem der beiden kombinierten Zustände *„Ich (Mutter) stille mein Kind" + „Ich (Kind) bin hungrig"* oder *„Ich (Mutter) stille mein Kind nicht" + „Ich (Kind) bin nicht hungrig"* und nie in einem der beiden anderen möglichen kombinierten Zustände befindet: *„Ich (Mutter) stille mein Kind" + „Ich (Kind) bin nicht hungrig"* oder *„Ich (Mutter) stille mein Kind nicht" + „Ich (Kind) bin hungrig"*. Eine Art außersinnliche Wahrnehmung („extrasensory perception", ESP)!

[19] In der psychoanalytischen Schule von Sigmund Freud (1856–1939), laut Wikipedia (https://de.wikipedia.org/wiki/Primärprozess Zugegriffen: 02.03.2024): Die seelische Energie (Libido) fließt bei den Primärprozessen frei von einer Vorstellung zur anderen, bei den Sekundärprozessen sind dabei Zensuren wirksam, die sich im Sinne des Realitätsprinzips in Form von Abwehrvorgängen auswirken.

Synchronizität und Quantenphysik

> „One of the aspects of quantum theory which has attracted the most general attention, is the novelty of the logical notions which it presupposes."
> – Birkhoff und von Neumann (1936, S. 823)

Das Konzept der Synchronizität kann als solch eine logische Annahme oder auch Ahnung („logical notion" – siehe Zitat oben) verstanden werden. Es ist interessant, dass eine Sichtweise dieses Konzepts, das in der analytischen Psychologie von C. G. Jung große Beachtung findet, in der Quantenphysik von Johann von Neumann mathematisch ausgedrückt werden kann.

Um diese Zusammenhänge zwischen Psychologie und Quantenphysik besser zu verstehen, muss die Rolle des Beobachters im quantenphysikalischen Messprozess im Zusammenhang mit der Ortung des Von-Neumann-Erkenntnisfensters nochmals genauer untersucht werden.

Der Beweis, den von Neumann im letzten Kapitel „Der Meßprozeß" seines Buches *Mathematische Grundlagen der Quantenphysik* darlegte, hat zwei Aspekte:

1. das Von-Neumann-Erkenntnisfenster kann beliebig verschoben werden, ohne die mathematische Logik der Quantenphysik zu verletzen;
2. der quantentheoretische Formalismus ist leistungsfähig genug, um einen solchen erkenntnistheoretischen Beweis überhaupt zu ermöglichen.

Gehen wir zurück zum Beispiel des Thermometers im Kap. 1, Abschn. „Das Prinzip vom psychophysikalischen Parallelismus" und zu unserer Diskussion über Kausalität und Akausalität im selben Abschnitt. Von Neumann hat in seinem Werk gezeigt, dass die Grenze, an der der Messprozess bzw. die *Akausalität* stattfindet, sowohl zwischen Teil I und (II + III) als auch zwischen (I + II) und III beliebig gezogen werden kann, ohne das Resultat der Beobachtung zu verändern. Egal, wie wir diese Teile I, II und III kombinieren, III selbst bleibt jedes Mal außerhalb der Rechnung:

1. I = der Patient, II = das Thermometer, III = der Beobachter.
   Hier ist die Kausalität (Prozess 2 in V. 1. auf S. 186 in (von Neumann 1932)) auf I und die Nichtkausalität (Prozess 1 in V. 1. auf S. 186 in (von Neumann 1932)) auf die Wechselwirkung zwischen I und (II + III) anzuwenden. Diagrammatisch: I | (II + III).

oder

2. I = der Patient + das Thermometer, II = die Retina des Beobachters, III = der Beobachter hinter der Retina.
   Hier ist die Kausalität auf (I + II) und die Nichtkausalität auf die Wechselwirkung zwischen (I + II) und III anzuwenden. Diagrammatisch: (I + II) | III.

oder

3. I = alles bis zur Retina des Beobachters, II = seine Retina, Nervenbahnen und Gehirn, III = sein abstraktes „Ich".
   Hier ist wieder die Kausalität auf (I + II) und die Nichtkausalität auf die Wechselwirkung zwischen (I + II) und III anzuwenden. Diagrammatisch: (I + II) | III.

usw.

Von Neumann fährt fort:

> *„Der Nachweis dessen, daß beide Verfahren dieselben Aussagen für I ergeben (dieses, und nur dieses gehört beidemal zum beobachteten Teile der Welt), ist unsere eigentliche Aufgabe."*
>
> *„Um aber dieselbe erfolgreich in Angriff nehmen zu können, müssen wir zuerst den Prozess der Vereinigung zweier physikalischer Systeme (der von I und II zu I + II führt) näher untersuchen"*, (von Neumann1932, S. 224–225).

Die zwei abschließenden Abschnitte seines Buches („2. Zusammengesetzte Systeme" und „3. Diskussion des Meßprozesses") sind dann dieser Untersuchung und der endgültigen Lösung seiner Aufgabe gewidmet, und diese Lösung enthält ein Überraschungsmoment: Die Betrachtung von I und II als ein zusammengesetztes System (I + II) führt notwendigerweise eine Synchronizität (= eine Eins-zu-eins-Korrelation) zwischen den „Potenzialitäten" ein, d. h. den Eintrittswahrscheinlichkeiten für Paare von gleichzeitig messbaren Größen **A**, **B**.

Das folgende Beispiel im Geiste von Neumanns kann helfen, dieses zu verdeutlichen:

> Zum Beispiel kann I das kochende Wasser in einem Kessel sein, **A** seine Temperatur. Unmittelbar nach dem Einschenken des Wassers in eine Teetasse sei mit einer gewissen Wahrscheinlichkeit α_n der reale Wert der Temperatur a_n, z. B. 97°C.
>
> *„Ist I das beobachtete System, II + III der Beobachter, so haben wir den Prozeß* **2.** [den kausalen Prozess, hier das Kochen des Wassers (von Neumann 1932, Gleichung (2.), S. 186), Anm. des Verf.] *anzuwenden."*

Wie beschreiben wir nun den Messvorgang, wenn (I + II) das beobachtete System und nur III der Beobachter ist?

> *„In diesem Falle müssen wir sagen: II ist ein Messinstrument* [z. B. ein Thermometer, Anm. des Verfassers], *das auf einer Skala den Wert von* **A** *(in I) anzeigt, der Zeigerstand auf dieser Skala ist eine physikalische Größe* **B** *(in II), die eigentlich von III beobachtet wird (wenn II schon im Inneren des Körpers des Beobachters liegt, treten an Stelle von Skala und Zeigerstand die korrespondierenden physiologischen Begriffe: z. B. Retina und Bild auf der Retina usw.), und deren Werte mit denjenigen von* **A** *ein-deutig gekoppelt sind.* **A** *habe die Werte a_1, a_2, …,* **B** *die Werte b_1, b_2, … und die Numerierung sei so, daß a_n mit b_n gekoppelt ist"* (von Neumann 1932, S. 234).

Mathematisch kann von Neumann dann zeigen, dass die Messung, soweit sie in diesem Fall von II an I durchgeführt wird, d. h. der Stand des Quecksilbermeniskus des Thermometers in der Teetasse, ein kausaler Vorgang ist, während sich, soweit sie von III durchgeführt wird, folgende Situation ergibt:

> „*Vom Standpunkt des Beobachters III aus gesehen, kann von einer Messung nur dann die Rede sein, wenn folgendes der Fall ist: würde III durch Prozeß* ***1.*** [den nicht kausalen Prozess (von Neumann 1932, Gleichung (1.), S. 186), Anm. des Verf.] *die gleichzeitig meßbaren Größen* ***A, B*** *messen (in I bzw. II oder: beide in I + II) so hätten Wertepaare* a_n, b_m *mit* $m \neq n$ *die Wahrscheinlichkeit 0, für* $m = n$ *dagegen gewisse Wahrscheinlichkeiten* ω_n [= α_n, Anm. des Verfassers]. *Das heißt, es genügt, II ‚anzusehen', und* ***A*** *in I ist gemessen*" (von Neumann 1932, S. 234).

In Bezug auf unser konkretes Beispiel heißt es:

> Jedes Mal, wenn das kochende Wasser aus der Kanne vollständig in die Teetasse geschüttet wurde und den Wert a_n mit einer gewissen Wahrscheinlichkeit α_n hat, wird das Thermometer (zum selben Zeitpunkt) den Wert b_n anzeigen – und umgekehrt – und die wohldefinierte Wahrscheinlichkeit, dass dieses Paar von („starr gekoppelten" oder „parallelen") Werten auftreten kann, ist $\omega_n = \alpha_n$.
>
> Die Werte a_n und b_n weisen eine Korrelation von 100 % auf: Sie sind *synchronistisch.* Die Temperatur des Wassers in der Teetasse und die Anzeige auf dem Thermometer sind „synchron" – beide Werte sind Attribute von „Dingen" auf der anderen Seite des Von-Neumann-Erkenntnisfensters.

Dieses Beispiel erscheint – aus dem Kontext des von Neumann'schen Textes herausgelöst – einfacher, als es tatsächlich ist. Die tatsächlichen Implikationen sind komplizierter und zeigen, dass diese Korrelationen zwischen Wahrscheinlichkeiten physikalisch gesehen nicht einfach das triviale Ergebnis eines lokalen kausalen Zusammenhangs zwischen den gemessenen Objekten sind, wie es hier angedeutet wurde, noch sind sie mathematisch gesehen nur formale Eigenheiten eines abstrakten mathematischen Konstrukts. Dennoch werden die weitreichenden physikalischen Konsequenzen dieser Korrelationen erst seit 1964 im Rahmen der Kontroverse um den experimentellen Nachweis der sog. Bell'schen Ungleichung ernst genommen (siehe (Bell 1964, 1966)).

Die Bell'sche Ungleichung und Quantenmünzen

Die Bell'sche Ungleichung wird häufig im Hinblick auf ein zusammengesetztes System, einen sog. Singulett-Zustand, diskutiert, der aus zwei Elementarteilchen besteht, z. B. einem Paar Protonen. Die Grundzüge dieses Systems lassen sich genauso gut auch in alltäglichen Begriffen ausdrücken, wie im folgenden Beispiel mit einem fiktiven Paar „Quantenmünzen" (Molina-Terriza et al. 2005) (s. auch Kap. 5, Abschn. „B2) Der Messprozess zerstört die Verschränkung („quantum entanglement") zwischen raumzeitlich getrennten Seinsmöglichkeiten").

Nehmen wir an, Hans und Olga seien zwei glückliche Menschen, die gemeinsam im Besitz eines Quantenmünzenpaares sind und jeweils eine der Quantenmünzen in ihrer Tasche haben.[20] Diese Münzen haben die besondere Eigenschaft, dass egal, was Olga wirft – „Kopf" oder „Zahl" – Hans immer das Gegenteil wirft, und umgekehrt. Es spielt keine Rolle, wer seine Quantenmünze zuerst schnippt, und auch wenn sie sie gleichzeitig schnippen, sind ihre Ergebnisse immer entgegengesetzt. Selbst wenn sich Hans und Olga an den diametralen Enden der Erde befinden – mehr als 12.000 km durch den Erdmittelpunkt voneinander entfernt – und sie zufällig gleichzeitig ihre Münzen schnippen, sind die Ergebnisse augenblicklich entgegengesetzt, d. h. bereits vor den 0,04 s, die ein Lichtsignal – die schnellstmögliche Art der Kommunikation – benötigen würde, um sie zu verbinden. Es besteht *keine* Möglichkeit, dass die Quantenmünzen irgendwie miteinander „kommunizieren" könnten, nicht einmal über eine Art elektrisches oder magnetisches Feld.

Jede der Quantenmünzen scheint immer zu „wissen", wie die andere geworfen wurde, wird oder werden wird. Aus diesem Grund ist es in der Tat unmöglich, durch ein Experiment zu entscheiden – und daher aus physikalischer Sicht sinnlos zu fragen –, ob das Ergebnis, sagen wir „Kopf" der später geworfenen Münze durch das Ergebnis „Zahl" der früher geworfenen Münze verursacht wurde, oder ob das Ergebnis „Zahl" der in der Vergangenheit geworfenen Münze bereits durch das in der Zukunft eintretende Ergebnis „Kopf" vorbestimmt war: Alles, was gesagt werden kann, ist, dass die Ergebnisse gleichzeitig, d. h. synchron sind.

Wie könnte ein solches Quantenmünzenpaar verwendet werden? Nehmen wir an, Hans und Olga arbeiten an entgegengesetzten Enden der Stadt und wollen sich jeden Abend um sieben Uhr zum Abendessen irgendwo in der Stadt treffen. Da beide beruflich viel beschäftigt und unterwegs sind, wäre es für sie zeitlich mühsam bis unmöglich, sich rechtzeitig zu verständigen und einen Treffpunkt zu vereinbaren. Daher finden es Hans und Olga praktisch, die Entscheidung für den Treffpunkt an ihre Quantenmünzen zu delegieren. Nehmen wir zum Beispiel an, sie vereinbaren, sich im *Café Oskar* zu treffen, wenn Olga „Kopf" wirft, bzw. wenn Hans „Zahl" wirft oder im *Café Hildegard*, wenn Hans „Kopf" wirft, bzw. wenn Olga „Zahl" wirft. Dann muss jeder von ihnen nur noch seine Münze werfen, egal, wann am Tag, und das Ergebnis abwarten. Wenn Hans „Zahl" erhält, weiß er, dass Olga „Kopf" bekommen hat, bekommt oder bekommen wird, und er kann sicher sein, sie heute Abend im *Café Oskar* zu treffen. Dasselbe gilt für ein Treffen im *Café Hildegard*, wenn Hans „Kopf" erhält.

Der Punkt ist jedoch, dass weder Hans noch Olga jemals im Voraus wissen, wo genau sie sich an diesem Abend treffen werden. Bevor sie ihre Münze werfen, wissen beide nur, dass die Chancen 50:50 stehen, dass sie sich heute Abend an dem einen oder anderen Ort treffen werden.

Sie können zwar ihre Quantenmünzen verwenden, um sich jeden Abend mit 100- prozentiger Sicherheit am richtigen Ort zu treffen, aber dieselben Münzen sind nutzlos, um den anderen im Voraus über seine oder ihre spontane Absicht zu informieren, sich heute Abend an einem bestimmten Ort zu treffen, z. B. im *Café Oskar*. (Und die Wahrscheinlichkeit, dass

[20] Es ist das gleiche Beispiel wie das von Annette und Bruno im Kap. 5, Abschn. „B2) Der Messprozess zerstört die Verschränkung („quantum entanglement") zwischen raumzeitlich getrennten Seinsmöglichkeiten" und wird hier aus didaktischen Gründen wiederholt.

sie sich an einem bestimmten Abend in *Café Oskar* oder *Café Hildegard* treffen, beträgt immer nur 50 %). Mit anderen Worten: *Die Quantenmünzen können nicht dazu verwendet werden, Entscheidungen oder Wünsche zu übermitteln.*

Abgesehen vom Element der Abwechslung – *„Abwechslung ist die Würze des Lebens"* –, das durch die Verwendung dieser Münzen eingeführt wird, ist diese Technik für Hans und Olga nicht nützlicher, als wenn sie einfach im Voraus vereinbaren würden, sich jeden Abend an einem bestimmten der beiden Orte ihrer Wahl, *Café Oskar* oder *Café Hildegard*, zu treffen. Dies ergibt sich aus der Tatsache, dass das Verhalten der Quantenmünzen keinen kausalen Mechanismus hat, wie die Übertragung eines physikalischen Signals (z. B. mit einem Mobiltelefon), das Energie und Impuls trägt oder gar das Lesen oder Senden von Gedanken beinhaltet. Es handelt sich einfach um eine gegenseitig vereinbarte Reaktion auf ein gemeinsames synchronistisches Bewusstsein über qualitative Veränderungen in der kohärenten Struktur, die dem Auftreten von ansonsten getrennten Ereignissen zugrunde liegt.

Stellen Sie sich jedoch eine dritte Person vor, die Olga heute Abend treffen möchte und weiß, dass die Chance, sie an einem beliebigen Abend im *Café Oskar* zu treffen, nur 50:50 beträgt. Sie wäre sicherlich erstaunt über Hans' Fähigkeit, ihren Aufenthaltsort unfehlbar und jedes Mal durch das bloße Werfen einer Münze zu „prophezeien"!

Die Bell'sche Ungleichung bietet die Möglichkeit, das eigentümliche Verhalten unserer fiktiven Quantenmünzen anhand tatsächlicher Messungen der Korrelationen zwischen den Spin-Zuständen realer Protonen zu überprüfen. Die Überprüfung der Bell'schen Ungleichung eröffnet somit die Möglichkeit eines rationalen – wenn auch nicht kausalen – Verständnisses bestimmter Phänomene, die traditionell mit abergläubischen Vorstellungen verbunden sind, wie z. B. das Anhalten einer Uhr zum Zeitpunkt des Todes eines Menschen oder die Vorhersage der Zukunft mit dem I-Ging. Dieses jedoch nur unter der Annahme, dass im ersten Beispiel die Uhr und der Sterbende/Tote in einer engen Beziehung zueinander stehen wie zwei Protonen in einem Singulett-Zustand, oder im zweiten Beispiel, dass „alles mit allem verbunden ist". Man beachte jedoch, dass das Bell'sche Theorem an sich nicht beweist – wie manchmal fälschlicherweise behauptet wird –, dass „alles mit allem zusammenhängt", sondern nur, dass wenn diese Vorhersage wahr wird, die „prophetische" Qualität bestimmter Wahrsagetechniken wie z. B. des I-Ging nicht notwendigerweise gegen die anerkannte physikalische Theorie verstoßen muss.

Synchronizität

Wir wissen jetzt, dass Synchronizität mathematisch gesehen auf der „anderen Seite" des Von-Neumann-Erkenntnisfensters funktioniert, wobei derjenige, der diese Synchronizität erkennt und sich ihrer bewusst wird, auf „dieser" Seite steht. In der Tiefenpsychologie geht man auch davon aus, dass Synchronizität sozusagen durch das „Fenster" hindurch wirkt.

Synchronistische Phänomene von psychologischem Interesse gibt es in zwei Arten: als Ähnlichkeit des Bedeutungsinhalts eines inneren Bildes, z. B. eines Traums oder einer Vision, mit einem äußeren Ereignis, z. B. dem geträumten oder vorgestellten realen Ereignis, oder als Ähnlichkeit des Bedeutungsinhalts zweier ansonsten scheinbar nicht zusammenhängender äußerer Ereignisse. Beispiele für die erste Art sind prophetische Träume und Visionen sowie ASW (außersinnliche Wahrnehmung). Beispiele für die zweite Art sind „bedeutungsvolle Zufälle", z. B. wenn ein lange vermisster Freund am selben Tag vor Ihrer Haustür auftaucht, an dem Sie einen alten Brief von ihm wiederentdecken, oder wenn eine Uhr kurz vor dem Todeszeitpunkt eines Menschen stehen bleibt.

Die von von Neumann analysierte Synchronizität ist vom zweiten Typ: Sowohl das zu beobachtende ursprüngliche System als auch das jeweilige Messinstrument befinden sich „auf der anderen Seite des Von-Neumann-Erkenntnisfensters". Die inhaltliche Ähnlichkeit der synchronen Werte ergibt sich aus der Tatsache, dass sie für den Beobachter jeweils die gleiche physikalische Bedeutung in Bezug auf das zusammengesetzte System haben, aus dem sie bestehen. Zum Beispiel „gehören" Temperatur und Ablesen eines Thermometers zum selben Teil der physikalischen Umgebung: Zwei scheinbar getrennte Entitäten, in unserem Beispiel das Wasser (I) und das Thermometer (II), werden zusammen als zwei verschiedene Aspekte ein und derselben Wasser-Thermometer-Messeinheit (I + II) betrachtet, sodass die Ablesung des Thermometers dieselbe physikalische Bedeutung hat wie die Temperatur des Wassers (s. unter Abschn. „Synchronizität und Quantenphysik").

Erkenntnistheoretische Bemerkungen

Von Neumanns Arbeit stützt die Vorstellung, dass alle physikalischen Beobachtungen der realen Welt, also alle objektiven und reproduzierbaren Fakten, letztlich auf „äußere Vorstellungen" reduziert werden, d. h. auf Bilder, die sich aus unseren Wahrnehmungen von Dingen (in der einfachen, sinngemäßen Bedeutung des Wortes „Ding") ergeben. Wenn aber die Dinge, die beobachtet werden, nichts anderes sind als die inneren bildlichen und sprachlichen Vorstellungen des Beobachters selbst, seine „inneren Vorstellungen", dann verlassen wir den traditionellen Bereich der Naturwissenschaft und treten ein in den Bereich der Psychologie. Nun kommt ein anderes Vokabular ins Spiel, dessen Tradition sich mindestens bis in die Zeit der Renaissance zurückverfolgen lässt.

Die Verbindung zwischen beiden, der äußeren und der inneren Vorstellungskraft, hat im Laufe der Geschichte schon manchen großen Denker interessiert. So schrieb zum Beispiel Johannes Kepler (1571–1630) in seinem 1619 veröffentlichten Meisterwerk *Weltharmonik*:

> „Denn wahrnehmen heißt ein äußeres Sinnliches mit den inneren Ideen vergleichen und seine Ubereinstimmung mit diesen feststellen. Proklus drückt dies schön aus mit dem Wort ‚aufwecken', wie aus dem Schlaf. Wie nämlich die Sinnendinge, die uns außer uns begegnen, machen, daß wir uns an das erinnern, was wir vorher schon wußten, so locken auch die sinnlichen mathematischen Formen, wenn sie wahrgenommen werden, die intelligiblen hervor, die schon vorher im Innern vorhanden waren, so daß sie jetzt aktual in der Seele aufleuchten, nachdem sie sich vorher gleichsam unter dem Schleier der Potenz versteckt gehalten hatten. Wie sind sie nun ins Innere eingedrungen? Ich antworte: Die Ideen oder die formalen Verhältnisse der Harmonien wohnen entsprechend unseren früheren Ausführungen denen inne, die dieses Wahrnehmungsvermögen besitzen; sie werden aber nicht erst diskursiv ins Innere aufgenommen, hängen vielmehr von einem natürlichen Instinkt ab; sie

sind jenen eingeschaffen, wie den Pflanzenformen die Zahl (etwas Intelligibles) der Blütenblätter und der Gehäuse des Apfels eingeschaffen ist (Kepler 1871, S. 224)."

In seiner Studie über dieselben Ideen schrieb Wolfgang Pauli (1900–1958):

„Jede Teilerkenntnis dieser Ordnung in der Natur führt zu einer Formulierung von Aussagen, welche einerseits die Welt der Phänomene betreffen, andererseits über diese hinausgehen, indem sie allgemeine logische Begriffe ‚idealisierend' verwenden. Der Vorgang des Verstehens der Natur sowie auch die Beglückung, die der Mensch beim Verstehen, d. h. beim Bewußtwerden einer neuen Erkenntnis empfindet, scheint demnach auf einer Entsprechung, einem Zur-Deckung-Kommen von präexistenten inneren Bildern der menschlichen Psyche mit äußeren Objekten und ihrem Verhalten zu beruhen. Diese Auffassung der Naturerkenntnis geht bekanntlich auf Plato zurück und wird, wie wir sehen werden, auch von Kepler in sehr klarer Weise vertreten. Dieser spricht in der Tat von Ideen, die im Geist Gottes präexistent sind, und die der Seele als dem Ebenbild Gottes mit-ein-erschaffen wurden."

„Diese Urbilder, welche die Seele mit Hilfe eines angeborenen Instinktes wahrnehmen könne, nennt Kepler *archetypisch*. Die Übereinstimmung mit den von C. G. Jung in die moderne Psychologie eingeführten, als „Instinkte des Vorstellens" funktionierenden „urtümlichen Bildern" oder *Archetypen* ist eine sehr weitgehende. Indem die moderne Psychologie den Nachweis erbringt, daß jedes Verstehen ein langwieriger Prozeß ist, der lange vor der rationalen Formulierbarkeit des Bewußtseinsinhaltes durch Prozesse im Unbewußten eingeleitet wird, hat sie die Aufmerksamkeit wieder auf die vorbewußte, archaische Stufe der Erkenntnis gelenkt. Auf dieser Stufe sind an Stelle von klaren Begriffen Bilder mit starkem emotionalem Gehalt vorhanden, die nicht gedacht, sondern gleichsam malend geschaut werden. Insofern diese Bilder ein ‚Ausdruck für einen geahnten, aber noch unbekannten Sachverhalt' sind, können sie entsprechend der von C. G. Jung aufgestellten Definition des Symbols auch als symbolisch bezeichnet werden. Als *anordnende* Operatoren und Bildner in dieser Welt der symbolischen Bilder funktionieren die Archetypen eben als die gesuchte Brücke zwischen den Sinneswahrnehmungen und den Ideen[21] und sind demnach auch eine notwendige Voraussetzung für die Entstehung einer naturwissenschaftlichen Theorie. Jedoch muß man sich davor hüten, dieses a priori der Erkenntnis ins Bewußtsein zu verlegen und auf bestimmte rational formulierbare Ideen zu beziehen (Pauli 1952, S. 112–113)."

Diese Erkenntnisse von Kepler, Pauli und Jung stehen im Übrigen nicht im Widerspruch zu den Erfahrungen des Kinderpsychologen Jean Piaget (1896–1980), als er schrieb:

„Understandably, the only means of explanation at our disposal is a continuous attribution of our own mental processes to analogs we believe we find again in the real world (Piaget 1972, S. 27)."

Kurzum, Gleiches kann nur Gleiches erkennen oder, um es mit Johann Wolfgang von Goethe (1749–1832) zu sagen:

„Wär' nicht das Auge sonnenhaft,
Die Sonne könnt' es nie erblicken;
Läg' nicht in uns des Gottes eigne Kraft,
Wie könnt' uns Göttliches entzücken?"
(Goethe 1944)

[21] Es wäre interessant, den Begriff des Archetyps mit dem der Qualia zu vergleichen.

Ähnliche Überlegungen wie oben lassen sich noch weiterführen. Wir können sowohl im Bereich der äußeren, kollektiven oder objektiven Welt als auch der inneren, persönlichen oder subjektiven Welt der Vorstellung von Bewusstsein[22] sprechen. Im ersten Fall neigen wir oft eher dazu, von *Bewusstsein von* und im zweiten Fall von *Selbstbewusstsein* im philosophischen Sinn zu sprechen. Den verantwortlichen Akteur, in dem dieses Bewusstsein von und das Selbstbewusstsein lokalisiert sind, nennen wir: das *Ich*. Wir können uns aber auch unseres eigenen Bewusstseins und sogar der Tatsache bewusst sein, dass wir uns unseres eigenen Bewusstseins bewusst sind, und so weiter, in einer unendlichen Fortsetzung wie die gegenseitige Reflexion von Bildern zwischen zwei parallelen Spiegeln, die sich gegenüberstehen, sodass die Idee eines einfachen Selbstbewusstseins allein nicht ausreicht, ohne eine endlose Rekursion desselben. Die unmittelbare Erfahrung zeigt, dass diese unendliche Reihe eines sich gegenseitig wiederspiegelnden Selbstbewusstseins anscheinend zu einer Grenze konvergiert, die man das *Selbst* nennen könnte – s. Kap. 1, Abschn. „Das Prinzip vom psychophysikalischen Parallelismus" und „Reflexionen zur unendlichen Regression des verborgenen Beobachters".[23]

Die beschriebene Rekursivität lässt sich auch im Alltag feststellen: Das Subjekt der bewussten Beobachtung wird von den beobachteten Dingen beeinflusst, die wiederumg durch den Akt der Beobachtung beeinflusst werden. Auf die Gefahr hin, zu sehr zu vereinfachen, könnten wir sagen, dass das Objekt, d. h. der gesamte Inhalt des physikalischen Bereichs auf der „anderen Seite" des Von-Neumann-Erkenntnisfensters, dem Geist des Subjekts seine *angeborene numerische Regelmäßigkeit*[24] gezeigt hat, sodass der Geist des Subjekts das Objekt erkannt hat.

Es bleibt die Frage, ob es neben der Einheit Beobachter-Beobachtetes nicht noch eine weitere Einheit gibt, die auch der Erkenntnistheorie der Physik zugänglich ist, nämlich die von Ibn 'Arabî direkt angesprochene mythopoetische Einheit Schöpfer-Geschöpf. Die Untersuchung dieser und verwandter Fragen kann dazu beitragen, einen Gedankengang aus dem Bereich der Physik zurück in den mythischen Bereich der Religion zu führen und damit den offenen Gedankenkreis zu schließen, den die

[22] Hier ist der Begriff des *Bewusstseins* (oder die Verwendung des Wortes *bewusst* als Adjektiv) gleichbedeutend mit dem Begriff *des Zustands (oder der Eigenschaft), Bewusstsein zu haben*. Für ähnliche Ideen, wie die Begriffe *Bewusstsein* und *Bewusstheit* unterschieden und im Sinne der Jung'schen Psychologie verstanden werden können, wird der Leser auf die folgenden hervorragenden Studien von K.W. Bash verwiesen: (Bash 1949; 1955, Teil I, Kap. 1 & 2, S. 1–29; 1961; 1983, Teil I, Kap. 1 & 2, S. 1–11).

[23] Ganz ähnliche Gedanken hat bereits K.W. Bash in seinem Aufsatz über die Harmonie der beiden Gehirnhälften mit fast denselben Worten ausgedrückt – siehe (Bash 1985, S. 287).

[24] Siehe die *Regelmäßigkeiten im psychischen Bereich*, auf die sich Niels Bohr im Hinblick auf *das Problem der Kausalität physikalischer Phänomene* bezieht (Bohr 1929). Dementsprechend könnten wir sowohl die *angeborene numerische Regelmäßigkeit des Geistes* als auch die *inhärente Kausalität der physikalischen Phänomene* als die *numerische Natur* des Subjekts bzw. des Objekts bezeichnen.

vorliegende Arbeit aufzeigt. Dennoch darf man nicht aus den Augen verlieren, dass manche Fragen besser mit dem Herzen – Gefühl, Intuition, Vorstellung – als mit dem Kopf zu denken sind. Und das *Denken mit dem Herzen* führt in erster Linie zu Veränderungen im Dienste des Überlebens und nicht zu Antworten.

Zahl, Wort und die Realität

Zum Abschluss möchte ich meinen Mentor Gottfried Falk (1922–1991) aus dem Vorwort zu seinem Meisterwerk *Physik: Zahl und Realität – Die begrifflichen und mathematischen Grundlagen einer universellen quantitativen Naturbeschreibung – Mathematische Physik und Thermodynamik* zitieren (Falk 1990, S. ix, x):

> „Die Wissenschaft Physik trat ihren Weg an mit dem Ziel, die Welt und das Geschehen in ihr in Form mathematischer Gesetze zu begreifen. Diese Gesetze schienen unlösbar verknüpft mit einem Weltbild, das auf Beobachtung und Experiment sowie die mathematische Fassung der durch diese gewonnenen Erfahrungen gegründet schien. Nach allgemeiner Überzeugung kam diesem Weltbild ein Grad von Zuverlässigkeit zu, der sonst nur mathematischen Wahrheiten zugestanden wird. Diese Sicht der Physik war bis zum Beginn unseres Jahrhunderts praktisch unangefochten. … Mehr und mehr mußte sie abgeändert und um ad hoc-Annahmen ergänzt werden, die keine intuitiv begreifbare Eigenevidenz besaßen, sondern die allein durch die neuen mathematischen Beschreibungsmittel erzwungen wurden. … Sie wurde mehr und mehr zum *Modell,* d. h. zur begrenzten, nur noch speziellen Zwecken dienenden, jedoch verallgemeinerungsunfähigen Illustration. … Im Gegensatz zur mathematischen Naturwissenschaft des 18ten und 19ten Jahrhunderts hat die moderne Physik gar kein Weltbild im gewohnten Sinn des Wortes mehr anzubieten. … *Ein mathematisch naturwissenschaftliches Bild der Welt, das logische Verbindlichkeit besitzt, kann es gar nicht geben.*“
>
> „Das bedeutet nicht, daß die Physik unserer Zeit nicht nach wie vor reale Phänomene in quantitative Zusammenhänge zu bringen sucht. … Die Zusammenhänge führen jedoch nicht zu einer Gesamt-*Schau,* zu einem *Bild* der Welt, das auch ohne Mathematik verständlich und (a priori) einleuchtend ist. … *Unsere Erfahrung mit der Realität schlägt sich naturwissenschaftlich quantitativ allein in Beziehungen nieder, die zwischen erfundenen Begriffen bestehen – oder vielmehr von uns so festgelegt werden, daß sie die realen Erfahrungen wiedergeben –, nicht aber in Bildern, die wir uns von diesen Begriffen machen.*“
>
> „… Wo sie sich nicht mehr auf die intuitive Anschauung, auf (vermeintlich) apriorische Gewißheiten, sondern nur noch auf das mathematische Denken stützen kann, führt sie nicht zu logisch zwingenden bildhaften Begriffen, somit auch nicht zu einem Weltbild, sondern nur zu mathematischen Begriffsstrukturen, deren Verbindlichkeitsanspruch allein in der Logik ihrer Konstruktion liegt.“
>
> „Die Wandlung, die wir in der mathematischen Naturwissenschaft erleben, ist, so behaupte ich, der Schritt von der naiv-idealisierenden Anschauung zum mathematischen Denken. …“

Im Geist von Gottfried Falk kann die Weisheit der Physik objektiv nur mit Formeln begriffen werden. Im Geist des vorliegenden Werks kann sie subjektiv nur mit Metaphern begriffen werden. Und wie meine Mentorin für meine Ausbildung zum Tiefenpsychologen, Aniela Jaffé (1903–1991), einst sagte:

„Das Gegenteil von einer Wahrheit ist eine Falschheit,
aber das Gegenteil von einer Weisheit ist auch eine Weisheit!"

Ein quantenphysikalisches Märchen: Fünf Anekdoten aus der Welt des paranoiden Armbrustschützen Quantus Mechanicus

Ich erzähle nun das Märchen vom paranoiden Armbrustschützen *Quantus Mechanicus*, um die Logik der Quantenphysik begreiflich zu machen und zu illustrieren.

Es gab einmal einen Armbrustschützen mit dem Namen *Quantus Mechanicus*.

Verletzung von Objektivität: Quantus' empirische Welt

Quantus ist – philosophisch gesehen – eine Art Solipsist: Er glaubt, dass etwas sicher nur dann existiert, während er es mit seinen eigenen Sinnen wahrnehmen kann. Immer wieder erlebt er, dass Dinge auftauchen, obwohl sie gerade aus seiner Wahrnehmung – und damit aus seiner Welt – verschwunden waren. Er versteht es so, dass die Dinge immer wieder neu erschaffen werden, um ihn zu ärgern oder zu erfreuen. Die Dinge, die ihn ärgern, werden vom Teufel erschaffen, alles andere von Gott. Er denkt also z. B. *„Wenn Gott will, erscheint meine Frau irgendwann mal wieder, und zwar mit dem Einkauf vom Markt!"* Durch den Glauben an Gott und den Teufel, die die Dinge stets aufs Neue kreieren oder verschwinden lassen, kommt er gut zurecht mit seiner Auffassung einer im Prinzip nicht objektiven Realität.

Erst ca. 1000 Jahre später werden Physiker die fehlende Objektivität der Quantenwelt mit Elementarteilchen im Labor wissenschaftlich bestätigen können.

Quantenverschränkung und die Verletzung von Lokalität: Quantus und die magischen Münzen

Nun hat *Quantus* wiederholt die Erfahrung gemacht, dass, wenn er den Zapfhahn aufdrehte, das Bier vom Fass immer nur in seinen Becher floss – nie strömte es in den Becher seines Nachbarn. Oder anders ausgedrückt: das Bier fließt lokal vom Fass durch den dazwischenliegenden Raum zum Becher. Von einem Philosophen erfuhr er, dass man so etwas *Lokalitätsprinzip* nennt.

Und so verhält es sich auch mit der Information. Wenn ihm nicht jemand etwas direkt ins Ohr flüstert, kann er die Botschaft nicht kennen. Trotzdem hat er von Zeit zu Zeit Eingebungen, z. B. dass ein Kumpel sich in Gefahr befinden könnte. Wenn er nur rasch genug zu ihm eile, könne er ihn unter Umständen sogar retten. Daher kommt es ihm so vor, als wenn die Welt das Gesetz der *Lokalität* nicht immer befolge, d. h. manchmal scheint er mit anderen irgendwie magisch *verschränkt* zu sein. Ab und zu hat er solche Intuitionen auch, ohne dass ein anderer *Quantus*' Hilfe braucht, und hin und wieder stirbt ein guter Freund, den er wohl hätte retten können, wenn er es nur geahnt oder gar gewusst hätte …

Quantus Mechanicus und seine Freundin, die Prinzessin von Wellenfeld, konnten sich immer nur heimlich am Sonntag verabreden. Sie nahmen stets unterschiedliche Routen, wobei sie sich letztlich entweder in der Nähe von seinem oder von ihrem Schloss trafen. Briefverkehr war eher unzuverlässig, und sie stritten immer wieder darüber, wer am nächsten Sonntag zu wem reiten sollte. Gott sei Dank findet er eines Tages ein Paar *Quantenmünzen*, die sein Ringen mit dem Problem: *Lokalität* oder *Nichtlokalität* mindestens teilweise lösen. Normale Münzen haben eine Fifty-fifty-Wahrscheinlichkeit für *Kopf* oder *Zahl* nach einem Wurf, sodass zwei normale Münzen auch nur mit 50-prozentiger Wahrscheinlichkeit beide mit *Kopf* oder beide mit *Zahl* auf dem Tisch landen, oder, was für uns bald noch interessanter sein wird, beide entgegengesetzte Resultate aufzeigen: *Kopf* beim einen und *Zahl* beim anderen; *Zahl* beim einen und *Kopf* beim anderen. Quantenmünzen sind verschränkt. Das bedeutet, dass wenn die eine Münze auf *Kopf* landet, hat die andere *immer* das Resultat *Zahl*, und vice versa: wenn die eine Münze auf *Zahl* landet, hat die andere *immer* das Resultat *Kopf*.

Da sie ziemlich weit voneinander entfernt lebten (ohne Mobiltelefone und ohne WLAN), machten sie Folgendes miteinander ab:

> *Quantus* gab der Prinzessin eine seiner beiden Quantenmünzen und behielt die andere für sich. Irgendwann vor dem nächsten Sonntag sollten sie unabhängig voneinander ihre jeweilige Münze werfen und das Resultat notieren. Wer auch immer *Zahl* bekam – so die Abmachung –, sollte am kommenden Sonntag zur anderen Person reiten, da es eine 100-prozentige Garantie gab, dass die andere Person sodann *Kopf* bekäme und bei sich zu Hause auf den anderen wartete. So trafen sie mit 100-prozentiger Wahrscheinlichkeit immer am richtigen Ort zusammen.[25]
>
> Mit normalen Münzen hätte es nur in der Hälfte der Münzwürfe mit einer Begegnung (50 % der Fälle) geklappt: Während der anderen Hälfte der Zeit blieben beide entweder jeder bei sich zu Hause sitzen (zweimal *Kopf* – 25 % der Fälle) oder beide gingen jeweils zum anderen Ort (zweimal *Zahl* – 25 % der Fälle).

Trotz der Erfolgsrate von 100 % wird kein Signal, d. h. keine Information, zwischen *Quantus* und der *Prinzessin von Wellenfeld* bzw. von der einen zur anderen Münze geschickt. Mit anderen Worten können weder *Quantus* noch seine Geliebte ihre

[25] Wirft *Quantus* zuerst „Kopf " oder „Zahl", wird *Prinzessin von Wellenfeld* „Zahl" bzw. „Kopf" bekommen. Gleiches gilt umgekehrt, falls *Prinzessin von Wellenfeld* ihre Münze früher wirft als *Quantus*. (Das ist nochmals dasselbe Beispiel wie das von Annette und Bruno im Kap. 5, Abschn. „B2) Der Messprozess zerstört die Verschränkung („quantum entanglement") zwischen raumzeitlich getrennten Seinsmöglichkeiten" und das von Hans und Olga weiter oben im Abschn. „Die Bell'sche Ungleichung und Quantenmünzen". Es wird hier aus didaktischen Gründen ein drittes Mal wiederholt).

Münze benutzen, um der anderen Person ihre Absicht zu schicken, wo sie sich das nächste Mal treffen wollen. Obwohl ein Smartphone in dieser Hinsicht irgendwie praktischer zu sein schiene, bräuchte es doch eine Energiequelle, aber Batterien hatten *Quantus* und seine Angebetete zu jener Zeit nicht. So kamen sie mit ihrem Quantenmünzen-Arrangement ganz gut aus, ja vielleicht sogar besser als mit einem Smartphone, denn dieses hätte ihnen die Entscheidung nicht abgenommen.

Erst ca. 1000 Jahre später werden Physiker die fehlende *Lokalität* der Quantenwelt mit Elementarteilchen im Labor über das Phänomen *Quantenverschränkung* wissenschaftlich bestätigen können.

Und auch erst ca. 1000 Jahre später werden Physiker die Tatsache eines fehlenden *Lokalrealismus,* d. h. die Kombination von *Objektivität* und *Lokalität* mit Elementarteilchen im Labor wiederholen können (Giustina et al. 2013; Ramelow et al. 2013)!

Dass *Lokalrealismus,* d. h. die Kombination von *Objektivität* und *Lokalität,* in seiner Welt verletzt wird, hat *Quantus* nie besonders gestört. Anders ist es aber mit seinem Sexleben!

Unbestimmtheitsprinzip: Quantus und die „glitschige" Prinzessin

Das traurige an dieser Liebschaft ist doch, dass *Quantus* sich der Existenz seiner Prinzessin nur sicher ist, solange er sie mit seinen Sinnen erfassen kann. Lässt er ihre Hand los und schaut weg, hört er ihre Stimme und riecht er ihr Parfüm nicht mehr, so weiß der arme Kerl nicht mehr, ob es sie überhaupt noch gibt. Selbst wenn er weiß, dass sie mittags immer auf ihrem Thron sitzt und er sich ihr stetig nähert, um sie zu küssen, glitschig wie sie ist, entgleitet sie ihm laut dem Unbestimmtheitsprinzip (s. Gleichung (2) im Kap. 4, Abschn. „Die Unschärferelation bzw. das Unbestimmtheitsprinzip in der Quantentheorie und in der Psychologie“). Und jedes Mal wenn *Quantus* sein Herzblatt in den Arm nehmen will, entgleitet die Prinzessin umso mehr, je fester er sie packt. In der Sprache der heutigen Zeit: Je genauer er ihre GPS-Koordinaten, z. B. mithilfe der App *„Find my wife“*, eruiert, desto weniger weiß er, wie schnell und in welche Richtung sie gerade weiterfährt. Und ebenso vollzöge sich auch der Akt zur Erhaltung der Spezies leider nur „nicht lokal“ – mithilfe von Verschränkung? – in der für uns eher lustlosen Quantenwelt von *Quantus.* Eine genaue Erklärung, wie das vor sich ginge, würde den Rahmen dieser Arbeit sprengen.

Erst ca. 1000 Jahre später werden Physiker das Unbestimmtheitsprinzip der Quantenwelt mit Elementarteilchen im Labor wiederholen können.

Doppelspaltexperiment: Quantus schützt das Schloss

Quantus muss die eine Seite des Schlosses durch zwei getrennte, etwas auseinanderliegende Fensteröffnungen verteidigen (Abb. 8.1).

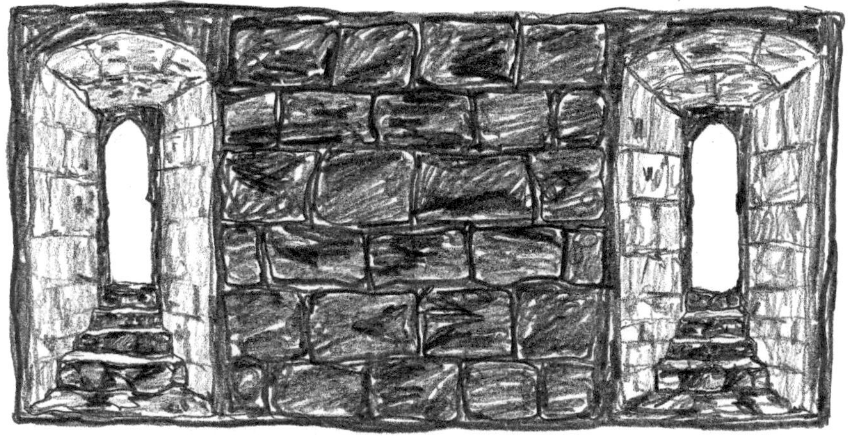

Abb. 8.1 Zwei schmale Fenster im Schloss

Abb. 8.2 Die Verteilung der Pfeile außerhalb des Schlosses

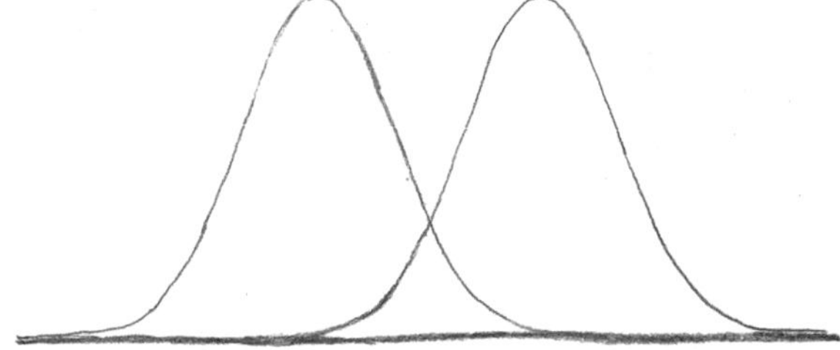

So rennt er hin und her zwischen den zwei Fenstern, aber das ist ziemlich aufwendig. Er entschließt sich deshalb, einfach etwas weiter weg von den beiden zu stehen und sodann entweder links oder rechts aus den Fenstern zu schießen. Seine Pfeile kommen auf dem Feld in zwei mehr oder weniger getrennten Haufen an (Abb. 8.2).

Zufrieden mit dieser einfachen Lösung, heuert er einen Knecht an und instruiert ihn, Position etwas weiter weg von den beiden Fenstern zu beziehen und den ganzen Tag lang einfach links oder rechts Pfeile durch die Fenster zu schießen, um das Ausmaß der Verteidigung auf dieser Seite des Schlosses abzuschätzen. Der Knecht führt die Aufgabe brav aus, langweilt sich aber bald.

Schmarotzer, der er ist, lässt der Knecht sodann, seinen blinden Bruder den Job zum halben Lohn fortführen. Selbstverständlich werden mehr Pfeile als beim Knecht selbst an der Innenwand des Schlosses zwischen den zwei Fenstern abprallen, aber das ist ihm egal, solange der blinde Bruder nur schnell schießen kann und genug Pfeile außerhalb des Schlosses ankommen. Also lässt der Knecht den Blinden für sich arbeiten und geht ein Bier trinken.

Auf dem Rückweg sieht er zu seinem Erstaunen folgende Verteilung der Pfeile auf dem Feld vor dem Schloss (Abb. 8.3).

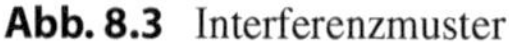

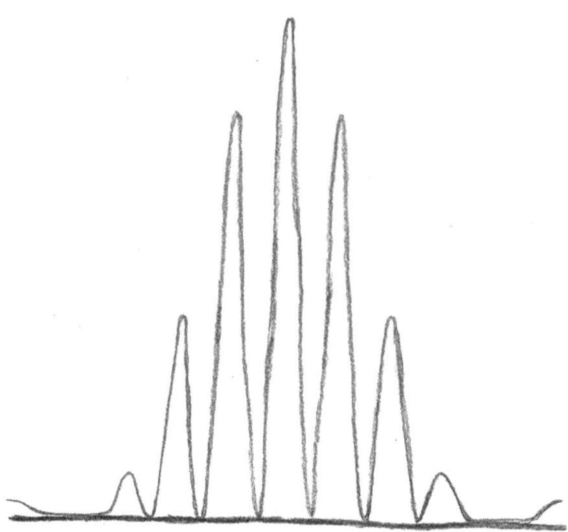

Abb. 8.3 Interferenzmuster

Sein Boss, *Quantus*, ist höchst begeistert von dem Resultat, da die Verteidigung so viel effizienter ist, als er selbst sie je hätte erreichen können. Kurz entschlossen heuert er den Knecht für die ganze Woche an.

Am folgenden Tag, nachdem alle Pfeile wieder eingesammelt wurden, instruiert der Knecht seinen blinden Bruder, genauso wie am ersten Tag zu schießen und lässt ihn wieder allein, um sein Bier zu trinken. Diesmal tut der Knecht aber nur so; vielmehr kommt er zur Kontrolle zurück und beobachtet den Blinden klammheimlich durch ein Guckloch in der Wand: Er will herausfinden, wie sein Bruder die Pfeile auf die ganze Breite verteilen kann. Der Knecht zählt sorgfältig die Pfeile, die der Blinde durch die rechte oder die linke Fensteröffnung schießt; und als er nach der Übung aufs Feld geht, kann er es nicht fassen: Da liegen die Pfeile auf dem Feld in zwei mehr oder weniger getrennten Haufen (Abb. 8.2), genauso wie am allerersten Tag, als er selbst die Pfeile willkürlich links und rechts durch beide Fenster geschossen hatte.

Der Knecht versteht nicht, was da geschieht, zumal sein blinder Bruder genauso handelt wie am Tag zuvor (und er ahnt ja wahrscheinlich nicht, dass er beobachtet wird). Und trotzdem entsteht kein Interferenzmuster. Warum nicht? Das ist doch erstaunlich. Auch wenn der „Beobachter" in diesem Fall der Knecht ist. Die Quantenwelt von *Quantus Mechanicus* ist schon irgendwie eigenartig …

Am dritten Tag bleibt der Knecht wieder neben seinem blinden Bruder im Schloss und schießt selbst auch wieder Pfeile durch die zwei Fenster. Wieder resultieren zwei Haufen (Abb. 8.2). Richtig verärgert schließt er seine Augen und schießt einfach wild um sich, links und rechts und rechts und links, ohne dabei etwas zu denken und siehe da: Da ist sie wieder, die wundersame Verteilung (Abb. 8.3).

Erst ca. 1000 Jahre später werden Physiker dieses Resultat mit Licht (Photonen) im Labor mithilfe des Doppelspaltexperiments wiederholen können!

Von-Neumann-Erkenntnisfenster: Quantus erfasst das Königreich

Der fünfte Punkt bringt uns zum Ausgangspunkt zurück. Obwohl in *Quantus*' Welt die *Prinzipien der Objektivität und der Lokalität* nicht gelten, Dinge sich immer wieder eher glitschig verhalten und einzelne Körper, wie z. B. seine Armbrust-Pfeile wie einzelne Wasserwellen mit sich selbst interferieren können, herrscht doch eine gewisse Logik. Nehmen wir z. B. an, dass ein Bote sich auf den Weg zu *Quantus*' Schloss macht. In *Quantus*' Welt existiert der Bote gar nicht, bis er von *Quantus* gesehen wird. Dasselbe gilt für den Brief, den der Bote in der Hand trägt und auch für die Botschaft darin, z. B. eine Kriegserklärung eines anderen Königreichs oder ein Angebot zur Zusammenarbeit.

So könnte *Quantus* denken, dass es einen Unterschied macht, ob er den Boten zuerst aus der Ferne von einem Wachturm aus sieht oder erst wenn er in den Schlosshof reitet. Vielleicht gäbe es eine andere Botschaft, je nachdem wann *Quantus* den Boten durch seine Beobachtung existieren lässt bzw. zum Leben erweckt. In der Tat muss *Quantus* mehrere Jahrhunderte warten, bis der Mathematiker und Physiker Johann von Neumann ihm beweisen kann, dass eine Beobachtung irgendwann gemacht werden muss, dass aber das Resultat immer gleich sein wird, unabhängig davon, ob er sie an der Staats- oder an der Schlossgrenze macht.

Lebt *Quantus Mechanicus* in einer Quantenwelt oder in einer Trance oder ist er einfach verrückt (Abb. 8.4) (**Say-Day 27:** „Qubit-Trance" (Audio_27)?

Wie man die Ideen der Quantenphysik mit Hypnose verbinden kann, möchte ich anhand einer Trance demonstrieren, die ich Qubit-Trance: „Loch in der Hand" nenne.

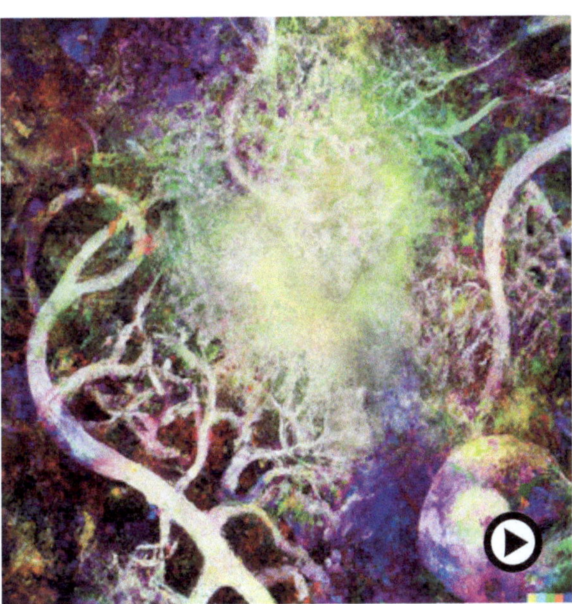

8.4 Qubit-Trance: „Loch in der Hand" (▶ https://doi.org/10.1007/000-fnr)

Zur Erinnerung: Ein Qubit ist ein komplexer, merkwürdig synchronisierter Quantenzustand, der in jedem Augenblick gleichzeitig in zwei unabhängigen Zuständen ist, z. B. ein Paar von synchron gegenseitig wirbelnden Münzen. Bei dieser Trance ist das Qubit *„Ich schaue durch ein Loch in meiner Hand!"* eine visuelle Zusammenstellung von zwei Bildern bzw. von zwei verschiedenen Aufmerksamkeitszuständen: *„Ich blicke in die Ferne durch ein Loch!"* und *„Ich blicke auf meine Handfläche in der Nähe!"* Um die beiden widersprüchlichen optischen Eindrücke: offene rechte Handfläche und Bild hinter dem „Handtunnel" der linken Hand in ein einziges, sinnvolles Bild zu bringen, findet das Gehirn eine eigene Lösung: Es konstruiert ein „Loch" in die rechte Handfläche! Dieses Bild entspricht einem Qubit in der Quantenphysik, wobei zwei verschiedene Vorstellungen: eine Fläche und ein Tunnel gleichzeitig existieren.

„E s folgt eine hypnotische Trance mit Ideen aus der Quantenphysik."

„Zunächst einmal erlebst du dich hier und jetzt, wo auch immer du gerade bist, und du machst es dir so bequem wie möglich. Du atmest langsam ein und etwas langsamer wieder aus ... und bei der Ausatmung machst du dich schwer ... Während du so mit offenen Augen in Ruhe ein- und etwas langsamer wieder ausatmest und immer schwerer wirst, vergegenwärtige dir mit offenen Augen deine aktuelle Situation in allen Sinneskanälen aus deiner Ich-Perspektive: visuell – „Was sehe ich?"; akustisch – „Was höre ich?"; olfaktorisch – „Wie duftet es?"; gustatorisch – „Was schmecke ich?"; kinästhetisch/haptisch – „Was spüre ich auf der Haut? Wärme? Kühle? Sitze ich bequem?"

1. *„Schließe bitte Daumen und Zeigefinger der linken (oder der rechten) Hand zu einem Kreis, die anderen drei Finger dahinter, sodass eine Art ‚Handtunnel' entsteht, zu dem der Kreis sozusagen der Eingang ist."*
2. *„Die rechte (oder die linke) Hand hältst du senkrecht nach oben, die Finger sind eng nebeneinanderliegend ebenfalls nach oben gestreckt, und die Handfläche zeigt in Richtung Gesicht."*
3. *„Halte nun den Kreis aus Daumen und Zeigefinger der einen Hand, sozusagen den Eingang des ‚Handtunnels', so gegen die innere Kante der anderen Hand, dass beide Hände sich berühren: Die Fingernägel des Zeigefingers und des Daumens des linken ‚Handtunnels' stoßen an das Grundgelenk des kleinen Fingers der rechten Hand."*
4. *„Als Nächstes fixierst du einen Gegenstand in der weiten Ferne und hebst dann die beiden positionierten Hände – der ‚Handtunnel' der linken Hand ist über das Grundgelenk des kleinen Fingers mit der rechten senkrechten Hand verbunden – in einer Entfernung von ca. 20 cm vor die Augen, während du die ganze Zeit mit offenen Augen auf den Gegenstand in der Ferne schaust* (Abb. 8.5).*"*
5. *„Siehst du das ‚Loch' in der Handfläche? Siehst du vielleicht noch ein zweites Loch neben dem Loch in der Handfläche? Schau einfach weiter durch das Loch in der Handfläche auf den Gegenstand jenseits dieses Lochs. Siehst du immer noch den Gegenstand oder hat sich etwas verändert ... was siehst du durch das Loch in der Handfläche? Und du schaust immer weiter in die Ferne ... mit geöffneten Augen wirst du noch während drei Minuten durch das Loch in die Ferne schauen ... was auch immer du siehst ... vielleicht entdeckst du ganz ver-*

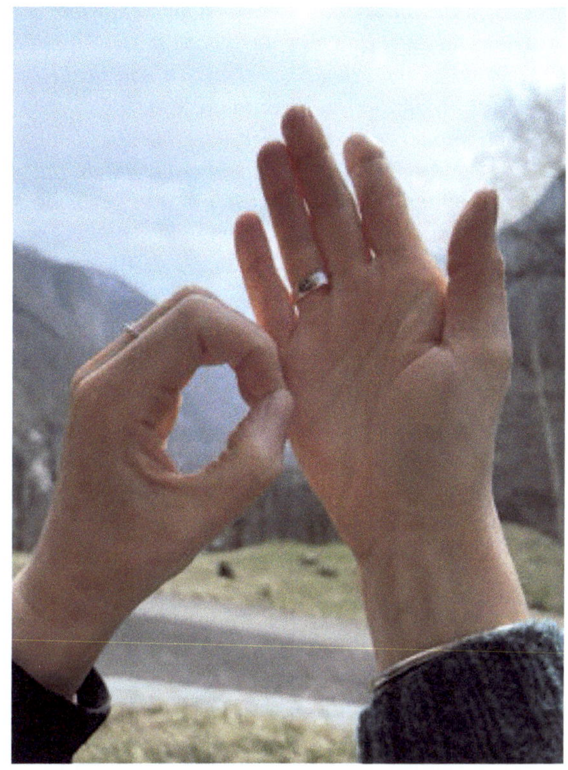

Abb. 8.5 *Vorbereitung für die Qubit-Trance.* Fixieren Sie einen Gegenstand in der weiten Ferne und heben Sie dann die beiden positionierten Hände („Handtunnel“ der linken Hand verbunden über das Grundgelenk des kleinen Fingers mit der rechten senkrechten Hand) in einer Entfernung von ca. 20 cm vor das Gesicht, während Sie die ganze Zeit mit offenen Augen auf den Gegenstand in der Ferne schauen.

schiedene Dinge … oder alles sieht sehr ähnlich aus … vielleicht hörst du auch etwas, wenn du so mit offenen Augen in die Ferne schaust … oder du nimmst einen besonderen Duft wahr … oder du schmeckst etwas Bekanntes oder Neuartiges … wenn du noch weiter in die Ferne schaust mit offenen Augen …“
„… und ich weiß nicht, was du jetzt gerade jetzt siehst, wenn du mit offenen Augen durch das Loch in der Hand in die Ferne schaust … und du spürst eine wohltuende Entspannung, eine immer schwerere Schwere … oder auch eine immer leichtere Leichtigkeit … gut … und was auch immer du siehst jenseits des Lochs in der weiten Ferne durch das Loch in der Hand … du spürst eine wohltuende immer tiefere Entspannung … gut …“
(drei Minuten lang wiederholen)

6. *„Gerne kannst du jetzt die Augen schließen und die Arme senken … und du spürst eine sehr tiefe, wohltuende Entspannung … gut …“*
7. *„Verweile dort, wo auch immer du dich befindest, und erlebe dich und deine wohltuende Leichtigkeit oder Schwere, solange es dir gefällt.“*
8. *„Der Moment des Umschaltens zwischen zwei Realitäten – das physische Hier und Jetzt diesseits des Lochs und das geistige Dort und Dann auf der anderen Seite des Tunnels – ist wie der schmale Teil einer Sanduhr, dort, wo die Zeit zwischen Vergangenheit und Zukunft rieselt – wo alles passiert – im Hier und Jetzt des Dort und Danns!“*

9. *„Irgendwann wirst du von selbst merken, wann die Zeit gekommen ist, zurück ins Hier und Jetzt diesseits des Lochs in der Handfläche zurückzukommen. Erlebe dich selbst mit allen Sinneskanälen und denke an das nächstliegende Tun nach dieser Meditation, sodass du dieses mit Aufmerksamkeit und Motivation erfolgreich anpacken kannst. Und jetzt, mit drei oder vier t-i-e-f-en Atemzügen langsam die Augen wieder aufmachen ... frisch, putzmunter und pudelwohl ... dich strecken und recken und wieder hinaus in den weiteren Tag gehen, voller Zuversicht, Vertrauen und Mut."*

Ausklang Kap. 8

Weder Physiker noch Mystiker können das Sein und die Welt als Ganzes für uns Menschen wirklich fassbar, erklärbar und verstehbar machen. Die Einsicht in die Begrenztheit des menschlichen Denkvermögens führt uns vor Augen, dass wir nicht alles benennen, beschreiben und nachvollziehen können. Wir können aber ehrfürchtig über die unbegreiflichen Wunder der Welt staunen, sie beobachten und über die Geheimnisse der Quantenphysik debattieren.

Literatur

Appleby DM (2005) The Kochen-Specker theorem. Stud His Philos Modern Phys 36:1–28
Aspect A (1999) Bell's inequality test: more ideal than ever. Nature 398:189–190
Aspect A, Grangier P, Roger G (1982) Experimental realization of Einstein-Podolsky-Rosen-Bohm Gedankenexperiment: a new violation of Bell's inequalities. Phys Rev Lett 49(2):91–94
Barrow JD, Tipler FJ (1988) The anthropic cosmological principle. Oxford University Press, Oxford
Bash KW (1949) Consciousness and the unconscious in depth and Gestalt psychology. Acta Psychol (Amst) 6:213–288
Bash KW (1955) Lehrbuch der allgemeinen Psychopathologie. Thieme, Stuttgart
Bash KW (1961) Introduction to General Clinical Psychopathology. Hans Huber, Berne
Bash KW (1983) Introduction to general clinical psychopathology. Hans Huber, Bern
Bash KW (1985) Hemisphärenharmonie. Anal Psychol 16:276–301
Bell JS (1964) On the Einstein Podolsky Rosen Paradox. Physics 1(3):195–200
Bell JS (1966) On the problems of hidden variables in quantum mechanics. Rev Mod Phys 38:447–452
Birkhoff G, von Neumann J (1936) The logic of quantum mechanics. Ann Math 37(4):823–843
Bohr N (1913) I. On the constitution of atoms and molecules. London, Edinburgh, Dublin Philos Mag J Sci 26(151):1–25
Bohr N (1929) Wirkungsquantum und Naturbeschreibung. Naturwissenschaften 17:483–486
Bouwmeester D, Pan KW, Mattle K, Eibl M, Weinfurter H, Zeilinger A (1997) Experimental Quantum Teleportation. Nature 390(11):575–579
Born M (1955) Statistical interpretation of quantum mechanics. Science 122(3172):675–679
Born M, Jordan P (1925) On quantum mechanics. Z Phys 34:858–888
Broglie L (1924) XXXV. A tentative theory of light quanta. London, Edinburgh, Dublin Philos Mag J Sci 47(278):446–458
Clauser JF, Shimony A (1978) Bell's theorem: experimental tests and implications. Rep Prog Phys 41:1881–1927

Compton AH (1923) A quantum theory of the scattering of X-rays by light elements. Phys Rev 21(5):483

Davisson C, Germer LH (1927) Diffraction of electrons by y crystal of nickel. Phys Rev 30(6):705–741

Einstein A (1905) Über einen die Erzeugung und Verwandlung des Lichtes betreffenden heuristischen Gesichtspunkt. Ann Phys 322(6):132–148

Einstein A (1969) Autobiographical notes. In: Schilpp PA (Hrsg) Albert Einstein: Philosopher-scientist, Bd 1. Open Court, La Salle, Illinois, S 1–94

Falk G (1990) Physik – Zwei Hände im Vordergrund, eine zeigt ein „OK" – Zeichen, die andere ist geöffnet. Im Hintergrund sind Berge und eine Straße zu sehen. Die Person trägt Ringe und ein Armband. Die Szene wirkt entspannt und natürlich. Bild Alt Text (Alternative text) Zahl und Realität. Die begrifflichen und mathematischen Grundlagen einer universellen quantitativen Naturbeschreibung. Mathematische Physik und Thermodynamik. Birkhäuser Verlag, Basel-Boston-Berlin

Gerlach W, Stern O (1922) Der experimentelle Nachweis der Richtungsquantelung im Magnetfeld. Z Phys 9(1):349–352

Giustina M, Mech A, Ramelow S, Wittmann B, Kofler J, Beyer J, Lita A, Calkins B, Gerrits T, Nam SW, Ursin R, Zeilinger A (2013) Bell violation using entangled photons without the fair-sampling assumption. Nature 497(7448):227–230

Goethe JW (Hrsg) (1944) Goethes Werke, Bd I. Birkhäuser, Basel

Golub, Robert, and Steven K. Lamoreaux (2024). A Retrospective Review of Von Neumann's Analysis of Hidden Variables in Quantum Mechanics. Academia Quantum 1(1). https://doi.org/10.20935/AcadQuant7311

Heisenberg W (1925) Quantum-theoretical re-interpretation of kinematic and mechanical relations. Z Phys 33:879–893

Hensen B, Bernien H, Dreau AE, Reiserer A, Kalb N, Blok MS, Ruitenberg J, Vermeulen RF, Schouten RN, Abellan C, Amaya W, Pruneri V, Mitchell MW, Markham M, Twitchen DJ, Elkouss D, Wehner S, Taminiau TH, Hanson R (2015) Loophole-free Bell inequality violation using electron spins separated by 1.3 kilometres. Nature 526(7575):682–686

Hermans SLN, Pompili M, Beukers HKC, Baier S, Borregaard J, Hanson R (2022) Qubit Teleportation between Non-Neighbouring Nodes in a Quantum Network. Nature 605(7911):663–668. https://doi.org/10.1038/s41586-022-04697-y

Hu X-M, Guo Y, Liu B-H, Li C-F, Guo G-C (2023) Progress in quantum teleportation. Nat Rev Phys 5(6):339–353

Ibn 'Arabî M (1980) The bezels of wisdom (Fusûs al-Hikam) (Austin RWJ, Übers). Paulist Press, Mahwah, NJ

Josephson BD (1974) The discovery of tunneling supercurrents. Science 184(4136):527–530

Kepler, Johannes. Weltharmonik (2006/1871). Übersetzung Max Caspar. R. Oldenbourg Verlag, München

Lenard P (1902) Ueber die lichtelektrische Wirkung. Ann Phys 313(5):149–198

Molina-Terriza G, Vaziri A, Ursin R, Zeilinger A (2005) Experimental Quantum Coin Tossing. Phys Rev Lett 94(4):040501. https://doi.org/10.1103/PhysRevLett.94.040501

von Neumann J (1932) Mathematische Grundlagen der Quantenmechanik. Springer, Berlin

Pauli W (1925) Über den Einfluß der Geschwindigkeitsabhängigkeit der Elektronenmasse auf den Zeemaneffekt. Z Phys 31(1):373–385

Pauli W (1952) Der Einfluss archetypischer Vorstellungen auf die Bildung naturwissenschaftlicher Theorien bei Kepler. In: Jung CG (Hrsg) Naturerklärung und Psyche. Rascher, Zürich

Piaget J (1972) Physical world of the child. Phys Today 25:27

Planck M (1900) Zur Theorie des Gesetzes der Energieverteilung im Normalspectrum. Verh Dtsch Phys Ges 2(17):237–245

Ramelow S, Mech A, Giustina M, Groblacher S, Wieczorek W, Beyer J, Lita A, Calkins B, Gerrits T, Nam SW, Zeilinger A, Ursin R (2013) Highly efficient heralding of entangled single photons. Opt Exp 21(6):6707–6717

Rilke RM (1998) Briefe an einen jungen Dichter, 44. Aufl. (1. Aufl. 1929). Insel, Berlin

Sauer M, Emmerich S (2009) Semiotik in Psychoanalyse, Psychotherapie und Neurologie – Bedeutung und Chance. Psychother Forum 17(4):145–150

Schmid GB (1988) The roles of knower & known in the Sufism of Ibn ‘Arabî, analytical psychology of C.G. Jung, quantum theory of John von Neumann: Concepts and logic with implications to the phenomena of psychogenic death & psychotherapy (Diploma thesis: C.G. Jung-Institut Zürich/Zentral Bibliothek Zürich, Hrsg). C.G. Jung-Institut Zürich, Zürich

Schmid GB (2006) Substance-like quantitites and their primary role in physics. Vortrag bei der Chinese Conference on Physics Education am 16.09.2006 in Shaoxing, China. Minhua Chen – Teacher Education Center, Shaoxing County, Shaoxing, China

Schmid GB (2015c) Klick! Warum wir manchmal etwas wissen, das wir eigentlich nicht wissen können. Orell-Füssli, Zürich

Schmid GB (2025) Selbstheilung durch Vorstellungskraft, 2. Aufl. Springer, Wien

Schrödinger E (1926) Quantisierung als Eigenwertproblem (Dritte Mitteilung) – Störungstheorie, mit Anwendung auf den Starkeffekt der Balmerlinien. Ann Phys 79:734

Schumacher B (1995) Quantum coding. Phys Rev A 51:2738–2747

Selleri F, Tarozzi G (1981) Quantum mechanics reality and separability. Rivista del Nuovo Cimento Serie 3 4(2):1–53

Seth AK (2015) The cybernetic Bayesian brain: from interoceptive inference to sensorimotor contingencies. Open Mind https://open-mind.net/papers/the-cybernetic-bayesian-brain?searchterm=bayesi. Zugegriffen am 12.08.2025

Shadbolt P, Vertesi T, Liang YC, Branciard C, Brunner N, O’Brien JL (2012) Guaranteed violation of a Bell inequality without aligned reference frames or calibrated devices. Sci Rep 2:470

Wheeler JA (1990) Information, physics, quantum: the search for links. In: Zurek WH (Hrsg) Complexity, entropy, and the physics of information. Addison-Wesley, Redwood City, California

Wiseman H (2014) Physics: Bell’s theorem still reverberates. Nature 510(7506):467–469

Young T (1803) The Bakerian lecture. Experiments and calculation relative to physical optics. Philos Trans R Soc London 94:1–16

Zeilinger A (2000) Quantum teleportation. Sci Am 282(4):50–59

9 Nachwort

> *„Eine neue wissenschaftliche Wahrheit triumphiert nicht dadurch, dass sie ihre Gegner überzeugt und sie zur Einsicht bringt, sondern dadurch, dass ihre Gegner schließlich aussterben und eine neue Generation heranwächst, die mit ihr vertraut ist."*
>
> *– Max Planck (1858–1947), Nobelpreisträger für Physik (Planck 1949, S. 33–34)*

Der Mensch ist wohl eine seltsame, sich selbst liebende und heilende, wenn auch zeitlich begrenzte Uhr!

Es scheint mir, als wenn einzig der Tod die Liebe unsterblich zu machen vermag; und das Leben ist für den Tod die Art und Weise, sich selbst zu gebären.

In diesem Werk habe ich das Thema Bewusstsein aufgegriffen und eine Hypothese aufgestellt, wie und wo Quantenphänomene im menschlichen Gehirn stattfinden. Diese Hypothese macht es sinnvoll und möglich, eine Verwandtschaft zwischen zwei Gedankengebäuden samt ihren dazugehörigen Phänomenen – Quantenphysik und Psychologie, und hier vor allem Hypnose – aufzuzeigen. Die Teile der Struktur „Quantenphysik" werden auf bedeutungsgleichen Teilen der Struktur „Psychologie/Hypnose" umkehrbar eindeutig (bijektiv) abgebildet, eine Art von Isomorphismus von quantenphysikalischen Phänomenen mit Analogien, die man in der Psychologie vor allem in der Hypnose findet.

Umgeben von unzähligen Fehlversuchen fühlte ich mich endlich bereit, dieses Problem gründlich anzugehen. Die Forschung zeigt ja, dass es ausreicht, irrelevante, aber wissenschaftlich scheinbar fundierte Informationen eloquent in ansonsten fachlich schlechte Erklärungen einzubetten, um Menschen zu über-

G. B. Schmid, *Quantum-Mind-Hypothese*,
https://doi.org/10.1007/978-3-662-70831-6_9

zeugen (Weisberg et al. 2008). *„Umzingelt von flinken Sprechern, schweigt der Dichter"* hat die Schriftstellerin Gertrud von Le Fort (1876–1971) einst in einem Gedicht gesagt.[1] Mit diesem Buch hoffe ich, etwas Licht in den Schatten der kaum überschaubaren akademischen Konfusion zum Thema Quantenphysik und Bewusstsein zu bringen.

Literatur

Planck M (1948) Wissenschaftliche Selbstbiographie: mit einem Bildnis und der von Max von Laue gehaltenen Traueransprache, 2. Aufl. Barth, Berlin

Planck M (1949) Scientific autobiography and other papers. Philosophical Library, New York, NY, S 33–34. Das Zitat stammt aus Max Plancks Werk Wissenschaftliche Selbstbiographie, 1948 veröffentlicht (Planck 1948), die mir leider nicht vorliegt. Das Zitat habe ich dieser englischen Ausgabe (ISBN 0-8065-3075-8) entnommen und übersetzt: „A new scientific truth does not triumph by convincing its opponents and making them see the light, but rather because its opponents eventually die, and a new generation grows up that is familiar with it"

Weisberg DS, Keil FC, Goodstein J, Rawson E, Gray JR (2008) The seductive allure of neuroscience explanations. J Cogn Neurosci 20(3):470–477

[1] Meine sinngemäße Übertragung aus dem Gedicht „Gnade des Dichters" von Gertrud von Le Fort. Der eigentliche Text lautet: *„Stumm aber wird der Dichter geboren, sprachlos steht er im Kreise der flinken Sprecher …"*

Literatur

Aerts D (2014) Quantum theory and human perception of the macro-world. Front Psychol 5:554

Atmanspacher H (2004) Quantum theory and consciousness: an overview with selected examples. Discrete Dyn 8:51–73

Atmanspacher H, Basieva I, Busemeyer JR, Khrennikov AY, Pothos EM, Shiffrin RM, Wang Z (2020) What are the appropriate axioms of rationality for reasoning under uncertainty with resource-constrained systems? Behav Brain Sci 43:e2

Conte E (2010) On the possibility that we think in a quantum probabilistic manner. NeuroQuantology 8(4 /Suppl 1):S3–S47

Cousins N (1989) Belief becomes biology. Advances 6(3):20–29

Ebell H, Schuckall H (Hrsg) (2004) Warum therapeutische Hypnose? Fallgeschichten aus der Praxis von Ärzten und Psychotherapeuten. Pflaum, München

Einstein A, Podolsky B, Rosen N (1935) Can quantum-mechanical description of physical reality be considered complete? Phys Rev 47:777–780

Eisenberg HS, Khoury G, Durkin GA, Simon C, Bouwmeester D (2004) Quantum entanglement of a large number of photons. Phys Review Lett 93(19):193901

Falk G (1990) Physik – Zahl und Realität. Die begrifflichen und mathematischen Grundlagen einer universellen quantitativen Naturbeschreibung. Mathematische Physik und Thermodynamik. Birkhäuser Verlag, Basel/Boston/Berlin

Gargiulo GJ (2010) Mind, meaning, and quantum physics: models for understanding the dynamic unconscious. Psychoanal Rev 97(1):91–106

Lane N (2000) Medical constraints on the quantum mind. J R Soc Med 93(11):571–575

Litt A, Eliasmith C, Kroon FW, Weinstein S, Thagard P (2006) Is the brain a quantum computer? Cogn Sci 30(3):593–603

Mitterauer BJ, Kopp K (2003) The self-composing brain: towards a glial-neuronal brain theory. Brain Cogn 1(3):357–367

Nachman-Hunt N (2009) Quantum physics and mind-body medicine. Adv Mind Body Med 24(3):5

von Neumann J (1932) Mathematische Grundlagen der Quantenmechanik. Springer, Berlin

Neven H, Zalcman A, Read P, Kosik KS, van der Molen T, Bouwmeester D, Bodnia E, Turin L, Koch C (2024) Testing the conjecture that quantum processes create conscious experience. Entropy 26(6):460

Penrose R (1989) The emperor's new mind. Oxford University Press, Oxford

Pothos EM, Busemeyer JR (2012) Can quantum probability provide a new direction for cognitive modeling? Behav Brain Sci 36(3):255–274. Cambridge University Press

Revenstorf D, Peter B (Hrsg) (2015) Hypnose in Psychotherapie, Psychosomatik und Medizin: Manual für die Praxis, 3. Aufl. Springer, Heidelberg

Rosa LP, Faber J (2004) Quantum models of the mind: are they compatible with environment decoherence? Phys Rev E Stat Nonlin Soft Matter Phys 70(3 Pt 1):031902

Schaetz T (2015) Quantum physics: entanglement beyond identical ions. Nature 528(7582):337–338

Schlosshauer M (2019) Quantum decoherence. Phys Rep 831:1–57

G. B. Schmid, *Quantum-Mind-Hypothese*,
https://doi.org/10.1007/978-3-662-70831-6

Schmid GB (1983) A new approach to physics based upon substance-like quantities and their currents. Paper presented at the 7th international congress of logic, methodology and philosophy of science, Salzburg, Austria,11–16 July 1983, Salzburg, Austria
Schmid GB (1984) An up-to-date approach to physics. Am J Phys 52(9):794–799
Schmid GB (1986) A new approach to traditional physics. Phys Teach 24(6):349–352
Schmid GB (2006) Substance-like quantities and their primary role in physics. Minhua Chen – Teacher Education Center of Shaoxing County, Shaoxing China
Schmid GB (2014) Verkörperte Intelligenz (Tagung „Reden reicht nicht? Bifokal-multisensorische Interventionstechniken" vom 01.–04. Mai 2014 in Heidelberg auf 3 CDs – Laufzeit 58, 55 und 50 Minuten, Artikel-Nr: MEG12-V1D, Ulrich B [Hrsg]). Auditorium-Netzwerk, Verlag für audiovisuelle Medien, Müllheim-Baden. https://www.auditorium-netzwerk.de/ar/verkoerperte-intelligenz-gary-bruno-schmid-100030676/?cat=suche_unk. Zugegriffen am 24.06.2025
Schmid GB (2015a) Heilung und Tod durch Suggestion. In: Revenstorf D, Peter B (Hrsg) Hypnose in Psychotherapie, Psychosomatik und Medizin: Manual für die Praxis, 3. Aufl. Springer, Heidelberg, S 153–166
Schmid GB (2015b) Klick! Warum wir manchmal etwas wissen, das wir eigentlich nicht wissen können. Orell-Füssli, Zürich
Schmid GB (2015c) Was Wirkt Psychogen Heilend Oder Tödlich? Ein Einblick aus der binocularen Sicht eines Psychomathelogicus / Quantenphysik und Hypnose: Was können wir von der Quantenphysik über die Hypnose lernen? Vortrag gehalten an der Jahrestagung der Deutsche Gesellschaft für Zahnärztliche Hypnose (DGZH), Bad Lippspringe, Deutschland. Zugegriffen am 13.09.2013
Schmid GB (2015d) Zur Entstehung des Bewusstseins: Hypothese zur Rolle von Gliazellen, verzweigten Nervenenden und Dendritenarmen (On the origins of consciousness: hypothesis as to the roll of glia cells, multi-branched nerve endings and dendrites). Schweiz Z Ganzheitsmedizin / Swiss J Integr Med 27(1):50–54
Schmid GB (2016) Signalübertragung in den Nerven und die Quantum-Mind Hypothese (Transmission of signals in neurons and the quantum mind hypothesis). Schweiz Z Ganzheitsmedizin / Swiss J Integr Med 28(4):231–240
Schmid GB (2017a) Quantum mind hypothesis on the origins of consciousness: how consciousness emerges from the „hidden observer" of hypnotherapy (Hypothèse quantum esprit sur les origines de la conscience: comment la conscience émerge de l'„observateur caché" de l'hypnotherapie), Hypnokairos. Hypnokairos Webzine Nr. 7
Schmid GB (2017b) Quantum-Mind Hypothese: Wie das Bewusstsein aus dem „versteckten Beobachter" der Hypnotherapie entsteht. Teil I: Der versteckte Beobachter. Jahreszeitschrift der Deutschen Gesellschaft für Hypnose und Hypnotherapie e. V. (DGH): Suggestionen 3:20–23
Schmid GB (2018a) Consciousness and the quantum-mind hypothesis, part 2 (Hypothèse quantum esprit sur les origines de la conscience, partie II), Hypnokairos. Hypnokairos Webzine Nr. 7
Schmid GB (2018b) Quantum-Mind Hypothese: wie das Bewusstsein aus dem „versteckten Beobachter" der Hypnotherapie entsteht. Teil II: Von „It" zu „Bit". Jahreszeitschrift der Deutschen Gesellschaft für Hypnose und Hypnotherapie e. V. (DGH): Suggestionen 4:48–51
Schmid GB (2024) Selbstheilung durch Vorstellungskraft, 2. Aufl. Springer-Verlag, Wien
Schmid GB (2025) Selbstheilung durch Vorstellungskraft, 2. Aufl. Springer, Wien
Schmid GB, Dünki RM (2011) How quantum is the classical World? arXiv:11011794v1 [quant-ph]
Schmid GB, Dünki RM (2012) How quantum is the classical world? Int J Probab Stat 1(4):80–94
Schneider RU (2021) Meinungsbildung: Wie die Wissenschaft unsere Ansichten erforscht. NZZ-Folio (03.05.2021)
Snyder DM (1995) On the quantum mechanical wave function as a link between cognition and the physical world: a role for psychology. J Mind Behav 16(2):151–179
Trutkowski E, Weiß H (2022) Zeugen gesucht! Zur Geschichte des generischen Maskulinums im Deutschen. lingbuzz/006520
Walker EH (1997) Quantum theory of consciousness. Noetic J 1(1):100–107
Yukimasa T (2009) Possibility of a description of mind in terms of quantum theory. J UOEH 31(4):345–352
Zohar D (1990) The quantum self: human nature and consciousness defined by the new physics. Quill/William Morrow, New York
Zukowski M, Zeilinger A, Horne MA, Ekert AK (1993) „Event-ready-detectors" Bell experiment via entanglement swapping. Phys Rev Lett 71(26):4287–4290

Stichwortverzeichnis

G. B. Schmid, *Quantum-Mind-Hypothese*,
https://doi.org/10.1007/978-3-662-70831-6

R

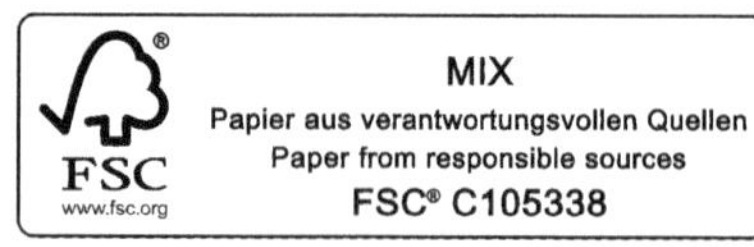

If you have any concerns about our products,
you can contact us on
ProductSafety@springernature.com

In case Publisher is established outside the EU,
the EU authorized representative is:
Springer Nature Customer Service Center GmbH
Europaplatz 3, 69115 Heidelberg, Germany

Printed by Libri Plureos GmbH
in Hamburg, Germany